清华大众医学丛书

# 家庭体检手册

### 黄文益　黄水源　主编

清华大学出版社

北京

图书在版编目（CIP）数据

家庭体检手册/黄文益，黄水源主编. —北京：清华大学出版社，2019
（清华大众医学丛书）
ISBN 978-7-302-52133-4

Ⅰ.①家… Ⅱ.①黄… ②黄… Ⅲ.①体格检查‐手册 Ⅳ.①R194.3-62

中国版本图书馆CIP数据核字（2019）第009478号

责任编辑：李　君　王　华
封面设计：常雪影
责任校对：赵丽敏
责任印制：杨　艳

出版发行：清华大学出版社
　　　　　网　　　址：http://www.tup.com.cn, http://www.wqbook.com
　　　　　地　　　址：北京清华大学学研大厦A座　　　邮　　编：100084
　　　　　社 总 机：010-62770175　　　　　　　　邮　　购：010-62786544
　　　　　投稿与读者服务：010-62776969, c-service@tup.tsinghua.edu.cn
　　　　　质量反馈：010-62772015, zhiliang@tup.tsinghua.edu.cn
印 装 者：三河市金元印装有限公司
经　　销：全国新华书店
开　　本：145mm×210mm　　　　印　张：7.625　　　字　数：233千字
版　　次：2019年6月第1版　　　　印　次：2019年6月第1次印刷
定　　价：39.80元

产品编号：079926-01

　　健康对每个人来说都非常重要，追求健康是人之常情。近几年来，随着社会经济的快速发展和人民生活水平的不断提高，人们的健康意识逐渐增强，对自身健康状况的重视程度也进一步提高，越来越注重保持健康和提高生活质量，为了追求健康，防患于未然，越来越多的人做健康体检。当人们拿到体检报告时，看到各项检查指标都正常，心情愉悦；而有的人看到指标异常，心情就沉重；甚至有的人查出疾病，心情就更不好，闷闷不乐，面带愁容。一份体检报告引发人们的感情晴雨表上下波动，这表明人们健康意识的增强以及对自身健康状况的高度重视。

　　然而，每份体检报告，哪些检查指标异常？异常的指标应该如何处理？怎样才能预防疾病的发生和发展？如果患有某些疾病又要如何进一步诊治？面对这些问题，我们医务工作者必须认真对待，细心询问相关个人史、家族史、疾病史以及生活习惯和生活方式，给予多一些解释，认真讲解，细心指导，并进行一对一的答疑解惑，让人们困惑的问题得到解决，疑问得到解释，郁闷的心情得到慰藉。但是这样还不能满足人们对健康的需求和渴望，为此，我们编写了《家庭体检手册》一书，书中介绍有关体检常识和大众医学知识，着重介绍有关体检结果的临床意义和体检建议，重点在于生活起居、健康饮食和运动健身要领以及疾病的防治，让更多的人及时掌握自身健康状况，并进一步熟悉有关科学健身以及疾病防治的医学知识，以科学的方法对自身存在的健康问题进行有效的干预，从根本上起到疾病防治和强身健体作用，提高健康水平，为建设"健康中国"而贡献力量。

本书是一本大众科学普及性读物，亦可作为全科医生和社区家庭医生的参考书以及从事健康体检人员的专业工具书。由于水平有限，书中错漏和不足之处在所难免，敬请广大读者和同仁批评、指正。

本书编写过程中得到闽南理工学院董事长许景期先生、泉州卜硕机械有限公司总经理黄立震先生、武汉闽发开强石材加工安装有限公司董事长陈良生先生、泉州景楠服装有限公司董事长陈荣宜先生和王玉林先生、泉州市裕丰光电科技有限公司常务副总经理赖志敬先生等的人力支持和慷慨资助，在此一并表示衷心的感谢！

黄文益

2019 年 3 月

# 目 录

21 世纪以来生命科学快速发展，公众健康意识增强，健康需求持续增长，国民健康成为世界各国的"民生热点"；科学技术进步以及健康监测与医学物联网快速发展和应用，促进了全球性现代医学模式的转变。

世界卫生组织（World Health Organization，WHO）在迎接 21 世纪挑战的报告中指出，21 世纪的现代医学模式不应该继续以患者群为研究对象，而应以人类健康为主要研究对象。当今医学发展趋势已经从以治病为目的、对高科技的无限追求，转向预防疾病和损伤以及维护和提高公众健康水平。

2005 年 11 月，我国卫生部根据《中共中央、国务院关于卫生改革与发展的决定》精神，参照世界卫生组织《国家健康促进行动规划框架》，结合国内卫生改革发展形势以及加强公共卫生体系建设的需要，起草制定了《全国健康教育与健康促进工作规划纲要（2005—2010）》。党的十八届五中全会向全党、全国人民发出建设"健康中国"的号召。接着中共中央、国务院出台了"健康中国 2030"纲要。"健康中国"上升为国家规划，标志着中国社会全面进入以人民健康为目标的新型发展模式。党的十九大提出加快推进"健康中国"建设，"三步走"的宏伟目标已经开启：2020 年建立覆盖城乡居民的中国特色基本医疗卫生服务，基本形成内涵丰富、结构合理的健康产业体系，人均预期寿命在 2015 年的基础上提高 1 岁，主要健康指标居于中高收入国家前列；2030 年促进全民健康的制度体系更加完善，健康产业繁荣发展，基本实现健康公平，人均预期寿命达到 79.0 岁，主要健康指标进入高收入国家行列；2050 年，建成与社会主义现代化国家相适应的健康国家。

各地为推进"健康中国"建设采取一系列举措，"健康中国"建设正逐步对影响健康的因素进行综合治理。首先发展中医药维护人民健康的独特作用，开展"治未病"健康工程，打造出一整套更完整的"治未病"的体系和方法，及早对危害人民群众健康的公共卫生问题进行有效干预；把全民健身上升为国家规划，把增强人民体质、提高健康水平作为根本目标，倡导形成全民健身的新时尚；通过改造关停燃煤锅炉、整治"散乱污"企业和加强环保督察等铁腕举措，改善大气环境；不断织密舌尖上的安全网，从生产、加工全程监管食品生产，让食品从农田到餐桌都有安全保障；推行健康文明的生活方式，营造绿色安全的健康环境，针对全人群、围绕全生命周期，使健康真正融入所有政策、融入百姓的每一天的生活。

中国特色社会主义进入了新时代，中华民族迎来了从站起来、富起来到强起来的伟大飞跃。然而中华民族的伟大复兴绝不是轻轻松松就能实现的，实现民族伟大复兴的中国梦，任重而道远。生态环境保护任务依然繁重；饮食安全领域还需不断加强监管；医疗卫生、疾病预防、居家养老等方面面临不少难题；实现全民健康、文明生活方式的任务还很艰巨；威胁人类健康的各种因素还不可能完全消失，还会不断地侵袭人类。这就给我们敲响了警钟：不改变不健康的生活方式，就不可能提高我们的身体素质；不改善生态环境，就不可能彻底解决提高生活质量的问题及子孙后代繁衍生息的问题。因此，我们必须做好应对。

广大医务工作者和社会学者积极响应党和国家的号召，迅速行动起来，努力学习、宣传和贯彻建设"健康中国"的有关文件精神，开展"健康中国行"等一系列医疗卫生服务活动，为边远地区人民义诊，送医送药，积极参与推行全民健身运动，强化身体素质，进一步增强广大人民群众的健康意识。我们利用墙报、版画、电视、报刊和健康教育处方等多种媒介方式进行健康促进和健康教育的宣传，深入工厂、学校和企事业单位进行有关健康知识讲座和健身指导，开展慢性病防治的健康教育和技能培训，并建立健康管理信息系统，对体检者进行相关的信息采集、风险评估、干预监控、跟踪随访等全程服务，探讨和寻求一种对威胁人们健康的危险因素提供有效管理和控制的办法，从疾病的预防、诊断、治疗、康复等方面来解决健康问题，使人们能够更好地对威胁健康的危险因素进行干预，有效地降低疾病的发生率、严重疾病的致残率和死亡率，促进健康水平的提高。

近几年来，医学快速发展，检验方法不断进步，检查设备不断更新，新技术、新方法也层出不穷，数字化健康体检以及数字化健康管理内容越来越多、越来越复杂。医务工作者需要针对体检客户健康信息、个人生活方式、体检结果以及相关疾病的危险因素做出健康评估，建立信息库，进行分类管理。即便是医务人员对于种类繁多的大量数据一时也难以全面清楚了解，何况是对医学知识不甚了解的普通群众，对于体检报告单上的检查结果正常与否更不是很明白，对自身存在的健康问题是否需要治疗、需要到哪个科室进行诊治也是难以做到心中有数。我们医务工作者要面对更多的检验数据和代号，多到难以一一记牢的程度；同时，新技术、新方法的开展也增加了记忆的复杂性。对于这一点，几乎所有人都有一个再学习的问题，从而掌握更多有关疾病诊治与疾病预防的知识，以适应数字化医院和大量网络信息的高科技时代。

建设"健康中国"从我做起，不辱使命，勇于担当，积极应对威胁人类健康的各种因素和适应越来越繁杂的数字化高科技时代要求，同时基于解决医学检验及各种仪器检查的大量数据难记难懂的需要，我们编写了《家庭体检手册》一书，介绍一般体检常识、健身与疾病防治的相关知识，对种类繁多的大量数据信息进行归类、整理和分析。阐述健康体检项目和检查结果的临床意义，对健康体检中存在的问题进行探讨分析，着重针对疾病的危险因素提出具体的科学健身和预防保养的建议与指导。本书重点在于体检结果分析和介绍疾病防治要领；指出及时体检是了解自身健康状况的必由之路，掌握科学知识和方法是健身防病的最佳措施，对存在的健康问题及时、有效地干预是安身立命之本。阐明健康的心理、行为和生活方式是人们自我监测和防治疾病的重点，在疾病的防治方面应从患病的危险因素和疾病的早期干预入手，遏制疾病的发生和发展。从专业的角度，用通俗的语言，尽可能详细地解释，帮助人们初步看懂体检报告，了解自身存在的健康问题，增加疾病预防和科学健身的知识，坚持健康文明的生活方式，用自己的力量摆脱疾病的桎梏，创造个人和家庭的健康、幸福生活，为建设"健康中国"多做贡献。

　　本书是通过大量的专业理论学习和长期的临床实践，积累了大部分资料，结合体检中所遇到案例的特点和常见的问题，结集而成的。虽然不能面面俱到，但尽量做到覆盖面广，解释更详细和准确，并吸收了最新的资料，尽量用大众化的语言描述，做到深入浅出、通俗易懂。把有关的内容用适当的表格列出，层次清晰，便于查阅，使人们更易看懂，一目了然。本书以福建医科大学第二附属医院检验科检验项目参考值为基准，由于各医疗机构或体检单位的实验方法、试剂、仪器等有所不同，其检验参考值会出现不同程度的差异，读者可根据实际情况进行判定。

# 第 1 章

# 一般体检常识

## 第 1 节　健康体检中的注意事项

1. **体检前准备**　为了保证体检结果客观、准确，体检前必须做好充分准备。体检前一天晚上 10 点后不可进食，包括体检当天上午起床后亦不可进食，有吃夜宵习惯的人尤其要注意这点。通过限制饮食，可以保证"空腹"状态，这是体检检验的要求，非"空腹"状态对许多血液检验结果有影响。有一些体检者所做的体检项目比较特殊，其抽血前的准备也就比较特殊，需要按照体检医生的要求进行（详见相关章节）。

比如，检查肝功能和血脂前 3 天内少吃或不吃高脂食品，不要饮酒，检查当天不要吃早饭，也不要喝水。

通常，血脂检查项目包括总胆固醇、甘油三酯、高密度脂蛋白、低密度脂蛋白、载脂蛋白 A 和载脂蛋白 B，通过血脂检查可以发现有无高血脂，有没有引起冠心病的可能。

血脂高是指血脂中一项或多项指标高于正常范围，可能是近期内饮酒或食入大量脂肪食物等原因造成的一过性升高，也可能是因长期饮食习惯、生活方式或脂代谢紊乱等原因造成的高血脂状态，即高脂血症。所以做生化检查前 3 天不要饮酒，饮酒会影响检查结果，造成误差，影响诊断和治疗。需要注意的是，体检前几天要休息好，保证充足的睡眠，体检前一天尽量不要进行繁重的体力活动和剧烈的运动，避免情绪激动，以免影响体检结果。

若正在服用抗生素类药品或维生素 C 及减肥药，须停药 3 天后再接受检查。女性月经期前后不宜做妇科检查。做肝胆 B 超或彩超检查当天也不要吃早饭和喝水，必须空腹检查；而做膀胱以及妇科子宫、附件和盆腔检查则必须憋尿，待膀胱充盈后再做超声检查；做肠镜检查需要提前预约，服用医生给予的处方导泻药物，经过肠道清洁准备后方可检查。否则，体检的结果会出现误差。

2. 不要忽略介绍重要病史　体检时也要提供既往病史，特别是重要病史。了解病史是体检医生判断受检者健康现状的重要依据。如 45 岁以上的中老年人，原有心脏病史，特别是有吸烟史，在检查中应把以往心脏病发作情况详细告诉医生，医生在检查心脏时会详细听诊心音和心律，判断其是否正常，并注意心界是否扩大等，来综合判断体检者目前的健康情况。所以体检时不要忽略介绍重要病史，在介绍病史时务必客观、准确，重要病史不可遗漏。

3. 采血时间不要太迟　体检空腹采血化验，要求在早上 7:30—9:30 空腹，最迟不超过 10:00；不需要空腹采血化验的项目不在此限制内。需要空腹采血化验的项目，若太晚采血，血液状态会由于体内生理性内分泌激素的影响而发生变化，受检者出现四肢软弱无力、手脚发麻、心慌头昏、面色苍白、出冷汗、血压轻度升高等低血糖现象，虽然仍是空腹采血，但检测值（如血糖值）容易失真，失去化验的意义，所以受检者应按规定时间采血。

4. 不要随意放弃体检项目　体检套餐中所列的一系列体检项目，是按不同性别、年龄和群体以及升学、就业、旅游、办理出入境健康证等需要所设计的必检项目，既有反映身体健康状况的基本项目，也有针对"个性"及常见病和恶性肿瘤的特殊检查项目。有些检查对早期发现某些疾病有特殊意义，是不可缺少的，比如血压测量、眼底检查，对于 40 岁以上的中老年人来讲是很重要的；肛门指诊，对发现 40 岁以上受检者的直肠肿物极为重要；拍 X 线胸片，对于发现肺结核、肺气肿、肺心病以及肺肿瘤是很有必要的。若受检者确有病变，但因个人原因而放弃该项检查，失去及早发现肿物的机会，自然也就失去治疗的最佳时机。

5. 异常指标复查　如果检验结果接近或超过参考值，应在 2～3 周内进行复查，最好在同一家医院的实验室再次抽血复查，尽量减少和避免由于实验室误差或个体变异造成的假象。在判断是否存在异常（高脂血症、肝功能损害等）或决定防治措施之前，至少应有两次检验结果的记录。因各医院检验条件、设备、试剂等不尽相同，以当时检验的医院化验单上的参考值为准。

# 第2节　如何选择体检项目

## 一、不同群体体检的特点

随着我国经济快速发展，人们生活水平不断提高，对健康的需求也不断增加，健康理念逐步深入人心，"无病是福""无病就是健康"的传统理念逐渐在淡化，取而代之为更强烈的健康意识。因此，来做健康体检的人越来越多。但是，不管什么年龄、什么职业、何种体质，做的体检项目都一样，这样无个性化的体检越来越不能满足不同人群的需求，不同人群选择体检项目应各有特点，以下介绍一些不同群体体检项目的选择。

1. 外食族　有一部分人每天忙于工作，一日三餐靠食堂和快餐店解决，或是靠外卖来填饱肚子，选择这种生活方式的人就是人们常说的"外食族"。在当今的工作节奏下，这部分人群的数量不断增长。他们经常在外吃快餐，就像野战军一样，一餐饭吃完就走，狼吞虎咽，速战速决，这样容易造成胃快速充盈又匆匆排空，久而久之引发胃病。因公出差的人群和销售人群，经常外出应酬交际，更是不可避免地成了外食族。长此以往，他们的胃绝对会提出抗议。因此，每年一次的胃部体检是必不可少的。

胃部体检，可做胃镜检查，还可以选择胃肠钡餐摄影检查。胃镜检查有直观、准确度高的特点，但很多人对胃镜检查的第一反应是难受、恶心，故对这种检查方法有些排斥。近年来医院推出人性化的检查方案，无痛（痛觉抑制阻断）胃镜可以减少痛苦，如果还是无法接受，$^{14}$C 呼气检查也是不错的选择。

2. 办公室族 据有关研究的统计数据显示：在办公室职员中，脂肪肝的发生率高达 12.9%、体重超标和肥胖症的发生率达 31.6%、高血脂的发生率达 12.8%、冠心病的发生率达 3.1%，这些疾病都与膳食习惯以及工作、学习和生活方式有关。

办公室族被称为白领人士，整天坐在办公桌前，一张桌子，一台计算机，一整天的工作都是坐着办公。因为久坐、活动少，往往会使胃排空减慢，引发胃病；肠蠕动减弱，影响肠道消化吸收功能，肠道内容物长时间滞留，诱发肠道疾患；当摄入的热量大于消耗的热量时，体内的脂肪容易堆积，体重便会上升，致使肥胖人群逐渐增加。这部分人可选择电子结肠镜检查和（或）胃镜检查（电子结肠镜检查需要提前预约，并在医生的指导下进行饮食准备与肠道清洁），还可选择做胃肠道胶囊内镜检查。

3. 有疾病家族史的人 以心脏病为例，如果家族里面有一位成员有心脏病，那么其后代患有心脏病的概率就会高于正常人。因此，有心脏病家族史的人，要把家族病史和自身情况告诉医生，由医生判断需要进行何种细致的检查。

比如，静态心电图无法看出异常。为了避免出现诊断错误，有家族病史者需要再进一步检查，可做 24 小时动态心电图检查或心电图运动试验，及时了解心脏情况。如果自己有胸闷、气短或心动过速等问题，可以进一步做心脏彩超、动态心电图检查。

4. 已患有慢性病的人 心脑血管疾病、糖尿病、肝炎、哮喘、胃病等慢性病的患者，经治疗后疾病得到控制，但需要注意保养以及定期体检，避免复发。比如，糖尿病患者至少要每月检查一次血糖，并检查是否有并发症发生。患过乙型肝炎者，若有条件每 3 个月要检查一次乙肝病毒 DNA 和肝功能，半年要检查一次肝脏 B 超，以便及早发现肝的病变。心电图复查可发现冠心病、心肌缺血和心律失常等疾病的恢复变化或进展情况。眼底检查可以反映脑动脉硬化情况，高血压、冠心病和糖尿病患者以及过度肥胖者必须经常检查眼底。

5. 身体突然发生某种变化的人 如老人视力突然变好，老年人之所以产生这样视力突然变好的情况，有的是因为白内障的发展，使得眼睛屈光度改变，晶状体变得浑浊一些，让人有一种恢复年轻的错觉。在没有治疗的情况下，出现老花眼程度变轻的情况需要及时来医院就诊，一般眼科医生会给予专科检查和必要的心血管方面的检查。

需要注意的是，不仅仅是白内障能够引起视力突然变好，老年原发性青光眼也可能因长期眼压增高而压迫眼球后壁，使之缺血、变性、萎缩和软化，造成眼轴增长，再加上眼房水排不出去，被迫渗入晶体内，使之变凸，使老花眼度数降低或消失。另外，反复发作性巩膜炎也有可能造成老年人原有的老花眼视力突然变好，对这种"返老还童"的现象不能掉以轻心，一定要到医院就诊，眼科医生会给予相应的专科检查和眼底检查。

有些人，突然感觉体重锐减，应及时来做体检，医生会根据具体情况做些相应的检查，排除癌症、甲亢或糖尿病等严重疾患。

## 二、中老年人体检的特点

时代在进步，社会在发展，随着人们生活水平不断提高，中国人的寿命越来越长，我国人均预期寿命已达 74 岁，达到世界发达国家的水平，进入老龄化国家行列。2018 年底，中国 60 周岁及以上的人口比例达到 17.9%，老年人口数量达到 2.49 亿，成为世界上唯一一个老年人口超过 2 亿的国家。中国自 20 世纪末起就已经进入老龄化社会，目前已经进入人口老龄化的快速发展阶段，老年人口以每年 1000 万的速度在增长，并且将持续 20 年之久。

从逐渐衰老的角度来讲，老年人由于适应能力、储备能力和抗病能力均有不同程度的下降，其机体内环境处于相对不稳定的状态，或处于失去平衡的"边缘"，意味着"老年"本身对人体健康和疾病就构成重要的影响，是疾病的多发期，严重地威胁到老年人迈向健康长寿的进程。为了追求高品质生活，抵御疾病，健康长寿，建议中老年人，尤其是老年人应把健康体检视为自我保健的重要手段之一，每年都要进行一次乃至两次以上的健康体检。但是，很多中老年人不清楚该查些什么，该查的没有查，意义不大的倒查了，这对于预防和治疗疾病是不利的。如何根据中老年人特点选择体检项目，现介绍如下。

1. **心脑血管**　如血压、心电图、脑动脉（包括颈部血管）检查，以了解血压、心律、心肌和脑供血情况及颈部血管内是否有斑块形成等。

2. 血糖、血脂 可以了解是否有糖尿病或高脂血症,若做生化全套检查,可同时了解肝功能、肾功能以及尿酸等指标是否有异常。

3. 眼底检查 对于老年性白内障、青光眼有诊断价值,同时可了解是否有动脉硬化。

4. B超(彩超)及胸片 B超(彩超)可了解肝、胆、胰、脾、肾、膀胱和前列腺等脏器的状况,女性可以检查子宫、卵巢,发现其异常情况。胸片可发现肺结核、肺癌、肺气肿等疾病。老人一般不宜做胸部X线透视(因辐射量大)。

5. 骨密度 对中老年人进行骨密度检查,可以发现是否患有骨质疏松症。

6. 粪潜血检查 有大便异常者应常规检查,可查出是否有消化道疾患,尤其是有直肠癌家族史的人,做粪潜血检查有助于直肠癌的早期诊断。

7. 肿瘤标志物 年龄越大越必须查肿瘤标志物,肿瘤标志物应作为中老年人必查项目;由于目前肿瘤有年轻化发展趋势,有肿瘤家族史的中青年亦应检查。

8. 尿常规 尿常规检查可发现泌尿系统的疾病。

以上内容是中老年人体检侧重点,40岁以上的女性还须做乳腺彩超或乳腺钼靶检查,以了解乳腺小叶是否有异常增生等情况。

## 三、女性体检的特点

女性有月经周期的生理变化,子宫、卵巢也有生理性改变,尤其是更年期妇女,卵巢功能逐渐衰退,出现绝经的生理性变化,进入老年期后,卵巢功能进一步衰退、老化,主要表现为雌激素水平低下,从而容易产生机体各种代谢紊乱,导致各种乳腺、子宫以及卵巢疾病的发生,包括冠心病、高血压、糖尿病、高脂血症、肥胖、脑卒中等慢性疾患的发病率也明显增高。因此,根据女性的特点,很有必要给自己做一个健康体检计划,千万不能忽视自己的身体健康,即使是健康的女士也需要定期检查,并且随着年龄的增长,检查的项目要逐渐增加。对于某些疾病来说,提早检查就能提早预防,及早发现异常情况就有助于治疗。以下4项检查对于一般女性来讲是特别重要的,体检时必不可少。

1. **临床乳房检查** 月经初潮较早（12 岁之前开始来月经）是女性乳腺癌的危险因素之一，所以从预防的角度来讲，临床乳房检查至少从 20 岁时就得开始，在例行检查的时候医生会用触诊方式来检查其乳房。40 岁以上的中年女性，每年至少要做 1 次乳房彩超或乳房钼靶检查，而且最好在月经结束后马上去做钼靶检查。若乳房彩超检查和钼靶检查有些不正常，比如有小的肿块，还要进行进一步检查，比如胸部磁共振成像（MRI）和乳腺肿瘤标志物（Ca153）检查，以判断肿块的性质。

平时可以对乳房进行自我检查（见第 3 章第 3 节），是早期发现乳腺癌的有效方法，是一种切合实际、最有裨益的早发现、早治疗的方法。虽然乳房的自我检查非常重要，但仍不能代替临床乳房检查，因此临床体检必不可少。

2. **心脏检查** 40 岁以上女性心脏病的发病率显著上升，大约有 64% 的女性死于突然心脏病发作（猝死），而之前没有任何症状。心脏病是 40 岁以上女性健康的第一大杀手。

我们建议一般女性体检应常规做一下血压和心电图检查，以初步判断心脏是否健康，特别是家庭中有人患高血压病或先天性心脏病、45 岁以上以及有吸烟史的女性更需要做该项检查。在检查中应把以往心脏病发作情况详细告诉医生，医生会听诊检查心脏心音和心律。体检时，如果有胸痛、呼吸急促或容易疲劳等症状，建议最好去看心脏病专科，做进一步检查。

特别提醒：40 岁以上女性一般由于工作紧张、生活节奏快和工作压力大容易患冠心病、高血压等疾病，应定期体检，及早发现、及早治疗，减少发生猝死等严重的心脏病风险。建议除了做心电图检查，还要做心脏彩超检查以及冠状动脉 CT 检查或冠状动脉造影检查。心脏超声检查可了解心脏血管、瓣膜病变的情况。

3. **肿块检查** 女性生殖系统是常见的肿瘤好发部位，如子宫、卵巢。在健康体检中，子宫、卵巢应作为重点检查项目。彩超是首选的无创伤性的检查手段，可发现小于 0.5cm 的小肿瘤。黑色素瘤是一种致命的恶性肿瘤，是 30 多岁女性常见的癌症，但是如果发现早，治愈率差不多是 100%。

到 30 岁以后，应该开始做每年至少一次的乳腺检查，家族中有乳腺癌病史者，如果发现乳腺有肿块，乳晕颜色变黑或变为其他颜色，白皙的肌肤变白有雀斑，那么需要专科医生检查身体，检查雀斑、皮肤和肿块生长情况。电子计算机断层扫描（CT）和磁共振成像（MRI）可以显示肿块的实时图像，为临床医生提供诊治依据。

4. 宫颈刮片检查　宫颈刮片检查是发现宫颈癌的有效方法，及早做此项检查，有利于及时发现癌前病变，及时防治。凡有 3 年以上性行为的妇女，应注意定期做宫颈刮片检查。

定期做宫颈癌筛查，有条件者每年或每 2~3 年进行一次筛查，如果连续两年液基薄层细胞检测（TCT）＋人乳头瘤病毒（HPV）检测都为阴性者，可间隔 3 年检查一次。如果液基薄层细胞检测或组织细胞学异常者，按医嘱进行进一步检查。对于已发生的子宫颈病变及生殖系统感染性疾病一定要积极采取相应的治疗措施，以防止子宫颈癌的发生与发展。特别要注意的是吸烟、有多个性伙伴、第一次发生性行为时年龄很小、患有艾滋病或者其他性传播疾病者，必须至少每年进行一次宫颈刮片检查。

# 第 3 节　如何正确看待体检结果

## 一、具体问题要具体分析

一张体检报告单上，检查结果不在正常参考值范围内，有一个或者多个结果与正常参考值不一样，是否有异常病变，或者说是否有临床意义，这要具体分析，一般要由医生来解释。

### （一）是否有"异常"要具体分析

一般来说，检验结果分为定性结果和定量结果两种。定性检验阳性、定量检验数值不在正常范围内，这些检查结果是否有"异常"，或者说是否有临床意义，具体问题还得具体分析，不能生搬硬套。

1. 定性检验　定性检验是物质的"有"或"无"，一般用"（＋）、POSITIVE 或 PST"等表示"阳性"；用"（±）"表示"弱阳性"；以"（－）、NEGATIVE 或 NEG"等表示"阴性"；有时也用"NORMAL、NORM"等表示"正常"或"阴性"的含义。但值得指出的是，"阳性"

或"+"并不一定代表"检查结果异常",不要以为都是有异常,更不要担惊受怕。例如,乙肝"两对半"的检验结果中,乙肝表面抗体(缩写为 HbsAB 或抗-HBs),是一种保护性抗体,可中和乙肝病毒,抵御再次感染,表面抗体"阳性"或"+"说明以往有乙肝感染或隐性感染史,目前正处于恢复期,或者是接种乙肝疫苗的结果,说明乙肝病毒已被清除或预防接种成功的标志。因此,"阳性"或"+"并不一定代表"检查结果的异常"。

2. 定量检验 定量检验是检查物质的"多少",用"具体的数值"形式报告,并附有结果的正常参考值范围,一般用"(↑)、HIGH 或 H"等表示"数值高于正常";以"(↓)、LOW 或 L"等表示"数值低于正常"。对于异常的检验结果,除了上述的表示方法以外,有些检验报告单上还会用特殊的字体或符号(如"*")给予着重指出,以提醒医生和体检者注意。拿到报告单后,体检者可进行初步判断,并向医生进行重点咨询。

**(二)判断疾病要结合其他检查**

此外,一份体检报告出现某些项目的异常,并不代表身体存在疾病。因为疾病的诊断不是凭单一的检查化验就可确诊的,实验室的检查只是众多检查手段中的一种。疾病的诊断是要依据病史、临床表现、实验室检查、影像学检查、病理学检查及其他许多检查结果综合分析后才能确定的。检验结果的解释需要丰富的医学专业知识,检查报告单要由医生来解释。还有的检查结果后加"?",如超声检查结果"肝血管瘤?"这是对所检查的结果还有疑问,有两种可能,一是可能过一段时间会被"吸收"而消散,二是还要进一步检查(做甲胎蛋白、CT 等检查)才可确诊。具体问题要具体分析,体检者切不可根据检验报告单上的数据和"阴性""阳性"结果,生搬硬套地给自己强加各种"病",以免引起不必要的恐惧。

## 二、不要机械地比对体检结果

由于不同医院检验所用的设备、方法和试剂的不同,不同医院的检验结果没有很好的可比性;此外,由于正常的生理波动,两次的检验结果几乎不可能完全一样。一些体检者每年在不同的医院体检,喜欢将不同医院的体检结果进行比较，只要发现一点差别就给自己下"××升高"或"××下降"的结论，那是不科学的。

另外，在拿到自己的体检报告时，要注意核对体检报告单上的基本信息，包括个人的相关信息（如姓名、性别和年龄），注意看一下检查项目是否齐全，是否提供正常参考值，是否有检查人员签字核对等，因为这些信息对判断体检者的检验结果是否"正常"是有帮助的。比如男性和女性的许多检验参考值是不同的，如果报告单上没有这些信息，会使结果的判断出现错误。

### 三、建立自己的健康档案

注意保存自己的体检报告，尽管不同时期、不同医院的体检报告结果不一致，但是动态比较检验结果和数据还是可以反映出自己身体变化，自己有哪些体检项目异常？再次体检后异常指标改变了吗？通过对比，可对自己的基本健康状况有一个粗略的判断，同时也可以为医生的诊断提供帮助。按时间的顺序，把不同时期体检的报告单统一存放在一起，这就是自己的健康档案。建立健康档案时，也可以在本子上注明什么项目异常，便于与以后的体检结果进行对照。因此，最好要把每次体检报告单保管好，做好自己的健康档案。

## 第4节　重视肿瘤筛查

癌症并非"不治之症"，关键是能否做到早期发现和早期治疗。多年来，临床实践已证实，坚持年年健康体检，进行肿瘤筛查，是早期发现肿瘤的重要手段。《2018 全球癌症统计数据》报告显示，2018 年全球新增的癌症患者数达到了 1810 万人，因癌症死亡的人数为 960 万人。而我国有新发病例数 380.4 万例以及死亡病例 229.6 万例，相当于我国占据全球癌症新发病人数的 20% 以上，同时意味着我国每天有 1 万人确诊癌症，平均每分钟有 7 个人得癌症。肿瘤是人类死亡的主要病因之一，因此，对于肿瘤的防治需引起人们的足够重视。

癌症的发病主要与环境有关，同时与患者不健康的生活方式有关。

当今，生活节奏加快和工作压力增加等不良生活状态对人们健康的影响日渐突出。2015年我国企业员工健康状况调查显示，近60%的被调查人员患有各类慢性疾病（包括高血压、冠心病、糖尿病和肿瘤等），调查还发现癌症的发病趋于年轻化，特别是肺癌、乳腺癌、结肠癌和甲状腺癌等癌症均出现提前（年轻化）现象，而工作压力是员工健康风险的首要因素。因而，尽早进行肿瘤筛查，早发现，早治疗，对于肿瘤的预防、诊断和治疗具有特别重要的意义。下面主要介绍肿瘤早期筛查方法及相关高危人群。

1. 肿瘤早期筛查的方法　常用的方法有血液筛查，X线检查，B超，乳腺钼靶，肿瘤标志物检测，肛门指诊、粪潜血，宫颈分泌物刮片，胃镜、肠镜检查，CT等。

2. 癌症的高危人群　下面所列的癌症高危人群应作为肿瘤筛查的重点对象。

（1）肝癌的高危人群：乙型肝炎、肝硬化患者，长期酗酒者，接触放射性化学药剂的人员。

（2）胃癌的高危人群：胃溃疡长期治疗未愈、慢性萎缩性胃炎、胃镜下夹取胃组织病理检查有不典型细胞增生者。

（3）肺癌的高危人群：吸烟指数（每天支数×烟龄）≥400者，长期处于密闭环境或在有粉尘场所工作者，有肺癌家族史者。

（4）乳腺癌的高危人群：有乳腺癌家族史、独身未育和无哺乳史、月经初潮早而绝经晚或长期接受雌激素替代治疗的女性。

（5）结直肠癌的高危人群：慢性肠炎、肠息肉患者，长期高脂、低纤维、低钙饮食的人，习惯性便秘、有结肠癌家族史者。

（6）宫颈癌的高危人群：18岁前婚育及多产的女性，有生殖道湿疣病史、单纯疱疹病毒感染史、人乳头状病毒感染史的女性。

3. 各年龄段的筛查项目

（1）女性30岁前防癌体检：临床乳腺检查从20岁时就应该开始，每年至少要做一次乳腺彩超或乳腺钼靶检查，而且最好在月经结束后马上去做钼靶检查。特别是有性生活出血者，需做宫颈癌筛查项目。

（2）女性30岁以后防癌体检：①应该每年做1次乳腺检查，并要定期进行乳房自检；②对于有乳腺癌家族史的女性，每年做1次乳腺检查，每月月经前 9~11 天应该自检乳房，如发现有肿块、乳晕颜色变黑或变其他颜色，白皙的肌肤变白或有雀斑，需要专科医生检查并做 CT 进一步确诊；③有宫颈癌家族史、性生活出血者，需做宫颈癌筛查项目。

（3）40 岁以后防癌体检：①据统计，约 15% 的肺癌患者早期没有症状，因此建议无论男性或女性，尤其是吸烟者，应做肺部 X 线检查；②胃癌方面的检查，包括胃蛋白酶检查、幽门螺杆菌检查、胃肠造影检查或胃镜检查；③每年做 1 次肿瘤标志物检查和肛门指诊，每 1~2 年做 1 次肠镜检查，乙肝病毒携带者要定期做肝功能、甲胎蛋白（AFP）和肝胆 B 超检查，有酗酒者应定期检查咽部；④女性每年做 1 次乳腺体检，每 2~3 年做 1 次乳腺 X 线检查，每年做 1 次妇科检查，每 2~3 年做 1 次宫颈刮片。

（4）50 岁以后防癌体检：除了做以上防癌体检外，还要注意有结肠息肉或直肠息肉、结肠癌家族史、腹泻、便秘、便血的人最好做肠镜检查，筛查结肠病变，不适合做肠镜检查的人可改用 CT 检查；男性还要在体检中增加 1 次前列腺特异性抗原检查，以便早期发现前列腺癌。

# 第 5 节　如何正确对待良恶性肿瘤

## 一、提高癌症的防治意识

随着国民经济的发展和人民生活水平的提高，人们生活方式发生了改变，与环境和食品安全密切相关的健康问题越来越受到公众的广泛关注，特别是恶性肿瘤的发病率逐年升高，并且呈年轻化趋势，严重地威胁着人们的健康，是倍受关注的健康问题。

癌症是人类健康的死敌。但是，癌症并不是不治之症。随着医学科学的发展，目前已有一些癌症可以做到基本治愈，如绒毛膜上皮癌、甲状腺癌以及某些类型的白血病等。还有一些癌症，手术后 5 年生存率很高，如 I 期子宫颈癌达到 95.1%、I 期乳腺癌达到 85% 等。癌症治疗效果如何的关键在于早期发现，如肝癌，人们称为"癌王"，但若能早期发现，及时治疗，效果会很好。目前甲胎蛋白已在肝癌的诊断上普遍应用，若采用高敏感的凝血和免疫测定，在症状出现 8 个月就可以确诊；若采用血管造影术，在癌瘤小于 2cm 以下也可以诊断出来。又如，采用近红外线乳腺扫描，配合造影，乳腺肿块 9mm 时即可诊断出来；如果用手触诊则要在肿块达 3cm 以上才能确诊，这样时间要足足间隔 3 年以上，治疗效果当然就完全不同了。

癌症就在我们身边，它与我们生活方式和饮食习惯有关。研究者说，如果有一半的吸烟者停止吸烟，每年就可以挽救 75 000 人；如果绝大多数人采取被认为可减少患癌症风险的饮食，每年则可挽救 20 000 多人。

那么，如何预防癌症的发生呢？

1. 不吸烟　有研究资料表明吸烟与肺癌、喉癌、食管癌、胰腺癌、膀胱癌、肾癌和口腔癌有显著相关性，一旦停止吸烟，发生癌症的风险会立即降低。

2. 不酗酒　重度饮酒，会增加口腔、咽喉及食管癌症和肝癌的风险。

3. 防癌饮食　三餐有规律，膳食平衡，少吃油炸、烟熏、烧烤和腌制食品，不吃烧焦、霉变、腐烂不洁食品，清淡低盐、低脂饮食。

4. 摄入新鲜果蔬及全谷类食物　这些食物中的纤维素具有保护性作用，特别有益的是含胡萝卜素、维生素 A 前体及维生素 C 丰富的水果和蔬菜。

5. 劳动防护　做好劳动保护，避免不必要地接触 X 射线和来自工作中的致癌物质。

6. 避免烈日暴晒　尽量避免烈日暴晒，特别是上午 11 点到下午 2 点之间。

7. 心理调节　保持心理平衡，放松心情，情绪稳定。情绪自我调节能力差、精神创伤史也会增加大肠癌的风险。

## 二、良恶性肿块的一般特征

当摸到肿块时，不要过于恐惧，因为有一大部分肿块是良性的，有些肿块在体表部位，如脂肪瘤，其几年甚至几十年没有增大，生长速度很慢，而且无不适感。还有如乳腺肿块，相当一大部分是良性肿块，如乳腺囊性增生、乳腺囊肿、乳腺增生结节、乳腺纤维腺瘤、囊性乳腺瘤以及炎症所致的乳汁潴留囊肿等也是以肿块为主要表现的。但是如果摸到乳腺肿块，请及时到医院检查，千万不要自以为是，因为良性肿块也有恶变的可能，80% 的乳腺癌患者都是自己摸到肿块去医院检查后确诊的。

那么良恶性肿块有什么特征呢？见表 1-1 所示。

表 1-1　良恶性肿块一般特征

| 一般特征 | 良性肿块 | 恶性肿瘤 |
| --- | --- | --- |
| 生长速度 | 缓慢 | 早期较慢，晚期较快 |
| 生长方式 | 多局限于局部，可有红、肿、热、痛 | 向周边组织浸润，无红、肿、热、痛 |
| 色泽 | 表面光滑，体表肿块色泽较均匀一致 | 表面变粗糙，肿瘤不同进展期，色泽会变化 |
| 境界 | 一般有包膜，边界清楚 | 边界不清楚，与周围组织粘连 |
| 移动度 | 体表肿块用手去推动可以移动 | 体表肿块用手去推动不会移动 |
| 质地 | 质地较软 | 质地较硬 |
| 出血 | 较少发生坏死出血 | 易引起坏死出血 |
| 扩散与转移 | 肿块比较局限，不会转移 | 可扩散到周围淋巴结，可远处转移到其他脏器 |

1.　**肿瘤的生长速度**　有些肿块多年不增长或生长缓慢，甚至停止生长或发生退化，这大多是良性肿瘤。如有些炎性肿块近期出现后，生长较快，迅速增大，而且伴有红、肿、热、痛等症状，这是感染所致，经抗感染治疗后，炎症消退，体温降至正常，局部疼痛减轻，肿块随之缩小并消退。但是，如果肿块突然生长很快，一天天增大，并有明显压痛，就要考虑是否可能是恶性肿瘤。因为恶性肿瘤有进行性生长的特点，会相对生长快，而且常有坏死、糜烂，且局部有肿大的淋巴结。

2.　**肿瘤的性状**　①色泽：比如痣，几乎每个人皮肤上都有，是一种色素痣，有些是黄色的，有些是棕色的，还有些是淡黑色的，一般表面光滑，这些多为良性的。如果发现颜色变深，表面变粗糙，高低不平，就有恶变的可能。而恶性肿瘤，如黑色素瘤，高出体表，色泽偏黑或不太一致；再如乳腺的恶性肿瘤，有时其乳晕颜色变黑或变其他颜色，白皙的肌肤变白或有雀斑。②境界：良恶性肿瘤的区别还有肿块边界是否清楚，与周围组织是否粘连。一般来说，大多数良性肿块外面有一层包膜与正常组织隔开，边缘界限清楚，用手去推动可以移动。而恶性肿瘤，大多数肿块外面没有包膜，肿瘤向四周正常组织伸展，向树根长入泥土一样，呈浸润性生长，所以与正常组织境界不清，表面凹凸不平，固定不动，用手去推也不会移动。③质地：一般来讲，恶性肿瘤主要是肿瘤细胞的异常增殖，内部压力高，质地较硬，良性肿瘤质地较软，但骨瘤又不一样。④出血：因恶性肿瘤生长快，血液供应相对不足，易引起坏死、出血，形成溃疡，如鼻咽癌的鼻涕中带血、子宫颈癌有阴道流血、肺癌的痰中带血，而良性肿瘤很少发生坏死、出血。

3. 肿瘤的扩散与转移 恶性肿瘤的特征之一就是扩散，恶性肿瘤生长到一定程度后即侵入局部血管和淋巴管，肿瘤细胞通过血液循环和淋巴液循环到达周围组织器官，即扩散到那里的组织器官内增殖生长。恶性肿瘤也可以远处转移到其他组织器官，形成远处转移瘤。比如，乳腺恶性肿瘤，如癌瘤侵及乳头及皮肤引起粘连，局部乳头凹陷，皮肤出现"酒窝征"，即为扩散，若同侧的腋窝有肿大的淋巴结，那可能就是乳腺癌向腋下淋巴结转移。良性肿瘤一般不会转移。

总之，良性肿瘤对身体影响小，主要引起局部压迫或阻塞的临床表现，因肿块生长缓慢，机体容易适应，症状不明显。而恶性肿瘤生长迅速，压迫或阻塞症状较突出，并且因转移它处，破坏组织结构及其功能，消耗机体大量营养物质，干扰机体的新陈代谢，对身体影响较大。一旦发现身体有肿块，应及时检查，若出现食欲不振、消瘦、贫血或乏力等身体不适症状，应警惕恶性肿瘤的可能，及时检查以排除患有恶性肿瘤的可能性。

# 第6节 如何监测血压

在健康体检中，发现很多高血压患者平常不注意监测血压，而是以出现头晕等症状作为是否需要测量血压的标准，这显然是错误的。血压的持久平稳控制需要长期规范地监测，尤其是家庭血压监测很重要。因此，我们必须重视血压监测。高血压被称为威胁成年人健康的"第一杀手"，是因为它不是简单的血压升高，而是一开始就包括全身各个部位血管的异常以及对相应内脏器官的不利影响。因此，高血压一旦诊断确立，就必须终身治疗以控制血压，并要经常监测血压。

特别是中老年人，面临着动脉粥样硬化和身体各脏器功能减退，血压升高，而且波动幅度较大，更应注意及时监测血压。若有血压异常升高者，要及时就医诊治，规避日后出现更严重的心脑血管等并发症。那么，该怎样监测血压呢？下面介绍一些有关血压常识和监测方法。

1. 血压的形成　血压指的是推动血液在血管内向前流动的压力。人体各级血管中，血压高低不等，动脉血压较静脉血压高。一般所称的"血压"是指动脉血压。动脉血压主要由心室收缩和周围动脉的阻力所形成，另外与动脉管壁的弹性、循环血流量和血液的黏稠度也有关。日常生活中，血压会有微小波动，并且随着年龄的增加，血压也会上升。

2. 高血压的定义　我国目前执行世界卫生组织有关规定，即成年人血压超过18.7/12kPa（140/90mmHg）为高血压，血压16/10.7kPa～18.5/11.9kPa（120/80～139/89mmHg）为正常高值，18.7/12～21.2/13.2kPa（140/90～159/99mmHg）为一级高血压，21.3/13.3～23.9/14.5kPa（160/100～179/109mmHg）为二级高血压，24/8.4kPa（180/110mmHg）以上为三级高血压；若收缩压大于等于18.7kPa（140mmHg）、舒张压小于12kPa（90mmHg），则称为单纯收缩期高血压。

3. 标准血压测量方法　标准测血压要求：安静休息半小时，取坐位，测右上肢血压（前臂血压影响因素多，不符合标准），右上臂要求与右胸保持同等水平，肘部微曲（不要太紧张绷直），测血压时不能讲话，保持室温合适（脱衣或冷风吹过等均可升高血压）。一次测量出现血压升高，不必惊慌，休息半小时后再测量一次，有时血压可能就正常了。

4. 高血压的监测

（1）血压波动：人的血压在一天中不是一成不变的，一天中血压波动十几毫米汞柱是正常的，在活动、情绪变化时血压升降二十多毫米汞柱也是允许的。通常，一天24小时血压波动有一定的规律。早上醒来，身体各部分苏醒，血压、心跳明显升高，且为一天中最高值，一直持续到上午11点。早晨这一段时间是心血管病发病的高峰时间，年纪较大的老年人早上醒来必须让身体"预热"一下，等苏醒到一定状态，才能出去晨练。午睡时血压下降，这一段时间是一天中血压低值时间。午睡醒来时血压又升高，虽然不如晨起血压升得那么高，但也是一天中血压的第二次高值，一直持续到晚上睡前。晚上入睡后血压最低，是一天的低值，可持续到深夜1～2点，之后逐渐上升至早上醒来。了解一天中血压这种"两高两低"现象，就不必要为一天中血压的正常波动而惊慌失措了。

（2）血压升高：影响血压的因素有许多，比如季节、气温、环境、情绪应激及身体状态（休息还是正在活动中）均会影响血压的测量值。一般来说，天气冷时血压普遍升高，心脑血管发病情况也明显增多；紧张的氛围、陌生或不自如的场所也会使人的血压升高，有时候还会高出许多；活动、讲话或情绪激动也会使血压升高；有的人有"白大褂血压"的现象，即在医院碰到穿白大褂的医生测血压时，血压就会显得比平时高很多，这些人要多测几次，尽量避免出现"白大褂血压"现象。有些人血压虽低，但并没有明显不适的感觉，日常生活自如，就不能算低血压。判断是否低血压，一般以不影响日常生活，不出现头晕、眼花等为度（而坐久或蹲久站立时出现头晕、黑矇等为"直立性低血压"，是与体位突然改变有关的血压下降，不在此范围）。若是用电子血压计，应经常与测量准确的血压计进行校对，避免血压计产生的误差。

一般来说，白天血压保持在17.8/11.3kPa（135/85mmHg）以下、夜间血压保持在16/10.7kPa（120/80mmHg）以下较为理想。由于血压测定的影响因素较多，对初次血压升高的"患者"不一定马上服用降压药，一般建议随后连续测量血压一周，每天上午测量一次、下午测量一次，一周后看是否存在高血压。这样可以避免一些"假性高血压"的过度治疗。

（3）注意清晨血压监测：清晨时段的心血管事件风险最高。研究显示，清晨时段心肌梗死的发病率显著高于其他时段，卒中发病率的最高时段与一天血压最高时段（清晨）相吻合。

另外，清晨时段高血压最容易被忽视。在体检中，测量血压在正常范围内，而这时的血压已超过清晨时段的血压。有报告指出，在诊室血压已控制的患者中，清晨血压未控制率超过60%；在诊室未控制的患者中，清晨血压未控制率达94.9%。

必须强调家庭血压监测的时间点应为早上起床后 1 小时内，而非出现高血压症状时。

对于清晨排尿与血压测量的顺序，高血压患者在清晨起床后应首先排空膀胱，因为膀胱在充盈状态下会影响患者的自主神经功能，导致血压测量不准。只有形成规律的生活习惯才可以准确地自我评估降压效果。

对于清晨血压测量应注意，在紧张状态下不测量血压，因为交感神经兴奋导致血压升高。家庭血压测量应在服用降压药物之前，患者首先需静坐一段时间，排除浓茶、咖啡和膀胱充盈等干扰因素，连续测量 3 次，取两次接近值。

（4）出差时如何监测血压：出差或旅行的情况下，高血压应继续监测，以防意外发生。

首先，强调出差或旅行时要继续对高血压进行监控，特别是在调整降压治疗方案时，要规范地监测血压，尤其是清晨血压监测。为了了解血压的控制情况，防止低血压发生，规避心脑血管事件的风险，不要中断血压监测。当然，如果患者的身体状态和外部生活环境发生较大变化时，如发生感冒，或者从寒冷地带进入热带地区，应根据血压波动情况来调整用药，所以还是要强调进行血压监测。其次，降压方案的调整应该依据一段时间的血压监测情况综合考虑，但最好不要在出差或旅行期间调整。

如服用短效降压药物，而且血压控制良好，是否有必要把短效降压药物调整为长效制剂？一般而言，短效降压药物需每日服用 2～3 次，才可维持全天的血压控制；而长效制剂由于半衰期较长，每日服 1 次即可足够控制 24 小时血压。规范使用降压药物是非常重要，最好使用每日一次、覆盖 24 小时血压的长效制剂。特别是老年人，调整为每日一次的长效降压药服用更方便，以免因老年人记忆力衰退而忘记服药。长期使用长效制剂的，不建议频繁调整治疗方案。如果口服短效降压药物，全天 24 小时血压或平时监测血压确实稳定良好者，可以继续现有的短效治疗方案；如果是在服药时的血压正常，未服药时血压升高，即血压波动较大，长效降压药物是更合适的选择。

# 第2章

# 检验结果分析

## 第1节 生 化

### 一、生化检查前的准备及注意事项

一般来讲，健康体检是要做到有备而来，才能便于检查，检查结果才有可能真实地反映身体健康状况。

生化检查包括肝功能、肾功能、血脂、心肌酶、血糖、电解质（包括钾、钠、钙、镁、铁、氯、磷等）以及阴离子间隙等项目。

生化检查前的准备及注意事项如下：

1. 必须空腹检查　抽血前一天晚10点后不要进食，抽血当天不要吃早饭，而且必须空腹12小时以上。这主要是为了防止待查者在就餐后血液中脂质和脂蛋白等成分和含量发生变化。比如说，吃过脂肪类食物，血液中会出现乳糜微粒，同时甘油三酯含量也会升高，这时测的话显然和空腹时测得的血脂数值"大相径庭"。这会持续6～8小时，一直到12小时以后才慢慢地恢复到原来空腹的基础水平。除了脂类食物外，碳水化合物如米饭、馒头等，也可引起脂质和脂蛋白的变化，从而致使肝功能检查结果也与空腹时有所变化，因此检查生化、肝功能或血脂必须空腹12小时以上，这样比较能准确反映各种生化指标。

2. 清淡饮食　做生化检查前3天内应避免高脂饮食，即避免食用大量高脂肪、高胆固醇和高糖食物，保持一般清淡饮食，不要饮酒。

3. 服药情况　应留心最近数天或数周吃的药，有的药物也会引起生化指标高低的改变，例如避孕药、β-受体阻滞剂和某些激素类药物等可能影响血脂水平，因此如果在测血脂时正在服用某种药物，务必告诉医生。

4. 避免激烈运动 采血前一天或要采血时不要剧烈运动。剧烈运动（如踢足球、打篮球等强度大的运动）可致心动过速，四肢肌肉血液循环加快，出汗增加，血液浓缩；肌肉酸痛（常见于小腿腓肠肌），导致血肌酸激酶升高等，均可影响抽血检查结果的准确性。

## 二、生化检查结果分析

### （一）肝功能

肝功能检查包括蛋白质测定、胆红素系列测定、酶类测定和总胆汁酸测定。

· 

**蛋白质测定：**

血清蛋白质测定包括总蛋白（TP）、白蛋白（ALB）和球蛋白（GLB），是判断肝功能状态的重要指标。血清总蛋白、白蛋白增高可因腹泻、呕吐等造成；两种蛋白都降低见于肝炎、肝癌、结核、营养不良、肝硬化和肾病综合征等疾病；白蛋白/球蛋白（A/G，简称白球比值）的临床意义也很重要，A/G 比值<1 多见于肾病综合征、慢性肝炎、肝硬化和肝癌等。

具体分析如下：

1. 血清总蛋白（TP）测定（表 2-1）

表 2-1　血清总蛋白（TP）测定正常值和临床意义

| 检验名称 | 正常值 /（g/L） | 增高的临床意义 | 降低的临床意义 |
|---|---|---|---|
| 血清总蛋白 | 60.0～84.0 | 常见于高度脱水症（如腹泻、呕吐、休克和高热）及多发性骨髓瘤 | 常见于恶性肿瘤、重症结核、营养及吸收障碍、肝硬化、肾病综合征、溃疡性结肠炎、烧伤和失血等 |

临床分析：

（1）总蛋白增高：大多数体检结果总蛋白是正常的，如果稍有增高或降低也不必过于担心。有的总蛋白增高是白蛋白和球蛋白均增高所致，常见于高度脱水症（如腹泻、呕吐、休克和高热）及多发性骨髓瘤，如果伴有腹泻、呕吐、休克、高热等症状，就要及时就医。

（2）总蛋白降低：有的总蛋白降低是白蛋白和球蛋白降低所致，常见于恶性肿瘤、重症结核、营养及吸收障碍、肝硬化、肾病综合征、溃疡性结肠炎、烧伤和失血等，如有些妇科疾病引起的失血较多，也可能引起总蛋白偏低。有上述症状者建议及时就医诊治。

2. 血清白蛋白（ALB）测定（表 2-2）

**表 2-2　血清白蛋白（ALB）测定正常值和临床意义**

| 检验名称 | 正常值 /（g/L） | 增高的临床意义 | 降低的临床意义 |
| --- | --- | --- | --- |
| 血清白蛋白 | 35.0～55.0 | 见于严重脱水而导致的血浆浓缩 | 基本上与总蛋白降低意义相同，特别是在肝、肾疾病中更为明显 |

临床分析：

（1）白蛋白增高：体检中白蛋白略有增高，可能由于空腹或较长时间未进食和饮水，血浆较为浓缩所致；白蛋白异常增高常见于严重脱水而导致的血浆浓缩。

（2）白蛋白降低：白蛋白降低常见于糖尿病、肾病综合征和胃肠功能障碍，特别是肝、肾疾病更为明显。

3. 血清球蛋白（GLB）测定（表 2-3）

**表 2-3　血清球蛋白（GLB）测定正常值和临床意义**

| 检验名称 | 正常值 /（g/L） | 增高的临床意义 | 降低的临床意义 |
| --- | --- | --- | --- |
| 血清球蛋白 | 35.0～55.0 | 常见于肝硬化、红斑狼疮、硬皮病、风湿性及类风湿关节炎、结核、黑热病、麻风、骨髓瘤和淋巴瘤等 | 生理性低球蛋白血症（婴幼儿）、肾上腺皮质功能亢进及先天性免疫功能缺陷的患者，体内球蛋白合成会减少 |

临床分析：

（1）球蛋白增高：常见于肝硬化、红斑狼疮、硬皮病、风湿性及类风湿关节炎、结核、黑热病、麻风、骨髓瘤和淋巴瘤等。

（2）球蛋白降低：生理性低球蛋白血症（婴幼儿）、肾上腺皮质功能亢进及先天性免疫功能缺陷的患者，体内球蛋白合成会减少。

4. 血清白蛋白 / 球蛋白（A/G）测定（表2-4）

**表2-4　血清白蛋白 / 球蛋白（A/G）测定正常值和临床意义**

| 检验名称 | 正常值 | 增高的临床意义 | 降低的临床意义 |
| --- | --- | --- | --- |
| 血清白蛋白 / 球蛋白 | 1.10～2.50 | 根据临床表现判断 | 表示肝有实质性损害 |

临床分析：

（1）血清白蛋白 / 球蛋白比值增高：在急性病毒性肝炎，比值大多＞1。

（2）血清白蛋白 / 球蛋白比值＜1者称 A/G 比例倒置，常见于肾病综合征、慢性肝炎及肝硬化等。

体检建议：

总蛋白和白蛋白增高，临床常见于高度脱水症，针对病因治疗。由于血浆浓缩，需根据情况补充生理盐水。

（1）在体检发现总蛋白略有增高，如果转氨酶正常，须注意日常饮食调节，多进食新鲜果蔬，避免煎炸食品及烈性酒摄入，采用清淡低脂饮食。

（2）总蛋白和白蛋白降低，针对病因治疗。蛋白质饮食是最重要的措施之一，每日蛋白质的摄入量为每千克体重 1.5～2g，其中至少 1/3 为动物蛋白质，给予进食富含各种维生素的新鲜果蔬，注意避免使用损害肝功能的药物及滥用药物。

（3）一般疾病急性期（如肝炎），在短期内白蛋白不减低，仅在稍长时间内（2周后）或疾病较严重时，白蛋白才减少。所以，在白蛋白减少时，一般给予蛋白质和各种维生素应略超过生理需要量。

（4）球蛋白增高者：针对原有疾病进行中西医结合治疗。如肝硬化者要限制水、钠的摄入。有胃底食管曲张的患者，避免进食粗硬食物。合理调整饮食，低脂饮食，少吃动物内脏，多吃蔬菜、水果（糖尿病患者除外），忌辛辣、油炸和烧烤食物。避免摄入损害肝功能的食品和药物。

（5）球蛋白降低者：针对原发病治疗。

**胆红素测定：**

总胆红素（TBIL）、直接胆红素（DBIL）和间接胆红素（IBIL）等指标可用来判断肝功能状态，解释黄疸的原因。

具体分析如下：

1. 血清总胆红素（TBIL）测定（表 2-5）

表 2-5　血清总胆红素（TBIL）测定正常值和临床意义

| 检验名称 | 正常值 /（μmol/L） | 增高的临床意义 | 降低的临床意义 |
| --- | --- | --- | --- |
| 血清总胆红素 | 3.4～25.0 | 原发性胆汁性肝硬化、急性黄疸型肝炎、慢性活动期肝炎、病毒性肝炎、阻塞性黄疸、肝硬化、溶血性黄疸和胆石症等 | 不常见，亦可见于再生障碍性贫血 |

临床分析：

（1）血清总胆红素增高：血清总胆红素增高可见于肝病或肝以外的疾病。

1）肝病：原发性胆汁性肝硬化、急性黄疸型肝炎、慢性活动期肝炎、病毒性肝炎、阻塞性黄疸和肝硬化。

2）肝外疾病：溶血性黄疸、胆石症等。

（2）血清总胆红素降低：应根据临床表现判断，亦可见于再生障碍性贫血。

2. 血清直接胆红素（DBIL）测定（表 2-6）

表 2-6　血清直接胆红素（DBIL）测定正常值和临床意义

| 检验名称 | 正常值 /（μmol/L） | 增高的临床意义 |
| --- | --- | --- |
| 血清直接胆红素 | 0.00～8.00 | 常见于阻塞性黄疸、肝癌、胰头癌和胆石症等 |

临床分析：

血清直接胆红素增高：常见于阻塞性黄疸、肝癌、胰头癌和胆石症等。

3. 血清间接胆红素（IBIL）测定（表 2-7）

**表 2-7　血清间接胆红素（IBIL）测定正常值和临床意义**

| 检验名称 | 正常值 /（μmol/L） | 增高的临床意义 |
| --- | --- | --- |
| 血清间接胆红素 | 0.00～20.00 | 常见于溶血性黄疸、新生儿黄疸、血型不符的输血反应和败血症等 |

临床分析：

血清间接胆红素增高：常见于溶血性黄疸、新生儿黄疸、血型不符的输血反应和败血症等疾病。

体检建议：

血清总胆红素、直接胆红素和间接胆红素增高，可由于肝细胞受损害、胆管疾患所致。

防治措施：

（1）查找病因进行针对性治疗。

（2）限制高脂肪和高胆固醇饮食，饮食应以清淡为主，烹调方式少用炒、炸，改为蒸、煮和炖等方法；戒烟、戒酒，补充一定量的热量和各种维生素。

（3）适当增加体育活动。

（4）由于肝细胞受损，适当减少蛋白质摄入，以防氨中毒，诱发肝性脑病。

————————— • —————————

**酶类测定：**

肝功能检验中的酶类检查包括谷丙转氨酶（ALT，又称丙氨酸氨基转移酶）、谷草转氨酶（AST，又称天冬氨酸氨基转移酶）、γ- 谷氨酰转肽酶（GGT，又称谷氨酰基转移酶）和碱性磷酸酶（ALP）。ALT 是反映肝损害最敏感的指标，肝损害的早期即迅速增高，增高程度及持续的时间与病情的轻重平行。AST、ALT 增高常见于病毒性肝炎、脂肪肝、肝硬化、肝癌和药物性肝炎等。由于 ALT 和 AST 出现的先后顺序，所以一般体检都会给出 ALT 与 AST 的比值，急性病毒性肝炎比值大多大于 1，慢性病毒性肝炎比值大多小于 1，酒精性肝损害、肝硬化和肝癌比值亦小于 1。GGT 增高提示肝内胆汁淤积、胆道阻塞、病毒性肝炎、肝癌和脂肪肝等疾病。ALP 增高应当先考虑年龄因素，儿童及青少年因骨骼发育活跃可引起 ALP 增高。ALP 增高在成年人见于肝损伤以及胆道和骨骼疾病。

　　具体分析如下：

　　1. 血清谷丙转氨酶（ALT）测定（表 2-8）

表 2-8　血清谷丙转氨酶（ALT）测定正常值和临床意义

| 检验名称 | 正常值 /（U/L） | 增高临床意义 |
| --- | --- | --- |
| 血清谷丙转氨酶 | 10～40 | 常见于急慢性肝炎、药物性肝损害、脂肪肝、肝硬化、心肌梗死、心肌炎及胆道疾病等 |

　　临床分析：

　　血清谷丙转氨酶增高：临床常见于急慢性肝炎、药物（阿莫西林、庆大霉素或林可霉素等）性肝损害、脂肪肝、肝硬化、心肌梗死、心肌炎、胆道疾病、急性中毒、酒精中毒以及铅、苯和砷中毒等引起的损害；体检时可见于正常妊娠、妊娠中毒症和妊娠急性脂肪肝；另外，激烈运动亦可引起转氨酶增高。

　　2. 血清谷草转氨酶（AST）测定（表 2-9）

表 2-9　血清谷草转氨酶（AST）测定正常值和临床意义

| 检验名称 | 正常值 /（U/L） | 增高的临床意义 |
| --- | --- | --- |
| 血清谷草转氨酶 | 10～40 | 常见于急慢性肝炎、药物性肝损害、脂肪肝、肝硬化、心肌梗死、心肌炎及胆道疾病等 |

　　临床分析：

　　血清谷草转氨酶增高：常见于心肌梗死发作期、急慢性肝炎、药物性肝损害、心功能不全和皮肌炎等。

　　急性心肌梗死后 6～12 小时开始升高，24～48 小时达到高峰，3～7 天恢复。

3. 血清 γ- 谷氨酰转肽酶（GGT）测定（表 2-10）

**表 2-10    血清 γ- 谷氨酰转肽酶（GGT）测定正常值和临床意义**

| 检验名称 | 正常值 /（U/L） | 增高的临床意义 |
| --- | --- | --- |
| 血清 γ- 谷氨酰转肽酶 | 8～64 | 常见于原发性或转移性肝癌、急性肝炎、慢性肝炎活动期、肝硬化、急性胰腺炎及心力衰竭等 |

临床分析：

血清 γ- 谷氨酰转肽酶增高：常见于原发性或转移性肝癌、急性肝炎、慢性肝炎活动期、肝硬化、急性胰腺炎及心力衰竭等，还可见于前列腺癌、乳腺癌、阻塞性黄疸和急性心肌梗死。

此外，还见于酗酒，可持续 2～3 周。

体检建议：

血清 γ- 谷氨酰转肽酶异常的防治措施：忌烟酒及"大热"食物，不吃或少吃油炸、油煎和烧烤食物，采用蒸、煮、烩、炖与煨等烹调方法；避免激烈运动，不要疲劳熬夜。

4. 血清碱性磷酸酶（ALP）测定（表 2-11）

**表 2-11    血清碱性磷酸酶（ALP）测定正常值和临床意义**

| 检验名称 | 正常值 /（U/L） | 增高的临床意义 |
| --- | --- | --- |
| 血清碱性磷酸酶 | 34～104 | 常见丁肝癌、肝硬化、阻塞性黄疸、急慢性黄疸性肝炎、骨细胞瘤和骨折恢复期 |

临床分析：

血清碱性磷酸酶增高：常见于肝癌、肝硬化、阻塞性黄疸、急慢性黄疸性肝炎、骨细胞瘤和骨折恢复期。另外，少年儿童在生长发育期骨骼系统活跃，可使碱性磷酸酶增高。

值得注意的是，碱性磷酸酶（＞500U/L）显著增高，提示有恶性病变的可能。

体检建议：

肝酶类检查指标增高，须查找病因，针对性治疗，注意饮食调节。

（1）给予清淡、易消化食物，特别是要摄入富含维生素的新鲜蔬菜、瓜果。

（2）最好不吃"大热"食物，如人参、桂圆等补品。中医认为人参、桂圆属于"温热补品"，而有肝病者宜"清热解毒"，不宜给予"温热"之品。烹饪食品应以清蒸为主，不宜煎炸；忌烟酒。

（3）避免激烈运动，不要疲劳熬夜。

（4）保肝药物治疗。保肝治疗在慢性肝病治疗中有重要的地位。保肝药物可以起到保肝、抗炎和预防肝纤维化之作用。须在医生指导下用药，可选用磷脂酰胆碱、水飞蓟宾和甘草酸制剂等中西药物。

（5）血清谷草转氨酶在心肌炎、心肌梗死时增高明显，如果有冠心病，在治疗心脏病的同时，应加服改善血液循环、抗血小板凝聚等保护心功能药物。

（6）碱性磷酸酶异常，须针对病因及时治疗，少年儿童生长发育期适当增加高钙食品摄入。

---

**总胆汁酸测定：**

血清总胆汁酸（TBA）测定（表2-12）

**表 2-12　血清总胆汁酸（TBA）测定正常值和临床意义**

| 检验名称 | 正常值 /（mmol/L） | 增高的临床意义 |
| --- | --- | --- |
| 血清总胆汁酸 | 空腹＜10 | 常见于慢性肝炎、肝硬化、阻塞性黄疸及药物引起的肝损害 |

临床分析：

血清总胆汁酸增高：常见于慢性肝炎、肝硬化、阻塞性黄疸及药物引起的肝损害。

体检建议：

血清总胆汁酸异常可以提前进行防治，建议低脂、低胆固醇饮食，忌高脂肪餐（如肥肉、奶油以及油炸、油煎的食物），不要饮烈性酒，适当增加体育活动。

**（二）血脂**

血脂检查包括总胆固醇（TC）、甘油三酯（TG）、高密度脂蛋白

（HDL）、低密度脂蛋白（LDL）、载脂蛋白 A1（ApoA1）和载脂蛋白 B（ApoB）等。血脂测定严格要求空腹抽血检查。血脂成分增高是动脉粥样硬化等心脑血管疾病的危险因素。血清总胆固醇增高见于高脂血症、动脉粥样硬化、肾病综合征、肝胆系统疾病和糖尿病等，降低见于一些消耗型疾病（甲亢、结核和恶性肿瘤等）。血清甘油三酯的主要功能是为人体细胞提供能量，随年龄增加而有上升趋势，临床意义与胆固醇相似。

除了胆固醇、甘油三酯，一些体检还包括检验血脂各个成分的详细情况，其中以高密度脂蛋白和低密度脂蛋白在体检中常见。

具体分析如下：

1. 血清总胆固醇（TC）测定（表 2-13）

表 2-13　血清总胆固醇（TC）测定正常值和临床意义

| 检验名称 | 正常值 /（mmol/L） | 增高的临床意义 | 降低的临床意义 |
| --- | --- | --- | --- |
| 血清总胆固醇 | 3.60～5.20 | 常见于原发性（遗传性）疾病，是心脑血管病的危险因素 | 常见于重症肝病、甲状腺功能亢进、恶性贫血和肺结核急性期等 |

临床分析：

（1）血清总胆固醇增高：血清总胆固醇＝胆固醇酯（2/3）＋游离胆固醇（1/3）

血清总胆固醇增高是心脑血管病的危险因素，总胆固醇增高或过低的原因可以是原发性（遗传性）、营养因素或继发于某些疾病，如甲状腺疾病、肾病等。

当总胆固醇在 5.17～6.47mmol/L 时，为动脉粥样硬化危险边缘；6.48～7.7mmol/L，为动脉粥样硬化危险水平；＞7.7mmol/L，为动脉粥样硬化高度危险水平。

（2）血清总胆固醇降低：可见于重症肝病、甲状腺功能亢进、恶性贫血和肺结核急性期等。当总胆固醇＜2.59mmol/L 为低胆固醇血症。

2. 血清甘油三酯（TG）测定（表 2-14）

表 2-14　血清甘油三酯（TG）测定正常值和临床意义

| 检验名称 | 正常值<br>/（mmol/L） | 增高的临床意义 | 降低的临床意义 |
|---|---|---|---|
| 血清甘油三酯 | 0.40～1.80 | 常见于动脉粥样硬化、糖尿病和肾病等 | 常见于甲状腺功能亢进、肾上腺皮质功能低下、肾实质性病变、原发性 β 脂蛋白缺乏及吸收不良等 |

临床分析：

（1）血清甘油三酯增高：可以由遗传、饮食因素引起，或继发于某些疾病，如糖尿病肾病等，与动脉硬化关系密切。甘油三酯值 2.26mmol/L 以上为增多，5.56mmol/L 以上为严重高甘油三酯血症。

（2）血清甘油三酯降低：常见于甲状腺功能亢进、肾上腺皮质功能低下、肾实质性病变、原发性 β 脂蛋白缺乏及吸收不良等。

3. 血清高密度脂蛋白（HDL）测定（表 2-15）

表 2-15　血清高密度脂蛋白（HDL）测定正常值和临床意义

| 检验名称 | 正常值<br>/（mmol/L） | 增高的临床意义 | 降低的临床意义 |
|---|---|---|---|
| 血清高密度脂蛋白 | 1.00～1.70 | 常见于遗传性高密度脂蛋白血症等 | 常见于脑血管病、冠心病、高脂血症、严重疾病或手术后等 |

临床分析：

（1）血清高密度脂蛋白增高：常见于遗传性高密度脂蛋白血症、长寿综合征和肺气肿，使用胰岛素、雌激素和苯妥英钠时可使血清高密度脂蛋白增高。

（2）血清高密度脂蛋白降低：常见于脑血管病、冠心病、高脂血症、严重疾病或手术后等，也可见于吸烟、缺少运动等。当高密度脂蛋白值<1.03mmol/L（成年男）或<1.1mmol/L（成年女）时为偏低，<0.91mmol/L（成年男）或<1.03mmol/L（成年女）为明显偏低。

4. 血清低密度脂蛋白（LDL）测定（表 2-16）

表 2-16　血清低密度脂蛋白（LDL）测定正常值和临床意义

| 检验名称 | 正常值 /（mmol/L） | 增高的临床意义 | 降低的临床意义 |
| --- | --- | --- | --- |
| 血清低密度脂蛋白 | 1.10～4.50 | 同血清总胆固醇测定 | 同血清总胆固醇测定 |

临床分析：

（1）血清低密度脂蛋白测定：血清低密度脂蛋白测定的临床意义同血清总胆固醇测定。当血清低密度脂蛋白测定值在 4.5～5.54mmol/L 为危险边缘，>5.54mmol/L 为危险水平；

（2）低密度脂蛋白增高的危险性：低密度脂蛋白增高的意义较大，表明心脑血管疾病的危险性增加或有肝肾等疾病，特别是与冠心病的发病率密切相关，已有心脑血管等基础疾病者，要警惕脑卒中的发病危险。

5. 血清载脂蛋白 A1（ApoA1）测定（表 2-17）

表 2-17　血清载脂蛋白 A1（ApoA1）测定正常值和临床意义

| 检验名称 | 正常值 /（g/L） | 增高的临床意义 | 降低的临床意义 |
| --- | --- | --- | --- |
| 血清载脂蛋白 A1 | 0.94～1.76 | 同血清高密度脂蛋白 | 常见于高脂血症、冠心病及肝实质性病变等 |

临床分析：

（1）血清载脂蛋白 A1 增高：血清载脂蛋白 A1 是高密度脂蛋白的主要结构蛋白，是反映高密度脂蛋白水平的最好指标，其增高的临床意义同血清高密度脂蛋白。

（2）血清载脂蛋白 A1 降低：常见于高脂血症、冠心病及肝实质性病变等。

6. 血清载脂蛋白 B（ApoB）测定（表 2-18）

表 2-18　血清载脂蛋白 B（ApoB）测定正常值和临床意义

| 检验名称 | 正常值 /（g/L） | 增高的临床意义 | 降低的临床意义 |
| --- | --- | --- | --- |
| 血清载脂蛋白 B | 0.63～1.33 | 常见于高脂血症、冠心病及银屑病等 | 常见于肝实质性病变等 |

临床分析：

血清载脂蛋白 B 是低密度脂蛋白的结构蛋白，主要代表低密度脂蛋白的水平，成人＞1.76 为轻度增高，＞2.1 为明显增高。病理状态下，载脂蛋白 B 的变化往往比低密度脂蛋白明显。

（1）血清载脂蛋白 B 增高：常见于高脂血症、冠心病及银屑病等；

（2）血清载脂蛋白 B 降低：常见于肝实质性病变等。

7. 血清载脂蛋白 A1/B（ApoA1/B）比值（表 2-19）

表 2-19    血清载脂蛋白 A1/B（ApoA1/B）比值正常值和临床意义

| 检验名称 | 正常值 | 增高的临床意义 | 降低的临床意义 |
| --- | --- | --- | --- |
| 血清载脂蛋白 A1/B 比值 | 实际测值 | 根据临床情况判断 | 常见于高脂血症、冠心病等 |

临床分析：

血清载脂蛋白 A1/B 比值随着年龄的增长而降低。在高脂血症、冠心病时，比值明显降低，可作为心血管疾病的诊断指标。

体检建议：

（1）血脂升高是动脉硬化、心脑血管病的危险因素，建议低胆固醇、低脂饮食。无鳞的鱼含胆固醇较多，如鱿鱼、鳗鱼、墨鱼、河鳗、黄鳝和泥鳅；贝类、螃蟹等胆固醇含量也较高；动物内脏如心、肝、脑胆固醇含量较高，胆固醇增高者均应少吃。

（2）增加体育活动。

（3）高脂血症者应予以降血脂、调脂治疗，定期复查、随访。

（4）血脂降低者应查找病因，对症调理治疗。

**（三）肾功能**

肾是重要的生命器官，其主要功能是生成尿液。目前与肾功能有关的检查项目主要有尿液常规检测项目和肾功能生化检查，后者检查项目有血清尿素氮（BUN）、肌酐（Cr）和尿酸（UA）等。

具体分析如下：

1. 血清尿素氮（BUN）测定（表 2-20）

**表 2-20　血清尿素氮（BUN）测定正常值和临床意义**

| 检验名称 | 正常值 / （mmol/L） | 增高的临床意义 | 降低的临床意义 |
| --- | --- | --- | --- |
| 血清尿素氮 | 3.00～7.5 | 糖尿病、重症肝病、高热、高血压、多发性骨髓瘤、肾功能不全及尿毒症等 | 根据临床表现判定 |

临床分析：

血清尿素氮是由人体蛋白质分解代谢而生成的，主要由肾排出体外。尿素氮降低基本没有临床意义，尿素氮增高主要见于肾病变，如急性肾炎、肾结核和肾肿瘤等。血清尿素氮的浓度易受到食物蛋白的影响，因此，必须空腹抽血检测。引起体内蛋白质分解代谢增强的疾病，如急性传染病、大面积的烧伤（体检者少见）、高热、甲亢和消化道出血也可使尿素氮增高，因此仅以尿素氮评价肾功能损害的程度不够准确，还要结合肌酐的检查。

（1）血清尿素氮增高：大致可分为 3 个阶段。第一阶段，尿素氮 8.8～18.8mmol/L，常见于尿素氮产生过剩（如高蛋白饮食、糖尿病、重症肝病和高热等），或尿素氮排泄障碍（如轻度肾功能不全、高血压、痛风、多发性骨髓瘤、尿路闭塞和术后乏尿等）；第二阶段，尿素氮 18.9～36.8mmol/L，常见于尿毒症前期、肝硬化和膀胱肿瘤等；第三阶段，尿素氮在 36.8mmol/L 以上，常见于肾衰竭、尿毒症。

（2）血清尿素氮降低：根据临床表现判定。

体检建议：

（1）在体检时，尿素氮增高应注意是否有慢性肾病，须再次复查。

（2）若原有慢性肾病者须定期复查，需要控制血压（17.3/10.7kPa（130/80mmHg 以下）、血糖（餐前血糖 4.4～6.7mmol/L）、甘油三酯（1.69mmol/L 以下）、胆固醇（5.17mmol/L）和尿酸（男 476mmol/L、女 393mmol/L），每半年至一年体检复查一次，检查肾功能和上述指标。

（3）改善生活方式：不摄入过多盐分与蛋白质（奶类、蛋类、鱼类、肉类和海鲜类），不暴饮暴食；不滥用药物；规律运动，维持体重；戒烟等。

2. 血清肌酐（Cr）测定（表2-21）

**表2-21  血清肌酐（Cr）测定正常值和临床意义**

| 检验名称 | 正常值 / （mmol/L） | 增高的临床意义 | 降低的临床意义 |
|---|---|---|---|
| 血清肌酐 | 40.0～135.0 | 常见于严重肾功能不全、各种肾功能障碍和肢端肥大症 | 常见于肌肉量减少（如营养不良、高龄者）、多尿症 |

临床分析：

血清肌酐主要由肌肉代谢产生，极少来自食物，肌酐水平取决于肾排泄功能的好坏。男性肌酐水平一般高于女性，由于肾本身强大的代偿能力，在肾疾病的初期，血清肌酐浓度一般不会升高，只有在肾小球滤过能力下降一半以上时，血清肌酐才见升高。因此如果发现自己尿素氮和肌酐升高时，说明肾损害已较为严重，应进一步诊断和治疗。

（1）血清肌酐增高：常见于严重肾功能不全、各种肾功能障碍和肢端肥大症等。

（2）血清肌酐降低：常见于肌肉量减少（如营养不良、肌肉萎缩、高龄者）、多尿症等。

体检建议：

在肾疾病的初期，血清肌酐浓度一般不会升高。出现肌酐增高，表明肾功能已经严重受损，应注意以下防治措施。

（1）饮食调整：采取低蛋白摄入（每人每天每千克体重约0.8g的蛋白质）、低磷、低钾、适当的热量饮食，延缓肾功能进一步损害。为了预防水肿，水分蓄积在体内过多，避免摄入太多盐和味精，少吃火锅汤、面汤、菜汁、肉汁等。

（2）预防感染：急性感染很可能加速肾功能衰退。注意个人卫生，不憋尿，洗澡采用淋浴方式等有利于预防泌尿系统感染。流感高发期应接种流感疫苗，最好少出入公共场所或戴口罩做适当防护。

（3）控制血压（17.3/10.7kPa（130/80mm/Hg）以下）、血糖（餐前血糖4.4～6.7mmol/L）、甘油三酯（1.69mmol/L以下）、胆固醇（5.17mmol/L）和尿酸（男476mmol/L、女393mmol/L），依病情的不

同，每两周或每隔 1～3 个月复查一次。

（4）有贫血者要针对病因治疗，减少心脏病变。

（5）肌酐降低，应针对原发病治疗。

3. 血清尿酸（UA）测定（表 2-22）

表 2-22　血清尿酸（UA）测定正常值和临床意义

| 检验名称 | 正常值 / （mmol/L） | 增高的临床意义 | 降低的临床意义 |
| --- | --- | --- | --- |
| 血清尿酸 | 140～430 | 常见于痛风、子痫、白血病、红细胞增多症、多发性骨髓瘤、肾小球肾炎、重症肝病以及铅和氯仿中毒等 | 常见于恶性贫血、乳糜泻及肾上腺皮质激素治疗后 |

临床分析：

血尿酸主要来自食物和人体的 DNA 和 RNA 的分解，大部分经过肾排出体外，如果肾小球功能受损，尿酸就会潴留于血液中，尿酸升高对痛风的诊断最有价值，也可见于白血病、多发性骨髓瘤和肾功能损害的患者。

（1）尿酸增高：常见于痛风、子痫、白血病、红细胞增多症、多发性骨髓瘤、肾小球肾炎、重症肝病以及铅和氯仿中毒等。

（2）尿酸降低：常见于恶性贫血、乳糜泻及肾上腺皮质激素治疗后，也可见于范科尼综合征、肾小管性酸中毒等。

体检建议：

在体检中有些血尿酸轻微升高，主要是由于空腹抽血检查，血液浓缩，使得血尿酸轻微升高，只要进食或饮水后，通常尿酸可正常，不需特殊处理。如果血尿酸显著升高或者有痛风等症状，须及时治疗。下面介绍防治血尿酸异常的一般措施。

（1）血尿酸升高者，应低嘌呤、低脂饮食，少吃动物内脏（肝、肾及骨髓）及大肠、香肠等，少吃鱼、蟹和虾等海鲜，少吃豆类制品；多进食偏碱性食物，忌酸性食物；多进食蔬菜、水果（糖尿病患者除外）等。

（2）血尿酸升高者，不喝白酒和啤酒，多饮水促进尿酸排泄，保持每天尿量在 2000mL 以上。

（3）高尿酸血症可导致痛风，严重时引起肾功能损害，应及时治疗；不宜使用抑制尿酸排泄的药物，如氢氯噻嗪、呋塞米等。

（4）血尿酸降低者，应针对病因治疗。

**（四）血糖与糖化血红蛋白**

血糖即血清葡萄糖（GLU），是诊断糖尿病的一项重要指标，是常见的体检项目。血糖增高主要见于糖尿病、甲亢等内分泌疾病，此外，应激、严重的肝病等亦可引起血糖增高；血糖降低多见于过量的胰岛素治疗、胰腺癌以及消耗性疾病等。血糖水平极易受到饮食的影响，所以严格要求空腹抽血检查。空腹血糖≥7mmol/L 可以考虑诊断糖尿病，结合糖化血红蛋白（GHb）检测、餐后 2 小时血糖和（或）糖耐量试验检测，可确诊。

1. 血清葡萄糖（GLU）测定（表 2-23）

**表 2-23 血清葡萄糖（GLU）测定正常值和临床意义**

| 检验名称 | 正常值/（mmol/L） | 增高的临床意义 | 降低的临床意义 |
| --- | --- | --- | --- |
| 血清葡萄糖 | 3.90～6.10 | 某些生理性因素可引起血糖升高，病理性增高常见于糖尿病、慢性胰腺炎、心肌梗死、肢端肥大症和某些内分泌疾病 | 常见于糖代谢异常、胰岛细胞瘤、胰腺癌、严重肝病、新生儿低血糖症、妊娠和哺乳等 |

临床分析：

（1）血糖增高

1）某些生理性因素（如情绪紧张、饭后 1～2 小时）及注射肾上腺素可引起血糖升高；

2）病理性增高：常见于糖尿病、慢性胰腺炎、心肌梗死、肢端肥大症和某些内分泌疾病（如甲状腺功能亢进症、肾上腺功能亢进症）等，颅内出血、颅外伤等也可引起血糖增高。

（2）血糖降低：糖代谢异常、胰岛细胞瘤、胰腺癌、严重肝病、新生儿低血糖症、妊娠和哺乳等都可造成低血糖。

体检建议：

（1）血糖升高，应忌糖饮食，少吃含热量较高的食品，如煎炸等油腻食品；戒烟戒酒。

（2）近期（两周左右）复查空腹血糖、餐后 2 小时血糖及糖化血红蛋白，以排除糖尿病。

（3）血糖降低，应针对病因及时治疗。发生低血糖时，口服糖水或葡萄糖以补充糖分，防止发生意外。

2. 糖化血红蛋白（GHb）测定（表 2-24）

表 2-24 糖化血红蛋白（GHb）测定正常值和临床意义

| 检验名称 | 正常值 /% | 临床意义 |
| --- | --- | --- |
| 糖化血红蛋白 | 3.9～6.3 | 用于糖尿病控制的监测指标 |

临床分析：

（1）糖化血红蛋白测定：糖化血红蛋白是 $HbA_1a$、b、c 之总和，而 $HbA_{1c}$ 约占 70%，结构稳定，所以 GHb（$HbA_1$）及 GHb（$HbA_{1c}$）均可作为糖尿病控制的监测指标。

（2）临床意义：糖化血红蛋白的浓度反映测定前 1～2 个月的平均血糖水平，尤其是 1 型糖尿病，可以反映血糖控制程度。

体检建议：

糖尿病患者（尤其是 1 型糖尿病）每半年测定 1～2 次，以便更好地了解糖尿病病情控制的程度。

**（五）血清酶**

血清酶（俗称心肌酶）包括乳酸脱氢酶（LDH）、肌酸激酶（CK）和 α- 羟丁酸脱氢酶（α-HBDH），这 3 种酶之所以被称为"心肌酶"，是由于其在心肌受损时升高最显著，在骨骼肌、肝等组织和器官受损时也会升高，但升高时限和幅度不如心肌受损时快而显著。血清乳酸脱氢酶、肌酸激酶和 α- 羟丁酸脱氢酶是诊断急性心肌梗死的最重要指标。

具体分析如下：

1. 血清乳酸脱氢酶（LDH）测定（表 2-25）

表 2-25 血清乳酸脱氢酶（LDH）测定正常值和临床意义

| 检验名称 | 正常值 /（U/L） | 增高的临床意义 |
| --- | --- | --- |
| 血清乳酸脱氢酶 | 95～250 | 急性心肌梗死发作后；肝病、恶性肿瘤等也可引起乳酸脱氢酶升高 |

临床分析：

血清乳酸脱氢酶增高：急性心肌梗死发作后 9～20 小时开始升高，36～60 小时可达高峰，6～10 天恢复正常。另外肝病、恶性肿瘤、溶血性贫血、巨幼细胞性贫血、严重缺氧、胆囊炎、胆石症、糖尿病肾炎和皮肌炎等也可引起乳酸脱氢酶升高。

2. 血清肌酸激酶（CK）测定（表 2-26）

**表 2-26　血清肌酸激酶（CK）测定正常值和临床意义**

| 检验名称 | 正常值/（U/L） | 增高的临床意义 |
| --- | --- | --- |
| 血清肌酸激酶 | 34～270 | 急性心肌梗死发作后；病毒性心肌炎、皮肌炎、肌肉损伤、肌营养不良、心包炎和脑卒中等也可引起肌酸激酶升高 |

临床分析：

血清肌酸激酶增高：急性心肌梗死发作后 2～4 小时开始升高，12～24 小时可达正常时的 20～30 倍，为最高峰，2～4 天恢复正常。另外，病毒性心肌炎、皮肌炎、肌肉损伤、肌营养不良、心包炎、脑卒中及心脏手术等可引起肌酸激酶升高。

值得注意的是，新生儿、婴儿血清肌酸激酶水平明显高于成年人，男性略高于女性，激烈运动后可偏高。

3. 血清 $\alpha$- 羟丁酸脱氢酶（$\alpha$-HBDH）测定（表 2-27）

**表 2-27　血清 $\alpha$- 羟丁酸脱氢酶（$\alpha$-HBDH）测定正常值和临床意义**

| 检验名称 | 正常值/（U/L） | 增高的临床意义 |
| --- | --- | --- |
| 血清 $\alpha$- 羟丁酸脱氢酶 | 70～250 | 作为急性心肌梗死的一个诊断指标，同乳酸脱氢酶 |

临床分析：

血清 $\alpha$- 羟丁酸脱氢酶增高：作为急性心肌梗死的一个诊断指标，与乳酸脱氢酶大致相同。在急性心肌梗死时，此酶在血液中维持高值可达两周左右；也可作为肝病和心脏疾病的鉴别诊断指标之一，肝病时 $\alpha$- 羟丁酸脱氢酶变化不明显。

体检建议：

乳酸脱氢酶、肌酸激酶和 $\alpha$- 羟丁酸脱氢酶异常的防治措施，主要在于心脏病的防治，以下防治措施供参考。

（1）了解发病的有关知识，避免情绪过于激动，可多吃些静心宁神的食物，如酸枣仁、柏子仁等；

（2）合理选择食谱，低脂、低胆固醇饮食；

（3）避免寒冷刺激，注意根据天气变化及时添衣保暖；

（4）戒烟戒酒，适度增加体育活动；

（5）治疗原有心肌炎、心肌病、冠心病或高血压性心脏病等心脏疾病。

**（六）电解质（无机离子）**

血清中电解质（也称无机离子）是维持机体正常的生理活动所必需的元素，主要包括血清钾（K）、钠（Na）、氯（CL）、钙（Ca）、磷（IP）、镁（Mg）、铁（Fe）。

具体分析如下：

1. 血清钾（K）测定（表2-28）

表2-28 血清钾（K）测定正常值和临床意义

| 检验名称 | 正常值 / （mmol/L） | 增高的临床意义 | 降低的临床意义 |
|---|---|---|---|
| 血清钾 | 3.5～5.6 | 饮食摄入增加、溶血或烧伤感染、胰岛素缺乏、心力衰竭、呼吸障碍、休克、肾功能不全和肾皮质功能减退等 | 摄入减少，酸中毒，频繁呕吐、腹泻，肾小管性酸中毒等 |

临床分析：

（1）血清钾增高：①饮食摄入增加或经静脉输入增加，如大量输入库存血；②钾流入细胞外液，如严重溶血或烧伤感染、挤压综合征组织破坏及胰岛素缺乏；③组织缺氧：心功能不全、呼吸障碍、休克，也可见于急性肺炎、哮喘发作；④尿排泄障碍：如肾功能不全、肾皮质功能减退和尿闭症等；⑤服用强心苷、氨苯蝶啶、庆大霉素、胰岛素和雌激素等可使血清钾增高的药物。

（2）血清钾降低：①摄入减少：如败血症、严重感染、心力衰竭、肿瘤及其他消耗性疾病所致从体外摄入减少；②钾移入细胞内：如酸中毒及使用胰岛素后；③从消化道或尿道丢失，如频繁呕吐、腹泻及肾小管性酸中毒等；④另外，还可见于家族型周期性瘫痪、碱中毒和肝昏迷等。

体检建议：

钾参与体内营养物质的代谢，维持酸碱平衡，参与神经冲动的传递并有助于心脏正常舒缩活动和血压的稳定。

（1）钾偏高应控制钾摄入，多饮水，促进钾排出，同时针对病因治疗。

（2）血清钾偏低者适当多进食含钾丰富的食物，如香蕉、橙子、柠檬、杏、梅、甜瓜、马铃薯、苋菜、菠菜、辣椒、油菜、蘑菇、紫菜、海带、花生、豆类和粗粮等。

2. 血清钠（Na）测定（表 2-29）

表 2-29　血清钠（Na）测定正常值和临床意义

| 检验名称 | 正常值 /（mmol/L） | 增高的临床意义 | 降低的临床意义 |
|---|---|---|---|
| 血清钠 | 135.0～148.0 | 严重脱水、大量出汗、高热、烧伤、糖尿病性多尿、肾上腺皮质功能亢进和原发性及继发性醛固酮增多症等 | 肾皮质功能不全、重症肾盂肾炎、糖尿病，也可见于呕吐、腹泻以及抗利尿激素过多等 |

临床分析：

（1）血清钠增高：①严重脱水、大量出汗、高热、烧伤和糖尿病性多尿；②肾上腺皮质功能亢进、原发性及继发性醛固酮增多症和库欣综合征等。

（2）血清钠降低：①肾失钠：如肾皮质功能不全、重症肾盂肾炎和糖尿病；②胃肠失钠：见于呕吐、腹泻以及胃肠道引流；③抗利尿激素过多等。

体检建议：

钠、氯是维持人体血浆渗透压的主要元素，对血管内外液体交换和维持血容量有着重要的作用。血清钠升高可见于人体失水过多，即高渗性缺水，造成血浆渗透压增大和血管内外液体不平衡、血容量减少。

（1）一般情况下，血钠偏高只需补充水分，无须特殊治疗。

（2）血钠降低可见于等渗性缺水或低渗性缺水。血钠偏低应针对原发性疾病诊治，无临床症状者，无须治疗。

3. 血清氯（Cl）测定（表 2-30）

**表 2-30 血清氯（Cl）测定正常值和临床意义**

| 检验名称 | 正常值 /（mmol/L） | 增高的临床意义 | 降低的临床意义 |
| --- | --- | --- | --- |
| 血清氯 | 96.0～110.0 | 常见于高钠血症、呼吸性碱中毒、高渗性脱水、肾炎少尿及尿道梗死等 | 低钠血症，严重呕吐、腹泻、肾功能减退及阿狄森病等 |

临床分析：

（1）血清氯增高：常见于高钠血症、呼吸性碱中毒、高渗性脱水、肾炎少尿及尿道梗死等。

（2）血清氯降低：常见于低钠血症，严重呕吐、腹泻，胃液、胰液和胆汁大量丢失，肾功能减退及阿狄森病等。

体检建议：

氯、钠是维持人体血浆渗透压的主要元素，对血管内外液体交换和维持血容量有着重要的作用。

血清氯异常的防治措施同血清钠。

4. 血清钙（Ca）测定（表 2-31）

**表 2-31 血清钙（Ca）测定正常值和临床意义**

| 检验名称 | 正常值 /（mmol/L） | 增高的临床意义 | 降低的临床意义 |
| --- | --- | --- | --- |
| 血清钙 | 2.10～2.70 | 常见于骨肿瘤、甲状腺功能亢进、急性骨萎缩、肾上腺皮质功能减退及维生素 D 摄入过量等 | 常见于维生素 D 缺乏、佝偻病、软骨病、小儿手足抽搐症、老年骨质疏松、甲状旁腺功能减退、慢性肾炎和尿毒症等 |

临床分析：

（1）血清钙增高：常见于骨肿瘤、甲状腺功能亢进、急性骨萎缩、肾上腺皮质功能减退及维生素 D 摄入过量等。

（2）血清钙降低：常见于维生素 D 缺乏、佝偻病、软骨病、小儿手足抽搐症、老年骨质疏松、甲状旁腺功能减退、慢性肾炎和尿毒症等，也可见于低钙饮食及吸收不良。

体检建议：

钙是构成人体的重要元素之一，特别是骨骼和牙齿含钙较多，神经和肌肉的活动、激素分泌和体液酸碱平衡都需要钙的参与。

（1）血清钙降低，应均衡饮食结构，适量补钙。

（2）钙的吸收需要维生素 D，所以在日常生活中，注意适当多食用含维生素 D 丰富的食品，如蛋黄、动物的肝等。

（3）钙磷比例也影响钙的吸收和利用。当钙磷比例为 1∶1 时，则有利于钙的吸收和利用。因此，食物应多样化，以增加钙的摄入，减少磷的摄入，有益于防治骨质疏松。

（4）血清钙增高，针对原发病治疗。

5. 血清磷（IP）测定（表 2-32）

表 2-32　血清磷（IP）测定正常值和临床意义

| 检验名称 | 正常值 /（mmol/L） | 增高的临床意义 | 降低的临床意义 |
| --- | --- | --- | --- |
| 血清磷 | 0.80～1.48 | 常见于甲状旁腺功能减退、急慢性肾功能不全、尿毒症、骨髓瘤及骨折愈合期等 | 常见于甲状腺功能亢进、代谢性酸中毒、佝偻病、软骨病、肾衰竭、长期腹泻及吸收不良等 |

临床分析：

（1）血清磷增高：常见于甲状旁腺功能减退、急慢性肾功能不全、尿毒症、骨髓瘤及骨折愈合期等。

（2）血清磷降低：常见于甲状腺功能亢进、代谢性酸中毒、佝偻病、软骨病、肾衰竭、长期腹泻及吸收不良等。

体检建议：

骨骼、牙齿的生长发育以及钙化都需要磷；人体生命活动中一些重要物质如磷脂、核酸和磷蛋白等的合成都需要磷的参与。

（1）血清磷增高，会影响钙的吸收与利用，应针对原发病治疗，增加钙的摄入，防止低钙血症；

（2）磷降低时，应适当增加摄入含磷较高的食物，如可可粉、鱼粉、花生粉、南瓜子、米糠、大豆粉、葵花籽、牛肉、干酪、海产品、羊肉、肝、果仁、花生酱、猪肉、禽肉和全谷粉等。

6. 血清镁（Mg）测定（表 2-33）

**表 2-33　血清镁（Mg）测定正常值和临床意义**

| 检验名称 | 正常值 / (mmol/L) | 增高的临床意义 | 降低的临床意义 |
| --- | --- | --- | --- |
| 血清镁 | 0.40~1.20 | 常见于急慢性肾功能不全、甲状腺功能低下、阿狄森病、多发性骨髓瘤、严重脱水及糖尿病昏迷等 | 常见于先天家族性低镁血症，甲状腺功能亢进，长期腹泻、呕吐，吸收不良，糖尿病酸中毒、原发性醛固酮症以及长期使用皮质激素等 |

临床分析：

（1）血清镁增高：常见于急慢性肾功能不全、甲状腺功能低下、阿狄森病、多发性骨髓瘤、严重脱水及糖尿病昏迷等。

（2）血清镁降低：常见于先天家族性低镁血症，甲状腺功能亢进，长期腹泻、呕吐，吸收不良，糖尿病酸中毒，原发性醛固酮症以及长期使用皮质激素治疗等。

体检建议：

正常成年人体内镁含量应保持正常的动态平衡，镁参与维持机体神经肌肉及心肌兴奋性，镁偏高可出现神经肌肉和心肌的兴奋性降低，镁缺乏可引起神经系统和心血管系统出现应激性增强的表现。

（1）血清镁增高：注意补充体液，针对原发病治疗。

（2）血清镁降低：应给予补充镁，但镁不易从胃肠道吸收，故补镁均取胃肠外途径；有低钙血症或低钾血症者应同时补钙或补钾。

7. 血清铁（Fe）测定（表 2-34）

**表 2-34　血清铁（Fe）测定正常值和临床意义**

| 检验名称 | 正常值 / (mmol/L) | 增高的临床意义 | 降低的临床意义 |
| --- | --- | --- | --- |
| 血清铁 | 11.0~30.0 | 常见于再生障碍性贫血、溶血性贫血、巨幼细胞性贫血、急慢性肝炎、铅中毒及维生素 $B_6$ 缺乏症等 | 常见于各种缺铁性贫血、恶性肿瘤、肝硬化、长期失血和铁吸收障碍等 |

临床分析：

（1）血清铁增高：常见于再生障碍性贫血、溶血性贫血、巨幼细胞性贫血、急慢性肝炎、铅中毒及维生素 $B_6$ 缺乏症等，也可见于口服避孕药。

（2）血清铁降低：常见于各种缺铁性贫血、恶性肿瘤、肝硬化、长期失血和铁吸收障碍等，也可见于月经过多、妊娠或哺乳。

体检建议：

血清铁偏低常见于缺铁性贫血，贫血可能有面色苍白、疲乏无力等表现，应结合临床症状确定病因予以诊治。

（1）铁偏低：有缺铁性贫血者须补充铁制剂，在补铁时应注意，铁在酸性环境下易吸收，故宜同服维生素 C；口服铁剂时忌饮茶、牛奶及碱性药物，以免妨碍铁吸收；口服铁剂对消化道有刺激，宜饭后服；服用铁剂后大便颜色可能变黑。

（2）血清铁增高：应针对病因诊治，定期复查、随访。

**（七）其他**

还有一些检测包括：血清二氧化碳测定、渗透压测定、血清阴离子间隙（AG）测定。

1. 血清二氧化碳测定（表 2-35）

**表 2-35 血清二氧化碳测定正常值和临床意义**

| 检验名称 | 正常值/（mmol/L） | 增高的临床意义 | 降低的临床意义 |
|---|---|---|---|
| 血清二氧化碳 | 21.0～31.0 | 常见于肺气肿、肺纤维化、支气管扩张、呼吸肌麻痹、呼吸道阻塞、代谢性碱中毒等 | 常见于代谢性酸中毒、呼吸性碱中毒等 |

临床分析：

（1）血清二氧化碳增高：血清二氧化碳增高常见于呼吸性酸中毒与代谢性碱中毒等。

1）呼吸性酸中毒：肺气肿、肺纤维化、支气管扩张、呼吸肌麻痹和呼吸道阻塞。

2）代谢性碱中毒：呕吐、肾上腺皮质功能减退、缺钾及服用碱性药物等。

（2）血清二氧化碳降低：常见于代谢性酸中毒与呼吸性碱中毒等。

1）代谢性酸中毒：尿毒症、休克、糖尿病、酮症、严重腹泻及脱水。

2）呼吸性碱中毒：呼吸中枢兴奋及呼吸加快等。

体检建议：

在治疗原发病的基础上，针对不同类型的酸中毒或者碱中毒予以纠正治疗。

2. 渗透压测定（表 2-36）

**表 2-36　渗透压测定正常值和临床意义**

| 检验名称 | 正常值 | 增高的临床意义 | 降低的临床意义 |
|---|---|---|---|
| 渗透压 | 实际测值 | 有效滤过压为正值，液体就从毛细血管滤过 | 有效滤过压为负值，液体就从组织中被吸收回毛细血管 |

临床分析：

生成组织液的有效滤过压＝（毛细血管血压＋组织液胶体渗透压）－（血浆胶体渗透压＋组织液静水压），当滤过的力量大于吸收的力量时，即有效滤过压为正值，液体就从毛细血管滤过；反之，当吸收的力量大于滤过的力量时，即有效滤过压为负值，液体就从组织中被吸收回毛细血管。

体检建议：

正常情况下，渗透压保持在一定范围内，使得细胞内外液体平衡。渗透压的大小决定了水分流动的方向，蛋白质可以调节胶体渗透压，保持细胞内外液体的平衡，故应保证每日有相对足够的蛋白质摄入，并摄入充足的水分。

3. 血清阴离子间隙（AG）测定（表 2-37）

**表 2-37　血清阴离子间隙（AG）测定正常值和临床意义**

| 检验名称 | 正常值 /（mmol/L） | 增高的临床意义 | 降低的临床意义 |
|---|---|---|---|
| 血清镁 | 12.0～20.0 | 常见于酮症酸中毒、乳酸中毒及肾功能不全等 | 根据临床表现判断 |

临床分析：

$$AG（mmol/L）＝Na^+－（Cl^－＋HCO^-）$$

阴离子间隙增高：阴离子间隙是反映代谢性酸碱中毒的指标之一，在酮症酸中毒、乳酸中毒及肾功能不全时可增高。

体检建议：

在体检中阴离子间隙略有增高，一般无症状，亦无明显的临床意义，不需治疗；如果是由糖尿病或肾功能不全引起的，须进行专科治疗。

# 第 2 节 血 常 规

## 一、血常规检查前的准备

做血常规检查前，一般无须特殊准备，但抽血前不要剧烈运动。

## 二、血常规检查结果分析

血常规主要包括白细胞（WBC）计数与分类、红细胞（RBC）计数、血清红细胞大小形态测定、血红蛋白（HGB）测定、血清平均血红蛋白测定、血小板（PLT）计数、平均血小板体积（MPV）检测、血小板压积（PCT）检测、血小板分布宽度（PDW）检测、血清网织红细胞（RC）计数等。

具体分析如下：

1. 白细胞（WBC）计数（表 2-38）

表 2-38　白细胞（WBC）计数正常值和临床意义

| 检验名称 | 正常值 /（×$10^9$/L） | 增高的临床意义 | 降低的临床意义 |
| --- | --- | --- | --- |
| 血常规 | 4.0～10.0 | 常见于急性感染、严重组织损伤、大出血、中毒和白血病等 | 常见于某些感染、血液病、理化损伤、自身免疫性疾病和脾功能亢进等 |

临床分析：

（1）白细胞计数增高：常见于急性感染、严重组织损伤、大出血、中毒和白血病等。

（2）白细胞计数降低：常见于某些感染、血液病、理化损伤、自身免疫性疾病和脾功能亢进等。

体检建议：

白细胞俗称"白血球"，可因理化因素、病原菌感染或肿瘤及自身免疫性疾病而出现异常。主要防治措施包括：

（1）体检中，有些人因十几个小时未进食和饮水（空腹检查），血液浓缩，使得白细胞略有增高，无需特殊治疗，进食、饮水后即可恢复正常；

（2）新生儿、孕妇以及月经期或一些生理性刺激会略高于正常，无需特殊治疗；

（3）由于细菌性感染、恶性肿瘤、术后以及组织损伤等引起白细胞增高者，须针对病因治疗；

（4）白细胞减低者须给予升高白细胞药物治疗，并要查找病因，根据病毒性感染、肿瘤放化疗、脾大及脾功能亢进等不同病因进行治疗；

（5）恶性血液病白细胞会异常增高或降低，须前往血液病专科进一步治疗。

2. 白细胞分类（表2-39）

表2-39　白细胞分类正常值和临床意义

| 检验名称 | 正常值/% | 增高的临床意义 | 降低的临床意义 |
|---|---|---|---|
| 中性粒细胞 | 50.0～70.0 | 急性感染、严重组织损伤或细胞破坏、急性失血、急性中毒、白血病及恶性肿瘤；生理性增高见于新生儿、激烈运动和寒冷时 | 病毒感染及伤寒，某些血液病、理化损伤、自身免疫性疾病和脾功能亢进等 |
| 淋巴细胞 | 20.0～40.0 | 某些病毒或杆菌感染、肾移植后、淋巴细胞白血病和白血病性淋巴肉瘤 | 接触放射线及应用肾上腺皮质激素或促肾上腺皮质激素 |
| 单核细胞 | 3.0～10.0 | 亚急性细菌性心内膜炎、疟疾、黑热病和某些血液病 | 意义不大 |
| 嗜酸性粒细胞 | 0.5～5.0 | 过敏性疾病、寄生虫病、某些皮肤病及传染病、白血病 | 长期使用肾上腺皮质激素或急性疾病的早期 |

临床分析：

（1）中性粒细胞增高：包括生理性增高和病理性增高。

1）生理性增高：胎儿、新生儿时期中性粒细胞较高；剧烈运动或劳动之后，白细胞可明显增高，达 $12\times10^9/L$，甚至 $20\times10^9/L$；冬季暴露于冷空气之后，白细胞可增加一倍或者更多。中性粒细胞计数随白细胞计数增高而增高。

2）病理性增高：①急性感染：如金黄色葡萄球菌、溶血性链球菌和肺炎双球菌感染；②严重组织损伤或细胞破坏：如大手术后、急性心肌梗死发作 1～2 天后白细胞明显增高，可持续一周；③急性大出血；④急性中毒：代谢性紊乱所致的代谢中毒，如糖尿病酮症酸中毒、慢性肾炎尿毒症和妊娠中毒症；急性化学药物中毒，如急性铅、汞及安眠药中毒；⑤肾移植后；⑥白血病及恶性肿瘤等。

（2）中性粒细胞降低：①某些感染：如伤寒、疟疾和黑热病等；②某些血液病：典型的再生障碍性贫血；③慢性理化损伤：如系统性红斑狼疮；④脾功能亢进等。

（3）淋巴细胞增高：①某些病毒或杆菌感染所致的急性传染病，如风疹、流行性腮腺炎、传染性淋巴细胞增多症、传染性单核细胞增多症以及百日咳杆菌感染；②某些慢性感染：如结核病；③肾移植后；④淋巴细胞白血病、白血性淋巴肉瘤等。

（4）淋巴细胞降低：主要见于接触放射线及应用肾上腺皮质激素或促肾上腺皮质激素等。

（5）单核细胞增高：包括生理性单核细胞增高和病理性单核细胞增高。

1）生理性单核细胞增高：正常儿童末梢血中的单核细胞较成人稍多，平均为 9%，生后 2 周的婴儿可呈生理性单核细胞增多症。

2）病理性单核细胞增高：①某些感染，如亚急性细菌性心内膜炎、疟疾和黑热病等；②某些血液病，如颗粒细胞缺乏症恢复期、淋巴网状细胞肉瘤及单核细胞白血病等。

（6）单核细胞降低：意义不大，从略。

（7）嗜酸性粒细胞增高：①过敏性疾病，如支气管哮喘、血管神经性水肿、食物过敏和血清病等；②寄生虫病，如血吸虫病、蛔虫病和钩虫病等；③某些皮肤病，如湿疹、剥脱性皮炎和牛皮癣等；④某些血液病，如慢性粒细胞白血病、淋巴网状细胞肉瘤和嗜酸性细胞肉芽肿等；

⑤肾移植后。

（8）嗜酸性粒细胞降低：常见于伤寒、副伤寒，其他感染的早期，应激状态及长期使用肾上腺皮质激素后。

体检建议：

白细胞分类结果对疾病的诊断更有帮助，例如中性粒细胞增高主要见于细菌性感染、手术和中毒等；嗜酸性粒细胞增多多见于过敏性疾病、肠道寄生虫感染（如蛔虫）和皮肤病等；淋巴细胞增高常见于儿童或病毒性感染如腮腺炎、结核等患者。由于白细胞计数和分类结果的解读与判断需要专业知识和丰富的临床经验，因此，必须由专业医生判读。

白细胞分类异常须根据不同的病因进行治疗，主要防治措施可参考白细胞计数异常的防治措施。

3. 红细胞（RBC）计数（表2-40）

**表2-40　红细胞（RBC）计数正常值和临床意义**

| 检验名称 | 正常值 / （×10$^{12}$/L） | 增高的临床意义 | 降低的临床意义 |
| --- | --- | --- | --- |
| 红细胞计数 | 4.0～5.5 | 见于红细胞增多症 | 诊断各种贫血 |

临床分析：

（1）红细胞计数增高：可见于红细胞增多症。体检时红细胞略有增高，可能是未进食和饮水、空腹时间长、血液浓缩所致，可于近期复查。

（2）红细胞计数降低：用于诊断各种贫血。

体检建议：

红细胞计数是诊断贫血或红细胞增多症的一项简便且重要的指标。有红细胞异常者，须及时进行防治。

（1）在体检中发现略有增高者，一般是由于禁食且未饮水空腹时间较长所致，进食或充分饮水后红细胞计数一般都会正常。

（2）新生儿红细胞计数较高，属于生理性的升高，不需治疗。

（3）红细胞异常增高者见于长期居住在高原地区的人以及脱水（腹泻、严重烧伤等，在体检人群中少有）、心肺疾病、肿瘤和真性红细胞增多症等患者。

（4）红细胞减少：怀孕中晚期的孕妇或者营养不良者可以通过进食营养丰富的食品加以调整；各种原因引起的贫血者，须针对病因给予补血制剂及适当补充维生素 C、B 族维生素等。

4. 血清红细胞大小形态测定（表 2-41）

**表 2-41　血清红细胞大小形态测定正常值和临床意义**

| 检验名称 | 正常值 | 增高的临床意义 | 降低的临床意义 |
|---|---|---|---|
| 红细胞比积测定 /（L/L） | 0.42～0.49 | | |
| 平均红细胞体积 /fL | 82～95 | 同红细胞计数 | 诊断各种贫血 |
| 红细胞分布宽度（CV）/ratio | 11.5～15.5 | | |
| 红细胞分布宽度（SD）/fL | 39～53.9 | | |

临床分析：

（1）红细胞大小形态异常：体积减小常见于严重缺铁性贫血、遗传性球型细胞增多症；体积增大常见于急性溶血性贫血及巨幼细胞性贫血。

（2）临床意义：根据红细胞体积大小判断贫血的类型。

体检建议：

根据红细胞的大小、形态判断各种贫血的类型，饮食调节建议同血红蛋白测定。

5. 血红蛋白（HGB）测定（表 2-42）

**表 2-42　血红蛋白（HGB）测定正常值和临床意义**

| 检验名称 | 正常值 /（g/L） | 增高的临床意义 | 降低的临床意义 |
|---|---|---|---|
| 血红蛋白 | 120～160 | 同红细胞计数，见于红细胞增多症 | 诊断各种贫血 |

临床分析：

（1）血红蛋白增高：同红细胞计数，见于红细胞增多症。

（2）血红蛋白降低：同红细胞计数，用于诊断各种贫血。

体检建议：

血红蛋白俗称"血色素"，儿童期略高，血红蛋白测定的意义与红细胞较一致，二者结合起来可辅助各种贫血的诊断，如缺铁性贫血、地中海贫血等。

（1）体检中常常由于禁食 10 小时以上导致血液浓缩使血红蛋白增高，一般在进食和饮水后就可恢复正常，无需治疗。

（2）血红蛋白偏低者，需要查明各原因，针对各种病因治疗；注意观察是否有慢性失血，及时治疗。

（3）血红蛋白偏低者，注意平衡饮食，不挑食或偏食，适当补充铁剂，每天进食充足的新鲜蔬菜和水果保证维生素 C 的摄入，适当进食一些富含多种维生素的蛋、肝等食物，多吃粗粮补充维生素 B。

（4）有红细胞增多症者，给予对症治疗。

6. 血清平均血红蛋白测定（表 2-43）

表 2-43　血清平均血红蛋白测定正常值和临床意义

| 检验名称 | 正常值 | 增高的临床意义 | 降低的临床意义 |
|---|---|---|---|
| 平均血红蛋白含量 /pg | 27.0～31.0 | 判断贫血类型和程度 | 判断贫血类型和程度 |
| 平均血红蛋白浓度 /（g/L） | 320～360 | | |

临床分析：

（1）平均血红蛋白含量异常：用于判断各种贫血类型和程度。

（2）平均血红蛋白浓度异常：用于判断各种贫血类型和程度。

体检建议：

体检时，由于较长时间未进食和饮水，会影响平均血红蛋白含量和平均血红蛋白浓度测定的准确性，在根据平均血红蛋白的含量判定各种贫血的类型和程度时，须注意排除影响因素，必要时可重新复查一次。

7. 血小板（PLT）计数（表 2-44）

表 2-44　血小板（PLT）计数正常值和临床意义

| 检验名称 | 正常值 /（×10⁹/L） | 增高的临床意义 | 降低的临床意义 |
|---|---|---|---|
| 血小板计数 | 100～350 | 见于血液浓缩 | 常见于再生障碍型贫血、白血病、脾功能亢进、弥散性血管内凝血（DIC）和血小板减少性紫癜 |

临床分析：

（1）血小板计数增高：见于血液浓缩（严重脱水等）。

（2）血小板计数降低：常见于再生障碍型贫血、白血病、脾功能亢进、DIC 和血小板减少性紫癜。

体检建议：

空腹尚未进食和饮水，血液相对浓缩，体检常见血小板计数略有增高，若无明显临床症状，则无需特殊治疗，进食饮水后一般血小板计数恢复正常。经复查血小板计数明显增高者，须查找病因，进一步诊治。

血小板计数降低时，可服用提升血小板的药物，同时查找病因，针对病因进一步诊治。

8. 平均血小板体积（MPV）检测（表 2-45）

**表 2-45　平均血小板体积（MPV）正常值和临床意义**

| 检验名称 | 正常值 /（f/L） | 增加的临床意义 | 减小的临床意义 |
| --- | --- | --- | --- |
| 平均血小板体积 | 7.0～12.5 | 血小板破坏过多 | 骨髓增生低下 |

临床分析：

（1）平均血小板体积增加：如果血小板破坏过多可使平均血小板体积增加。

（2）平均血小板体积减小：骨髓增生低下可使平均血小板体积减小。

体检建议：

同血小板计数。

9. 血小板压积（PCT）检测（表 2-46）

**表 2-46　血小板压积（PCT）正常值和临床意义**

| 检验名称 | 正常值 /% | 增高的临床意义 | 降低的临床意义 |
| --- | --- | --- | --- |
| 血小板压积 | 0.108～0.282 | 同血小板计数 | 同血小板计数 |

临床分析：

血小板压积增高或降低：用于判断血小板异常的原因，同血小板计数。

体检建议：

经复查，血小板压积仍有异常者，进一步查找病因，结合临床症状诊治。

10.　血小板分布宽度检测（表 2-47）

表 2-47　血小板分布宽度正常值和临床意义

| 检验名称 | 正常值 /ratio | 增加的临床意义 | 减小的临床意义 |
|---|---|---|---|
| 血小板分布宽度 | 9.0～14.0 | 血小板体积大小不均 | 根据临床症状判断 |

临床分析：

（1）血小板分布宽度增加：血小板体积大小不均时，血小板分布宽度增加。

（2）血小板分布宽度减小：根据临床症状判断。

体检建议：

同血小板计数。

11.　血清网织红细胞（RC）计数（表 2-48）

表 2-48　血清网织红细胞（RC）计数正常值和临床意义

| 检验名称 | 正常值 /（$\times 10^9$/L） | 增加的临床意义 | 减少的临床意义 |
|---|---|---|---|
| 网织红细胞计数 | 实际测值 | 评价骨髓造血功能 | 再生障碍性贫血 |

临床分析：

（1）网织红细胞计数增加：用于判断骨髓增生情况，评价治疗效果。网织红细胞增加，表示骨髓增生良好，治疗有效。

（2）网织红细胞计数减少：常见于再生障碍性贫血等骨髓增生低下性疾病。

体检建议：

经复查仍异常者，须转血液专科进一步诊治。

# 第3节　尿　常　规

## 一、尿常规检查前的准备

尿常规检查留取尿液标本可以在家里或医院进行。尿液标本以晨尿较好，即清晨起床后第一次尿液最好，应留取"中段尿"，即开始小便的尿液弃掉，留约 10mL 的尿液作为检查标本。体检者留取尿液前应注意清洗外生殖器，以免尿液中混入分泌物或污垢。盛尿液最好用医院提供的专门容器；如果用自己准备的容器，应注意将容器用自来水反复清洗干净，并保持容器干燥。标本不能搁置太久（一般不超过 2 小时）。容器上面应标注自己的姓名、年龄等基本信息，以免与别人的标本混淆。

### 二、尿常规检查结果分析

尿常规检查是重要而又简便的判断肾功能的检验项目，包括物理学检查、化学检查及沉渣检查 3 项。物理学检查主要是观察尿液颜色、透明度，测尿相对密度，对一般体检者来说，除了一些糖尿病患者在尿相对密度、肝炎患者在尿颜色方面有意义外，其他没有多大意义。化学检查主要看酸碱反应、蛋白定性和糖定性，正常尿液呈弱酸性或碱性，无蛋白，无糖，常用阴性或（－）表示。

具体分析如下：

1. 尿潜血测定（表 2-49）

**表 2-49　尿潜血测定正常值和临床意义**

| 检验名称 | 正常情况 | 临床意义 |
| --- | --- | --- |
| 尿潜血 | 阴性 | 阳性常见于血尿或血红蛋白尿，如肾炎、膀胱炎、肾结核、肾结石和肾盂肾炎等 |

临床分析：

尿潜血阳性：常见于血尿或血红蛋白尿，如肾炎、膀胱炎、肾结核、肾结石和肾盂肾炎等。

体检建议：

尿潜血是泌尿系统疾病诊断的一项主要指标，须根据临床表现和其他检查进一步明确诊断，以便针对病因进行防治。

（1）在体检时，须注意留取尿液标本时不要受污染。首先取尿液时要注意取中段尿；其次有些女性由于月经污染等原因，须在下次月经期后 1 周来复查尿常规，防止因月经等因素影响检查的准确性。

（2）经复查尿潜血阳性者，须肾内科进一步诊治。

2. 尿胆红素（U-bil）测定（表 2-50）

表 2-50　尿胆红素（U-bil）测定正常值和临床意义

| 检验名称 | 正常情况 | 临床意义 |
| --- | --- | --- |
| 尿胆红素 | 阴性 | 阳性常见于梗阻性黄疸、肝细胞性黄疸等 |

临床分析：

尿胆红素阳性：常见于梗阻性黄疸（胆道蛔虫、胆石症、胆道肿物或胰头癌）、肝细胞性黄疸（肝癌、肝硬化、肝细胞坏死和急慢性肝炎）等。

体检建议：

尿胆红素阳性主要是由于肝细胞对于胆红素的代谢障碍或肝内排泄受阻，须查找病因明确诊断，彻底治疗。

3. 尿胆原（URO）测定（表 2-51）

表 2-51　尿胆原（URO）测定正常值和临床意义

| 检验名称 | 正常情况 | 临床意义 |
| --- | --- | --- |
| 尿胆原 | 阴性 | 阳性常见于溶血性黄疸及肝病等 |

临床分析：

尿胆原阳性：常见于溶血性黄疸及肝病等。

体检建议：

有溶血性黄疸及肝病者，须专科治疗。

4. 尿酮体（U-ket）测定（表 2-52）

表 2-52　尿酮体（U-ket）测定正常值和临床意义

| 检验名称 | 正常情况 | 临床意义 |
| --- | --- | --- |
| 尿酮体 | 阴性 | 阳性常见于糖尿病酮症、妊娠呕吐、子痫、腹泻及各种因素造成的呕吐 |

临床分析：

尿酮体阳性：常见于糖尿病酮症、妊娠呕吐、子痫、腹泻及各种因素造成的呕吐等疾病。

体检建议：

尿酮体弱阳性（±）可出现于饥饿状态下。

（1）常见体检者由于空腹检查，在饥饿状态下出现尿酮体弱阳性（±）或阳性（＋），进食后就好转，不需治疗；

（2）糖尿病或内分泌疾病患者，出现尿酮体阳性，须征求内分泌专科医生意见，调整治疗方案控制血糖，防止出现酮症酸中毒。

5. 尿蛋白质（U-Pro）测定（表 2-53）

**表 2-53　尿蛋白质（U-Pro）测定正常值和临床意义**

| 检验名称 | 正常情况 | 临床意义 |
| --- | --- | --- |
| 尿蛋白质 | 阴性 | 阳性见于肾炎、肾病或泌尿系统感染等疾病 |

临床分析：

尿蛋白质阳性：肾炎、肾病、系统性红斑狼疮或泌尿系统感染等疾病时为阳性。

体检建议：

体检者尿中有蛋白质，经复查仍出现，须肾内科进一步检查、治疗。

6. 尿亚硝酸（NTT）测定（表 2-54）

**表 2-54　尿亚硝酸（NTT）测定正常值和临床意义**

| 检验名称 | 正常情况 | 临床意义 |
| --- | --- | --- |
| 尿亚硝酸 | 阴性 | 阳性常见于膀胱炎、肾盂肾炎等 |

临床分析：

尿亚硝酸阳性：常见于膀胱炎、肾盂肾炎等。

体检建议：

尿亚硝酸阳性者，须排除泌尿系统感染，平时多饮水，增强排泄功能，减少有害物质淤积、潴留。

7. 尿葡萄糖（U-Glu）测定（表2-55）

**表2-55　尿葡萄糖（U-Glu）测定正常值和临床意义**

| 检验名称 | 正常情况 | 临床意义 |
| --- | --- | --- |
| 尿葡萄糖 | 阴性 | 阳性常见于糖尿病等 |

临床分析：

葡萄糖阳性：糖尿病、肾性糖尿时为阳性。

体检建议：

糖尿病患者出现尿糖阳性，往往说明病情比较严重，尤其是2型糖尿病患者，须结合血糖和糖化血红蛋白检查调整治疗方案。

8. 尿酸碱度（U-pH）测定（表2-56）

**表2-56　尿酸碱度（U-pH）测定正常值和临床意义**

| 检验名称 | 正常值 | 增高的临床意义 | 降低的临床意义 |
| --- | --- | --- | --- |
| 尿酸碱度 | 4.5～8.0 | 碱中毒 | 酸中毒 |

临床分析：

尿液pH值：尿液pH值一般在4.5～8.0之间波动，均值6.5，受饮食影响可呈中性或弱碱性。酸中毒时pH值降低，碱中毒时pH值增高。药物对尿pH值也有一定影响。

体检建议：

（1）正常尿液呈弱酸性或碱性。碱性尿常见磷酸盐结晶，服用磺胺药可见磺胺结晶，酸性尿可见于进食偏酸性食物；

（2）体检者很少见酸中毒或碱中毒，所以，检查结果的解释和判断需要由医生完成，不要擅自服药。

9. 尿相对密度（SG）测定（表2-57）

**表2-57　尿相对密度（SG）测定正常值和临床意义**

| 检验名称 | 正常值 | 增高的临床意义 | 降低的临床意义 |
| --- | --- | --- | --- |
| 尿相对密度 | 1.003～1.030 | 常见于急性肾小球肾炎、心功能不全、高热、脱水和糖尿病等 | 常见于肾功能不全、尿崩症等 |

临床分析:

（1）尿相对密度增高：常见于急性肾小球肾炎、心功能不全、高热、脱水和糖尿病等。

（2）尿相对密度降低：常见于肾功能不全、尿崩症等。

体检建议:

（1）正常尿相对密度波动范围大，一般在 1.015～1.020。体检者有时尿相对密度略有增高，主要是由于空腹的原因，一般不需特别处理。

（2）尿相对密度增高，见于糖尿病、急性肾小球肾炎等；尿相对密度降低，见于慢性肾炎以及肾功能严重损害等。须针对病因治疗。

10. 尿细胞测定（表 2-58）

表 2-58　尿细胞测定正常值和临床意义

| 检验名称 | 正常值 | 临床意义 |
| --- | --- | --- |
| 白细胞 | 阴性 | 阳性见于泌尿系统感染 |
| 白细胞计数 | 0～5/HP | |
| 上皮细胞计数 | 0～10/UL | |
| 小圆上皮细胞 | 0～3/HP | |

临床分析:

尿中细胞主要是白细胞、上皮细胞和小圆上皮细胞，增高见于泌尿系统感染，此外也可见于肾盂肾炎、急慢性肾小球肾炎和肾小管性酸中毒等。

体检建议:

（1）正常尿中可有少量白细胞、上皮细胞及盐类结晶，无明显症状，不需治疗；

（2）如果出现红细胞、白细胞及管型，则有肾损害，如急性肾炎或慢性肾炎、肾盂肾炎等，须专科诊治。

11. 尿红细胞测定（表 2-59）

表 2-59　尿红细胞测定正常值和临床意义

| 检验名称 | 正常值 | 临床意义 |
| --- | --- | --- |
| 红细胞 | 0～1 个 / 高倍视野 | 增高常见于肾炎、膀胱炎、肾结核、肾结石和肾盂肾炎等 |

临床分析：

尿红细胞增高：常见于肾炎、膀胱炎、肾结核、肾结石和肾盂肾炎等。

体检建议：

（1）体检者平时在家里如果发现自己的尿液很黄或者很红，则要到医院就诊；

（2）正常尿中如果出现红细胞、白细胞及管型，则有肾损害，须到专科进一步检查、治疗。

12. 尿管型测定（表2-60）

**表2-60　尿管型测定正常值和临床意义**

| 检验名称 | 正常值 | 临床意义 |
|---|---|---|
| 尿管型计数 | 0～2/UL | 增高常见于肾小管性酸中毒、肾盂肾炎等 |
| 管型（低倍视野） | 0/LP | |

临床分析：

尿管型增高：常见于肾小管性酸中毒、肾盂肾炎等。

体检建议：

尿中有管型出现，常见于肾有损害，须专科进一步诊治。

13. 尿细菌计数测定（表2-61）

**表2-61　尿细菌计数测定正常值和临床意义**

| 检验名称 | 正常值（个/UL） | 临床意义 |
|---|---|---|
| 尿细菌计数 | 0～385 | 增高常见于泌尿系统感染 |

临床分析：

尿细菌计数增高：常见于泌尿系统感染。

体检建议：

尿细菌计数增高，见于泌尿系统感染，须进行专科治疗。

# 第4节　粪　常　规

## 一、粪常规检查前的准备

如果需要做粪常规及潜血检验，应注意留取标本，采样时应注意留含有脓、血和黏液的粪便，并注意多个部位采集并加以混合。盛粪便标本的容器最好使用医院提供的专门容器；如果用自己准备的容器，容器应该选择清洁、干燥和不渗水的；粪便标本不能放置太久，以免粪便变干影响检查；容器上面应标注自己的姓名、年龄等基本信息，以免与别人的标本混淆。进行粪潜血检查时，应当在实验前 3 天内禁食肉类、动物血、铁剂和维生素 C 等，因为这些物质会影响实验的准确性，导致出现错误的结果。

## 二、粪常规检查结果分析

1. 粪潜血（OB）试验　本试验能够敏感地检测出粪便中极其微量的血液（严格地说应该是人血红蛋白），借以判断有无消化系统出血性疾病。对于老年人粪潜血试验更加重要，因为有些老年人消化系统疾病无明显自觉症状，只有慢性消化道失血，常常在粪潜血检验时被发现。粪潜血检验要严格限制饮食，不然会出现假阳性结果，对一些怀疑有胃肠道出血或患有慢性胃炎、胃溃疡者应复查多次才能排除消化道出血。粪潜血试验是普查大肠癌最常用、最经济的检验。

2. 粪便性状及肠道寄生虫检查　粪常规主要检查有无红细胞、白细胞、吞噬细胞和虫卵等，随着生活水平的提高，体检者做粪常规检验的越来越少。粪便性状主要看其软、硬或是否为柏油样，一般粪便质软呈淡黄色，柏油样便常见于上消化道出血，尤其是胃出血，粪便颜色异常多提示有消化道疾病，检验时出现红细胞，肉眼观察粪便有血色，一般提示有回肠以下消化道出血，尤其是痔疮或肛裂出血。粪便检验时出现白细胞，往往有消化道感染性疾病。粪便中含有不消化食物，常有消化不良疾病。粪便检验出钩虫卵、包囊、蛔虫卵、酵母菌、鞭虫卵、肠道滴虫和吞噬细胞等，提示有相应的寄生虫感染。

# 第5节 妇科白带检查与子宫颈癌筛查

## 一、妇科白带检查与子宫颈癌筛查前的准备

妇科白带检查及宫颈癌筛查包括液基薄层细胞检测（TCT）和人乳头瘤病毒（HPV）检测。做妇科检查一般要排空膀胱，体检前应注意清洗外阴，保持清洁，并注意避免尿液、经血等的污染。做白带常规检查取标本时一定要注意用干净的试管，由临床医生滴加生理盐水并取样，避免污染。

做人乳头瘤病毒检查前的准备：

（1）月经正常的妇女，在来潮后10～18天检查，此时为最佳检出时间；

（2）检查前72小时内不要做阴道冲洗，不要用避孕药膏等阴道内用药物；

（3）检查前72小时内不要过性生活。

## 二、白带检查结果分析

### （一）白带检查

女性体检者通常会做白带常规检验，主要包括清洁度、滴虫和真菌检查。

### （二）白带检查结果异常的防治

1. 清洁度　清洁度在Ⅰ～Ⅱ度是正常的，Ⅲ度以上属异常，说明其中白细胞、球菌较多，而上皮细胞、杆菌较少，提示阴道有炎症。

2. 阴道滴虫　检查发现有阴道滴虫，需进行治疗，在治疗期间应夫妇同时治疗，避免相互感染。

3. 真菌性阴道炎　应进行抗真菌治疗。

## 三、液基薄层细胞检测

TCT是人们常说的"宫颈病理"检查，来体检的已婚女性通常做

此项检测，它是发现子宫颈癌的最好方法，也是防癌检查的主要方法。每位女性如果发现自己有阴道不规则出血或白带异常现象时，应到医院检查，通过妇科医生有针对性地进行妇科检查和取样做 TCT，以便早期发现子宫颈癌。

1. 须做 TCT 的高危人群　一般有下列情况就应定期或及时到体检中心进行妇科检查和 TCT。

（1）40 岁以上是子宫颈癌的好发年龄，应定期半年或 1 年常规进行防癌检查 1 次；

（2）阴道出血，特别是性交后出血或白带有血常常是子宫颈癌的早期症状；

（3）白带增多呈淡红色或脓血性白带，是子宫颈癌较晚期的症状，一旦出现应及时来医院检查，切不可疏忽大意；

（4）腰骶部疼痛是晚期子宫颈癌症状，长期腰骶部酸胀不适，经内外科系统检查又找不到原因的，应考虑妇科疾病，特别要警惕子宫颈癌与腰骶部疼痛的关系。

2. 及时防治有关疾病　若 TCT 未见上皮样病变和恶性肿瘤细胞，检出有炎症细胞或妇科病，须及时进行治疗，并于 1 年后进行TCT 复查。

## 四、人乳头瘤病毒检测

已有研究表明高危型 HPV 持续感染是引起子宫颈癌的主要原因。目前已发现的约有 100 种，其中有 15 种可引起子宫颈癌。研究显示99.7% 的子宫颈癌细胞中都可以找到这种病毒，与没有感染 HPV 的女性相比，感染者患子宫颈癌的危险性高达几十倍。此外，细菌、衣原体感染是 HPV 引起子宫颈癌的协同因子。

宫颈癌是可治可防的。目前，宫颈癌疫苗注射能有效地预防子宫颈癌发生。防疫部门已经开始进行预防接种宫颈癌疫苗，需要的女性可进行预防注射。

我国每年大约有 10 万子宫颈癌新发病例，占世界总数的 1/5。近年来，子宫颈癌的发病呈年轻化趋势，性接触是子宫颈癌的主要感染途径，所以要特别注意易患子宫颈癌的高危人群，并进行子宫颈癌筛查。

1. 须做子宫颈癌筛查的高危人群

（1）过早有性生活者（16 岁前）；

（2）自己或配偶有多个性伴侣；

（3）免疫功能低下，如艾滋病、器官移植和肿瘤化疗患者；

（4）HPV、单纯疱疹病毒和艾滋病病毒感染者，或其他性传播疾病患者；

（5）吸烟、吸毒和营养不良；

（6）有子宫颈病变（子宫颈癌前病变不进行处理）。

我们对子宫颈癌要特别警惕，尤其是以上高危人群应提高防范意识，注意经期卫生，避免过早性生活或性生活混乱；定期做子宫颈癌筛查，有条件者每年或每 2～3 年进行一次筛查，即使每 10 年或者一生仅筛查一次也可大大降低子宫颈癌的发病率和病死率。对于已发生的子宫颈病变及生殖系统感染性疾病，一定要积极采取相应的治疗措施，以防止子宫颈癌的发生与发展。

2. 警惕子宫颈癌前兆　早期子宫颈癌或癌前病变没有症状，有子宫颈癌前兆（癌前病变）者，就要注意定期体检。HPV 阳性的女性须定期做体检。如果出现性交后出血，阴道流液、恶臭，非经期持续阴道流血或绝经后阴道流血等，应及时就医，进一步检查，排除子宫颈癌。

3. 建议子宫颈癌筛查方案　液基薄层细胞检测（TCT）＋人乳头瘤病毒（HPV）检测是目前国内外应用最广泛、检出率最高的方法，该方案筛查技术先进，漏诊率较低。凡有 3 年以上性生活史的妇女，每年筛查一次，如果连续 2 年检测都为阴性者，可间隔 3 年检查一次。

# 第 6 节　肝炎免疫检查

## 一、肝炎免疫检查前的准备

肝炎免疫检查一般无需特殊准备。

## 二、肝炎免疫检查结果分析

1. 甲型肝炎抗体 IgM 和 IgG（HAV-IgM、HAV-IgG）测定（表 2-62）

**表 2-62　甲型肝炎抗体 IgM 和 IgG 测定的临床意义**

| 检验名称 | 正常情况 | 临床意义 |
| --- | --- | --- |
| 甲型肝炎抗体 IgM 和 IgG | 阴性 | 用于诊断甲型肝炎 |

临床分析：

甲型肝炎抗体 IgM 和 IgG 测定：用于诊断甲型肝炎，其中 HAV-IgM 检出表示急性甲型肝炎病毒感染早期，HAV-IgG 检出表示有既往感染史。

2. 甲型肝炎病毒抗原（HAV-Ag）测定（表 2-63）

**表 2-63　甲型肝炎病毒抗原测定的临床意义**

| 检验名称 | 正常情况 | 临床意义 |
| --- | --- | --- |
| 甲型肝炎病毒抗原 | 阴性 | 用于诊断甲型肝炎 |

临床分析：

甲型肝炎病毒抗原测定：可通过患者粪便滤液检测，急性甲肝在发病前两周粪便中甲型肝炎病毒抗原阳性率可达 80% 以上，发病后一周内阳性率为 43%，1～2 周后阳性率明显下降，两周后基本正常。

体检建议：

甲型肝炎是可以治愈的，关键是在预防，下面介绍甲型肝炎的主要预防措施。

（1）严格隔离消毒制度：若患甲型肝炎，按我国规定自发病日起隔离不少于 30 日，患者用品应严格消毒，切断传播途径。加强饮食、饮水和环境卫生包括粪便的管理，强调饭前便后洗手的重要性；防止交叉感染，推行分餐制，餐具应煮沸或蒸气消毒至少 20 分钟后再用。

（2）保护易感者：丙种球蛋白有一定的效果，通常幼儿 1mL，儿童 2mL，年长儿童及成人 5mL 肌内注射，1 个月后重复 1 针，保护效果可维持 6 个月。在接触甲型肝炎患者后 7 日内使用，可防止发病，减轻病情或缩短病程。甲肝减毒活疫苗研究取得进展，已逐步应用于临床。

3. 乙肝五项测定（表 2-64）

表 2-64 乙肝五项测定的临床意义

| | 检验名称 | 正常情况 | 临床意义 |
|---|---|---|---|
| 乙肝五项 | 乙肝表面抗原（HBsAg） | （－） | 用于诊断乙型肝炎，判断是否感染乙型肝炎病毒及是否有乙型肝炎病毒的免疫力 |
| | 乙肝表面抗体（HBsAb） | （－） | |
| | 乙肝病毒 e 抗原（HBeAg） | （－） | |
| | 乙肝病毒 e 抗体（HBeAb） | （－） | |
| | 乙肝核心抗体（HBcAb） | （－） | |

临床分析：

乙肝五项测定：乙肝五项是血清中乙型肝炎病毒（HBV）相关的 5 种检验项目的简称，包括乙肝病毒表面抗原（HBsAg）、表面抗体（HBsAb 或抗 HBs）、e 抗原（HBeAg）、e 抗体（HBeAb 或抗 HBe）和核心抗体（HBcAb 或抗 HBc）。

表面抗原阳性，是体内存在乙肝病毒感染的标志，是诊断急、慢性乙型肝炎和乙肝病毒携带者的重要依据。表面抗体阳性而表面抗原转阴，是病毒已被清除或预防接种成功的标志。表面抗体阳性持续数月至数年后可自行转阴。如果近期表面抗原转阴，而未出现表面抗体阳性时，还不能认为病毒被彻底清除，有可能血中表面抗原滴度太低而未被检测出来，故应定期复查。

e 抗原阳性，为病毒繁殖（复制）的标志，如果表面抗原、核心抗体也同时阳性，此称为"大三阳"即 1、3、5 阳性，传染性强，需注意食具隔离消毒。

当 e 抗体阳性，e 抗原便会转阴，有两种情况，一是 e 抗体、表面抗原及核心抗体同时阳性，称为"小三阳"即 1、4、5 阳性，表示病毒在体内相对稳定；二是 e 抗体阳性，表面抗体和核心抗体均阳性，属于病毒已被清除的恢复期，e 抗体阳性持续数月或数年后可自行转阴。

核心抗体有两种，一种为 IgM 抗体，出现在感染的早期，即急性发作期阶段，消失得较快；另一种为 IgG 抗体，出现得较晚，消失得也慢，即使体内乙肝病毒被清除后，其抗体阳性仍可持续数年，甚至终身阳性，这对了解以往是否乙肝病毒感染有极大的价值。

仅靠乙肝五项试验判断是否有传染性是不全面的。可做乙肝病毒DNA检测，若乙肝病毒在体内的数量多，并有厌油腻食物、乏力的临床表现，可能为乙肝发作前期，传染性很强，需及时来医院看医生。乙肝病毒DNA增高，说明体内有乙肝病毒复制。

乙肝病毒前S1抗原（Pre-S1）检测阳性（＋）提示乙肝病毒尚未停止复制。

乙肝五项检测的临床意义具体可参考表2-65。

表 2-65　乙肝五项检测结果判断及其临床意义

| 名称 | HBsAg（－） | HBsAb（－） | HBeAg（－） | HBeAb（－） | HBcAb（－） | 临床意义 |
|---|---|---|---|---|---|---|
| 正常 | （－） | （－） | （－） | （－） | （－） | 全部阴性；正常 |
| 小五阳 | （－） | （－） | （－） | （－） | （＋） | 恢复期或既往有感染，传染性弱 |
| 大三阳 | （＋） | （－） | （＋） | （－） | （＋） | 急慢性肝炎，发作期传染性较强 |
| 小三阳 | （＋） | （－） | （－） | （＋） | （＋） | 乙肝恢复或慢性乙肝，传染性较弱 |
| 单一阳 | （＋） | （－） | （－） | （－） | （－） | 感染早期，持续6个月以上为慢性乙肝病毒携带者 |
| 单五阳 | （－） | （－） | （－） | （－） | （＋） | 既往感染 |
| 四五阳 | （－） | （－） | （－） | （＋） | （＋） | 恢复期或近期感染，或病毒量少，不易测出，或检测误差，3个月后复查 |
| 一三阳 | （＋） | （－） | （＋） | （－） | （－） | 急性感染早期，有较强的传染性 |
| 一二阳 | （＋） | （＋） | （－） | （－） | （－） | 亚临床感染早期，或不同病毒型感染 |
| 一四阳 | （＋） | （－） | （－） | （＋） | （－） | 无症状感染者或病毒携带者，急性发作倾向 |

体检建议：

我们国家是乙型肝炎的高发区，预防工作很重要。预防乙型肝炎的措施主要有以下三方面。

（1）隔离患者：隔离期自发病日起不少于30日。对无症状的HBsAg携带者，可坚持日常工作，但不能献血；饮食行业人员、保育员应调换工作；本人应注意个人卫生和经期卫生，防止唾液和其他分泌物污染周围环境。对于HBsAg阳性的儿童入托，应与HBsAg阴性的儿童分班管理。

（2）预防感染：加强医院消毒工作，防止交叉感染，各项医疗和预防接种实行一人一个注射器，患者所用的各种物品以及排泄物均应消毒后再排放。

（3）保护易感者：主要是乙肝病毒易感人群，尤其是HBsAg阳性母亲所生新生儿的预防。

1）主动免疫：乙肝灭活疫苗能有效地阻断HBV感染，且无严重的副作用。新生儿免疫后HBsAb阳性率90%以上，保护效果达70%～80%。对于阻断母婴传播，以婴儿出生后24小时内注射效果较好，免疫后HBsAb可持续5年以上。方法多采用出生时、1个月和6个月时（免疫时间）3针法，每剂10～20μg（HBsAb）；母亲HBsA阳性者30μg效果更佳。

除了灭活疫苗外，重组基因疫苗亦较常用，其效果与血源疫苗相同，3针免疫后HBsAb阳性率可达95%以上。

2）被动免疫：乙肝免疫球蛋白（HBIG）对于阻断HBV母婴传播有一定效果，婴儿出生后立即肌内注射HBIG 0.5mL，或于出生时、1个月和6个月各注射一次，其效果分别为42%和72%。

3）被动-主动免疫：HBsA阳性母亲由于携带HBV量大，故对其新生儿于出生后12小时内肌内注射HBIG 1mL，并于1个月、2个月和17个月时各注射疫苗1针，可提高保护效果。

4. 丙型肝炎抗体（Anti-HCV）测定（表2-66）

**表2-66　丙型肝炎抗体（Anti-HCV）测定正常值和临床意义**

| 检验名称 | 正常值（S/CO） | 临床意义 |
| --- | --- | --- |
| 丙型肝炎抗体 | 0～1.0 | 用于诊断丙型肝炎 |

临床分析：

丙型肝炎抗体测定：用于诊断丙型肝炎，同时也用于判断各型肝炎是单纯性丙型肝炎感染还是与甲、乙、丙或戊型肝炎病毒合并感染，有助于急性肝炎临床诊断和预后判断。

丙型肝炎抗体测定结果若阳性，一般应做双管重复检测或确认试验。

体检建议：

丙型肝炎主要通过血液传播，重在预防。下面介绍丙型肝炎主要的预防措施。

丙型肝炎的预防方法基本与乙型肝炎相同。目前我国预防丙型肝炎的重点应放在对献血员的管理，加强消毒隔离制度，防止医源性传播。国外报道，对献血员进行丙型肝炎抗体筛查可排除 85% 具有 HCV 传染性的献血员，从而明显降低丙型肝炎发病率。

据国外报道，经皮肤感染丙型肝炎者，立即注射免疫球蛋白（0.006mL/kg）可有预防作用。本病的最终控制取决于疫苗预防，HCV分子克隆的成功，为本病的疫苗预防提供了可能性。

5. 丁型肝炎抗体 IgM 和 IgG（HDV-IgM、HDV-IgG）测定（表 2-67）

**表 2-67　丁型肝炎抗体 IgM 和 IgG 测定的临床意义**

| 检验名称 | 正常情况 | 临床意义 |
| --- | --- | --- |
| 丁型肝炎抗体 IgM 和 IgG | 阴性 | 用于诊断丁型肝炎 |

临床分析：

丁型肝炎抗体测定：阳性标本常见于丁型肝炎急性感染、慢性感染，HDV-IgG 持续阳性为既往感染。此型肝炎通常是与 HBV 合并感染，常引起乙肝症状加剧。

丁型肝炎抗体测定结果若阳性，一般应做双管重复检测或确认试验。

体检建议：

丁型肝炎的传播途径与乙型肝炎一样，重点在于治疗肝炎患者，切断传播途径。

丁型肝炎的预防应先从预防乙型肝炎做起，高危人群注射乙肝疫苗可以预防乙肝，也同时预防丁型肝炎。在乙肝携带者中预防丁型肝炎的发生，除了避免接触外，尚无预防方法。在国外重叠感染多发生于静脉药瘾及性乱者中，在中国主要通过血液感染，如注射器使用、输血或血制品使用等，密切接触也有可能引起感染，故应防止这些途径的传播。

6. 戊型肝炎抗体 IgM 和 IgG（HEV-IgM、HEV-IgG）测定（表 2-68）

**表 2-68  戊型肝炎抗体 IgM 和 IgG 测定的临床意义**

| 检验名称 | 正常情况 | 临床意义 |
| --- | --- | --- |
| 戊型肝炎抗体 IgM 和 IgG | 阴性 | 用于诊断戊型肝炎 |

临床分析：

戊型肝炎抗体测定：用于诊断戊型肝炎，其中戊型肝炎抗体 IgM 阳性表示戊型肝炎感染早期或急性期，IgG 阳性表示有既往感染史或恢复期后期。

戊型肝炎抗体测定结果若阳性，一般应做双管重复检测或确认试验。

体检建议：

预防戊型肝炎的关键是切断粪 - 口传播途径，包括粪便的消毒处理、水源管理，注意个人卫生和集体饮食卫生。

# 第 7 节  肿瘤标志物

## 一、肿瘤标志物检查前准备与注意事项

1. 肿瘤标志物检查前准备  肿瘤标志物检查前，避免剧烈运动。做检查时，要注意采血后不要将血液标本放置太久，不然将出现假高值，一般于一小时内离心。检测小细胞肺癌时与癌胚抗原（CEA）联合应用检查，对诊断的意义更大，但注意标本不要被唾液污染，被污染后可导致假性高值。

2. 注意事项  肿瘤标志物是指由肿瘤细胞产生或诱导产生的反映肿瘤生长和（或）活动的一系列分子，具有广泛的特征，可用于肿瘤的发生、发展和疗效观察。

但是，肿瘤标志物的特异性不是指它们在恶性肿瘤中存在，而是指它们在所检测部位浓度的高低。因此，很多能够影响并产生肿瘤标志物的良性疾病也会引起肿瘤标志物浓度升高，造成假阳性。

（1）排除假阳性：大多数肿瘤标志物对肿瘤并不特异，也可由特定组织或器官的正常细胞合成。由非恶性疾病或治疗引起的合成肿瘤标志物的组织受损，将会造成假阳性，即在无肿瘤发生的情况下血清中的肿瘤标志物的浓度升高。

肿瘤标志物之所以有假阳性，与技术干扰也有关系。这方面的影响越来越重要，原因包括缺乏特异性抗体、与其他物质之间的相互作用或存在异嗜性抗体等，也应考虑到不同厂家方法获得肿瘤标志物的结果可能不太相同，所以检查结果会引起较大的差异。

当肿瘤标志物浓度升高时，要排除引起升高的某些良性疾病的存在。来体检中心体检者，时有出现肿瘤标志物升高，经检查排除恶性肿瘤的可能。如前列腺特异抗原（PSA）升高者，进一步检查后发现受检者患有前列腺炎或前列腺肥大；也有的人癌胚抗原升高，结果是患有溃疡性结肠炎或长期吸烟者。

（2）与恶性肿瘤的关系：肿瘤的类型与肿瘤标志物呈正相关，体内检测到的肿瘤标志物的浓度越高，证明恶性肿瘤存在的可能性越高。

肿瘤标志物的合成是细胞的一种内在特征，有时与特定的恶性肿瘤或组织学类型有关，如前列腺特异抗原主要由前列腺细胞合成、鳞状细胞癌抗原（SCCA）主要在鳞状细胞产生，前列腺特异抗原或鳞状细胞癌抗原在体内检测的浓度越高，表明前列腺癌或鳞状细胞癌的可能性越高。

在无癌症的情况下，大多数肿瘤标志物的血清浓度在参考值范围内。

（3）定期复查：由于肿瘤标志物检测结果有假阳性以及单个肿瘤标志物的水平升高意义有限，所以，当检测的结果存在疑问时，一般要在大于血清半衰期（大多数肿瘤标志物的半衰期是 15～20 天）的间隔进行 2～3 次的连续检查。如果在一段时期内肿瘤标志物的水平持续升高（大于批内变异系数，大于正常参考值）可认为肿瘤发生的可能性很高，提示肿瘤的生长。相反，如果血清肿瘤标志物水平不变或降低，应该寻找非恶性的病因。

在体检中发现个别肿瘤标志物的水平升高超过正常参考值，要在2～4周以内复查一次，以排除假阳性，如果连续复查都有升高，应做进一步检查。如长期吸烟者癌胚抗原增高，不必太紧张，可在2～4周复查，或在医生指导下做进一步检查。

## 二、肿瘤标志物检查结果分析

1. 血清甲胎蛋白（AFP）测定（表2-69）

表2-69　血清甲胎蛋白（AFP）测定正常值和临床意义

| 检验名称 | 正常值/（ng/mL） | 增高的临床意义 |
| --- | --- | --- |
| 血清甲胎蛋白 | 0.0～7.0 | 主要用于肝癌、睾丸肿瘤（非精原细部瘤）和内胚窦肿瘤筛查 |

临床分析：

血清甲胎蛋白测定：我国是个肝炎大国，而慢性肝炎容易向肝硬化、肝癌转归。为了早期发现肝癌，甲胎蛋白已成为体检检验的常规项目。甲胎蛋白增高，除了儿童、孕妇，主要见于肝癌患者，特别是原发性肝癌、畸胎瘤，有时肝炎、肝硬化也可见增高。通常血清甲胎蛋白达400ng/mL以上即可作为原发性肝癌的诊断值，400ng/mL以下时也应注意定期进行动态观察，若继续上升，应注意有发生肝癌的危险。

血清甲胎蛋白增高：

（1）恶性肿瘤：原发性肝癌有80%患者血清中AFP升高，其他消化道肿瘤，如胃癌、胰腺癌、结肠癌和胆管细胞癌等，也可引起AFP升高，但是肝转移癌极少增高。

（2）其他正常情况与疾病：妊娠妇女12～14周血中AFP开始升高，32～34周达高峰，以后下降；羊水中AFP13～16周升高，40周下降。异常妊娠，如脊柱裂、无脑儿、脑积水、十二指肠和食管闭锁、肾变性、胎儿宫内窒息、先兆流产和双胎等，会引起母体胎盘和羊水AFP升高。

2. 血清癌胚抗原（CEA）测定（表 6-70）

表 2-70 血清癌胚抗原（CEA）测定正常值和临床意义

| 检验名称 | 正常值 /（ng/mL） | 增高的临床意义 |
| --- | --- | --- |
| 癌胚抗原 | <5.2 | 主要用于消化道（直肠、结肠）肿瘤筛查 |

临床分析：

血清癌胚抗原增高：血清癌胚抗原增高可见于非恶性肿瘤和恶性肿瘤。

（1）长期吸烟者：血清癌胚抗原检测，在吸烟者中会略增高，阳性率为 13.6% 左右。

（2）恶性肿瘤：主要用于消化道（直肠、结肠）肿瘤的筛查，增高幅度较大时提示有消化道肿瘤，尤其是下消化道肿瘤，如结肠癌、直肠癌的可能性大，应进一步检查。肝癌、胰腺癌、肾细胞癌、乳腺癌、食管癌、卵巢癌、骨肉瘤和膀胱癌等癌胚抗原水平也会升高。

（3）其他疾病：血清癌胚抗原在良性疾病，如肝炎、肝硬化、阻塞性黄疸、肺结核、肺气肿、肠道炎症、胸膜炎、糖尿病、肝肾功能不全时会有一过性升高，其浓度升高多为中等水平，疾病稍恢复即恢复正常。妊娠时也会有所升高。

3. 血清糖类抗原 199（CA199）测定（表 2-71）

表 2-71 血清糖类抗原 199（CA199）测定正常值和临床意义

| 检验名称 | 正常值 /（U/mL） | 增高的临床意义 |
| --- | --- | --- |
| 糖类抗原 199 | ≤27 | 主要用于消化道（胰腺等）肿瘤筛查 |

临床分析：

血清糖类抗原 199 增高：

（1）恶性肿瘤：临床上 80%～90% 的胰腺癌患者血中糖类抗原升高，因此 CA199 在胰腺癌和胰腺良性肿瘤的鉴别诊断中有重要的意义。肝癌、胆管癌、胃癌和食管癌等可见 CA199 升高，而且手术前 CA199 水平与预后有关。

（2）其他疾病：急性胰腺炎、胆囊炎和纤维化胆管炎时 CA199 可出现短暂升高；某些肺部疾病、妇科疾病，如支气管扩张或黏液囊肿以及肾衰竭也会引起 CA199 升高。

4. 血清糖类抗原 125（CA125）测定（表 2-72）

**表 2-72　血清糖类抗原 125（CA125）测定正常值和临床意义**

| 检验名称 | 正常值 /（U/mL） | 增高的临床意义 |
| --- | --- | --- |
| 糖类抗原 125 | 0.5～35 | 主要用于副中肾管（输卵管、子宫颈内膜和阴道上部等）和间皮细胞（胸膜、心包和腹膜等）肿瘤筛查 |

临床分析：

血清糖类抗原 125 增高：

（1）恶性肿瘤：60%～97% 卵巢癌患者血中 CA125 升高，CA125 常用于卵巢癌诊断、术后随访及判断是否复发；宫颈癌、子宫内膜癌和输卵管癌患者血中 CA125 也可升高；CA125 升高还可见于乳腺癌、胃肠道癌等。

（2）其他疾病：在肝硬化、肝炎、急性胰腺炎、多种妇科良性疾病和妊娠早期，可见血中 CA125 增高。

5. 血清糖类抗原 153（CA153）测定（表 2-73）

**表 2-73　血清糖类抗原 153（CA153）测定正常值和临床意义**

| 检验名称 | 正常值 /（U/mL） | 增高的临床意义 |
| --- | --- | --- |
| 糖类抗原 153 | 0～25 | 主要是乳腺癌的首选肿瘤标志物，其他肿瘤如卵巢癌、子宫内膜癌和肺癌（主要是非小细胞肺癌），也可见升高 |

临床分析：

血清糖类抗原 153 增高：CA153 是乳腺癌的首选肿瘤标志物，也是应用最广泛的黏蛋白抗原，具有很高的特异性。Ⅰ、Ⅱ期乳腺癌患者血清中 CA153 高于正常，Ⅳ期乳腺癌患者中 70% 血清中 CA153 明显升高。其他肿瘤如卵巢癌、子宫内膜癌和肺癌（主要是非小细胞肺癌），CA153 也可升高。

6. 血清糖类抗原 72-4（CA72-4）测定（表 2-74）

**表 2-74　血清糖类抗原 72-4（CA72-4）测定正常值和临床意义**

| 检验名称 | 正常值 /（U/mL） | 增高的临床意义 |
| --- | --- | --- |
| 糖类抗原 72-4 | ≤6.9 | 主要是消化道肿瘤，也可在乳腺癌、卵巢癌或肺癌患者中检测到水平升高 |

临床分析：

血清糖类抗原 72-4 增高：

（1）恶性肿瘤：CA72-4 是一个高分子黏蛋白，有两个单克隆抗体 CC49 和 B72 确定，特异性较高，很少有假阳性结果。主要提示消化道肿瘤，也可在乳腺癌、卵巢癌或肺癌患者中检测到水平升高。

（2）其他疾病：也有研究认为胃肠功能紊乱可能引起 CA72-4 轻微上升。

7. 前列腺特异抗原（PSA）测定（表 2-75）

**表 2-75　前列腺特异抗原（PSA）测定正常值和临床意义**

| 检验名称 | 正常值 /（U/mL） | 增高的临床意义 |
| --- | --- | --- |
| 前列腺特异抗原 | ≤4.0 | 主要用于前列腺癌和前列腺良性肿瘤的鉴别诊断 |

临床分析：

前列腺特异抗原测定：前列腺癌是泌尿外科的常见肿瘤之一。随着生活水平提高和人均寿命延长，在中老年男性中前列腺癌的发生率呈逐年升高趋势，严重影响患者的身心健康。前列腺癌早期多无症状，待到发生症状而就诊时已是晚期了。提倡年龄 50 岁以上的中老年男性定期到体检中心做前列腺特异抗原和直肠指诊检查，以便早期发现前列腺癌，早期治疗。

前列腺特异抗原增高：PSA 是前列腺特异性的肿瘤标志物，检测 PSA 是早期发现前列腺癌和鉴别诊断前列腺癌与前列腺良性肿瘤的重要方法。

（1）前列腺癌：在前列腺癌早期，可见 PSA 增高，晚期前列腺癌

PSA 明显增高，前列腺癌手术后急剧下降；

（2）前列腺良性疾病：前列腺炎和前列腺增生等良性疾患 PSA 可有轻度升高。

8. 神经元特异烯醇化酶（NSE）测定（表 2-76）

**表 2-76　神经元特异烯醇化酶（NSE）测定正常值和临床意义**

| 检验名称 | 正常值 /（U/mL） | 增高的临床意义 |
|---|---|---|
| 神经元特异烯醇化酶 | ≤16.3 | 主要用于诊断小细胞肺癌的特异性检查 |

临床分析：

神经元特异烯醇化酶是特异性最高的肿瘤标志物之一。

神经元特异烯醇化酶增高：

（1）恶性肿瘤：主要用于诊断未分化小细胞肺癌的特异性检查，50%～70% 的小细胞肺癌患者血清中 NSE 增高，而其他组织型肺癌仅 10%～20% 的患者血清中 NSE 升高。NSE 在神经内分泌的肿瘤和未分化的小细胞肿瘤（USCC）中升高，但也在其他类型的肿瘤升高，如淋巴瘤。

（2）其他疾病：有研究显示，NSE 在脑出血、脑外伤或其他情况（如克雅病）会出现显著升高（正常值的 4～5 倍）。有些机构建议采用 NSE 评估心脏骤停的脑损伤程度。

9. 胃泌素释放肽前体（ProGRP）测定（表 2-77）

**表 2-77　胃泌素释放肽前体（ProGRP）测定正常值和临床意义**

| 检验名称 | 正常值 /（pg/mL） | 增高的临床意义 |
|---|---|---|
| 胃泌素释放肽前体 | ＜50 | 主要用于诊断小细胞肺癌的特异性检查 |

临床分析：

胃泌素释放肽前体增高：ProGRP 有一个区域在血液中稳定存在，并可以通过酶免疫方法检测，主要与 NSE 联合用于诊断未分化小细胞肺癌。

ProGRP 的特异性优于神经元特异烯醇化酶。

10. 细胞角蛋白 19 片段（CYFRA21-1）测定（表 2-78）

**表 2-78　细胞角蛋白 19 片段（CYFRA21-1）测定正常值和临床意义**

| 检验名称 | 正常值 /（ng/mL） | 增高的临床意义 |
| --- | --- | --- |
| 细胞角蛋白 19 片段 | 0.21～7 | 主要用于肺部疾病的检查，筛查非小细胞肺癌 |

临床分析：

细胞角蛋白 19 片段测定：也称为肺小细胞肺癌（SCLC）检测。CYFRA21-1 特异性较差，在大多数上皮和间质肿瘤中会出现水平升高，在许多良性疾病中也会出现水平增高。

细胞角蛋白 19 片段增高：

（1）恶性肿瘤：主要用于肺部疾病的检查，筛查非小细胞肺癌。与癌胚抗原联合应用检查，对诊断的意义更大，但要注意被唾液污染后可导致假性高值。

在大多数上皮和间质肿瘤会出现 CYFRA21-1 水平的升高。

（2）其他疾病：许多良性疾病和急性感染（如肺炎、结核和败血症等）可以发现 CYFRA21-1 水平升高，而在有些慢性疾病（如肝硬化、胆汁淤积、肾衰竭和克罗恩病等）或妊娠时有中度升高。

11. 鳞状细胞癌抗原（SCCA）测定（表 2-79）

**表 2-79　鳞状细胞癌抗原（SCCA）测定正常值和临床意义**

| 检验名称 | 正常值 /（ng/mL） | 增高的临床意义 |
| --- | --- | --- |
| 鳞状细胞癌抗原 | <2.0 | 主要用于诊断各种来源于宫颈、肺和头颈部的鳞状细胞癌 |

临床分析：

鳞状细胞癌抗原是通过连续分离子宫颈癌组织发现的一种抗原（TA-4 抗原），再经过分子聚焦细分出中性的组分。

鳞状细胞癌抗原增高：

（1）恶性肿瘤：主要用于各种来源于宫颈、肺和头颈部的鳞状细胞癌的辅助诊断和预后判断。

（2）其他疾病：研究发现 SCCA 在肝、肾或皮肤疾病如天疱疮、银屑病或湿疹中会轻度升高，疾病治愈后即可恢复；若连续升高，就要进一步排除癌前病变的可能。

12. 抗 EB 病毒衣壳抗原抗体 IgA、抗 EB 病毒早期抗原 IgA 测定（表 2-80）

**表 2-80　抗 EB 病毒衣壳抗原抗体 IgA、**

**抗 EB 病毒早期抗原 IgA 测定的临床意义**

| 检验名称 | 正常情况 | 临床意义 |
|---|---|---|
| 抗 EB 病毒衣壳抗原抗体 IgA | 阴性 | 用于鼻咽癌筛查 |
| 抗 EB 病毒早期抗原 IgA | 阴性 | 用于鼻咽癌筛查 |

临床分析：

抗 EB 病毒衣壳抗原抗体 IgA、抗 EB 病毒早期抗原 IgA 测定：该检测对鼻咽癌的筛查很有价值，是对鼻咽癌早发现、早治疗的主要措施。福建是鼻咽癌高发地区，而 EB 病毒正是可以引起鼻咽癌的元凶，所以，要定期做抗 EB 病毒衣壳抗原抗体 IgA、抗 EB 病毒早期抗原 IgA 检测。

在体检报告中，由于方法学上的不同，其报告的形式也有所不同，有检查结果阳性或阴性的定性报告，也有滴度多少的定量报告。一般阴性为正常，阳性或滴度 >1 : 32 就有一定的意义。如体检报告测定值在临界（1 : 32 或 1.0 附近），暂不要慌张，因为该项目在一些鼻炎以及鼻部良性病变的患者身上也可能升高，所以一旦发生滴度升高或者阳性报告，请来医院看医生，以排除鼻咽癌，并结合其他检查项目，综合作出判断。

13. 细胞质胸苷激酶（TK1）测定（表 2-81）

**表 2-81　细胞质胸苷激酶（TK1）测定正常值和临床意义**

| 检验名称 | 正常值 | 增高的临床意义 |
|---|---|---|
| 血清细胞质胸苷激酶 | 0～2.0 | 细胞异常增殖，预计肿瘤早期风险 |

临床分析：

细胞质胸苷激酶测定：TK1 是一个能够用于筛查癌前病变的有用

指标，连续观察肿瘤细胞生长指数，一年内定期复查，或超过基础值的
3 倍以上为肿瘤高风险。

来体检中心做 TK1 检查，通常几天后可测得结果，95% 以上的体
检者 TK1 测定结果是正常的，但即使是异常，绝大多数仍处于癌前病
变阶段，并不是癌症，不必过于担心，2～4 周后复查，复查后 TK1 测
定已正常，以后定期体检就行，若还是异常，应跟踪随访，以乐观的
心态面对身体出现的异常，积极进行防治，就可远离癌症。

身体各部位的肿瘤与相关肿瘤标志物详见表 2-82。

表 2-82　肿瘤类型与相关肿瘤标志物

| 肿瘤类型 | 相关的肿瘤标志物 |
| --- | --- |
| 肺癌 | CYFRA21-1、CEA、SCCA、NSE、ProGRP、CA153 |
| 膀胱癌 | CYFRA21-1 |
| 胰腺癌 | CA199 |
| 乳腺癌 | CEA、CA153 |
| 胃癌 | CEA、CA199、CA72-4 |
| 结肠直肠癌 | CEA |
| 头颈癌 | CEA、SCCA、CYFRA21-1 |
| 卵巢癌 | CA125、CA199 |
| 子宫内膜癌 | CEA、CA125、CA199、CYFRA21-1 |
| 子宫颈癌（腺癌） | CEA、CA125、CA199、CYFRA21-1 |
| 非精原细胞瘤 | AFP、CEA、CYFRA21-1 |
| 睾丸癌 | AFP、CEA、CYFRA21-1 |
| 子宫颈癌（鳞癌） | SCCA、CEA、CYFRA21-1 |
| 前列腺癌 | PSA、freePSA |
| 肝癌 | AFP |

特别指出：以上肿瘤标志物检测结果均为阴性者，也不能麻痹大
意，因为不是每位肠癌、原发性肝癌或鼻咽癌等恶性肿瘤的患者检查
上述指标都会呈阳性，因此，即使上述肿瘤标志物检测结果为阴性，
身体如有明显不适，也应该及时看医生并结合其他检查以排除患有肿
瘤的可能。

# 第8节  血清免疫学检查

1. 抗链球菌溶血素 O（ASO）试验（表 2-83）

**表 2-83  抗链球菌溶血素 O（ASO）试验正常值和临床意义**

| 检验名称 | 正常值 /（U/mL） | 增高的临床意义 |
|---|---|---|
| 抗链球菌溶血素 O | 0～200 | 常见于链球菌感染、扁桃体炎、猩红热、急性肾炎、活动性心脏病和风湿性关节炎等 |

临床分析：

抗链球菌溶血素 O 效价增高：常见于链球菌感染、扁桃体炎、猩红热、急性肾炎、活动性心脏病和风湿性关节炎等。

体检建议：

抗链球菌溶血素 O 效价增高，针对病因彻底治疗。

2. 类风湿因子（RF）试验（表 2-84）

**表 2-84  类风湿因子（RF）试验正常值和临床意义**

| 检验名称 | 正常值 /（U/mL） | 增高的临床意义 |
|---|---|---|
| 类风湿因子 | 0～30 | 常见于类风湿关节炎、硬皮病、恶性贫血、自身免疫性溶血及慢性肝炎等 |

临床分析：

类风湿因子增高：常见于类风湿关节炎（52%～92%）、硬皮病（8%）、恶性贫血（8%）、自身免疫性溶血（75%）及慢性肝炎（60%），老年人也有轻度升高。

体检建议：

（1）类风湿因子阳性者，须进一步检查，明确诊断，针对相关疾病进行专科治疗；

（2）老年人类风湿因子也有轻度增高，近期须复查，一年内定期体检复查。

3. 红细胞沉降率（ESR）（表 2-85）

**表 2-85　红细胞沉降率（ESR）正常值和临床意义**

| 检验名称 | 正常值/（mm/H） | 增高的临床意义 |
| --- | --- | --- |
| 血沉 | 0～20 | 常见于各种炎症、组织损伤、恶性肿瘤、贫血、高胆固醇血症和高球蛋白血症等 |

临床分析：

红细胞沉降率（简称血沉）增高：常见于各种炎症、组织损伤、恶性肿瘤、贫血、高胆固醇血症和高球蛋白血症等。

体检建议：

（1）血沉增高可见于多种疾病的活动期，须及时治疗，控制症状，否则，病情转入慢性，容易复发，难以痊愈。

（2）血沉增高也可见于生理性因素（如月经期、妊娠期）、50 岁以上中老年人血沉略有轻度增高，虽然属于正常，但要注意定期体检。

4. 抗核抗体（ANA）测定（表 2-86）

**表 2-86　抗核抗体（ANA）测定的临床意义**

| 检验名称 | 正常情况 | 阳性的临床意义 |
| --- | --- | --- |
| 均质型 | 阴性 | 常见于系统性红斑狼疮（SLE）活动期，非活动期占 3%～60% |
| 周边型 | 阴性 | 同均质型 |
| 斑点型 | 阴性 | 常见于硬皮病、类风湿、皮肌炎、SLE 和慢性活动性肝炎等 |
| 核仁型 | 阴性 | 常见于硬皮病、皮肌炎，也可混合出现于胶原病中 |
| 着丝点 | 阴性 | 同核仁型 |

临床分析：

抗核抗体：阳性标本见于 SLE、硬皮病、皮肌炎、混合结缔组织病、干燥综合征、类风湿关节炎和慢性活动性肝炎等。

体检建议：

（1）抗核抗体正常人 1∶5 稀释为阴性，但老年人会出现低滴度阳性，大多数需要进行复查，才能真实反映情况，以免贻误病情；

（2）有关疾病须进行专科治疗，定期体检复查、随访。

5. 抗心肌抗体（AMA）测定（表 2-87）

**表 2-87　抗心肌抗体（AMA）测定的临床意义**

| 检验名称 | 正常情况 | 阳性的临床意义 |
| --- | --- | --- |
| 抗心肌抗体 | 阴性 | 常见于风湿热患者、心肌手术后和局部缺血性心脏病 |

临床分析：

抗心肌抗体：常见于风湿热、心肌手术后和局部缺血性心脏病等。

体检建议：

（1）抗心肌抗体阳性一般提示患有心脏病或风湿热，需结合影像学或其他化验检查进一步明确诊断，争取早确诊和早治疗，提高治愈率。

（2）定期体检复查随访。

6. 抗平滑肌抗体（SMA）测定（表 2-88）

**表 2-88　抗平滑肌抗体（SMA）测定的临床意义**

| 检验名称 | 正常情况 | 阳性的临床意义 |
| --- | --- | --- |
| 抗平滑肌抗体 | 阴性 | 常见于急、慢性肝炎患者及晚期肿瘤肝细胞受损等 |

临床分析：

抗平滑肌抗体阳性：常见于急、慢性肝炎患者及晚期肿瘤肝细胞受损者，阳性率可达 50%～60%。

体检建议：

抗平滑肌抗体阳性须进一步查找原因，结合其他检查以明确诊断，专科治疗，定期复查、随访。

7. 抗精子抗体（ASA）测定（表 2-89）

**表 2-89　抗精子抗体（ASA）测定的临床意义**

| 检验名称 | 正常情况 | 阳性的临床意义 |
| --- | --- | --- |
| 抗精子抗体 | 阴性 | 常见于女性不孕症 |

临床分析：

抗精子抗体阳性：常见于女性不孕症，阳性率为 10%～20%。

体检建议：

女性如果婚后多年不育，抗精子抗体阳性，男方须同时进行不孕不育方面的检查，女方经复查仍然出现抗精子抗体阳性，可征求医生建议采取其他生育方式。

8. C 反应蛋白（CRP）测定（表 2-90）

**表 2-90　C 反应蛋白（CRP）测定正常值和临床意义**

| 检验名称 | 正常值 /（mg/L） | 增高的临床意义 |
| --- | --- | --- |
| C 反应蛋白 | 0~8 | 常见于一些感染性疾病、菌血症、恶性肿瘤、活动性结核、急性风湿病和系统性红斑狼疮等 |

临床分析：

C 反应蛋白增高：常见于一些感染性疾病、菌血症、恶性肿瘤、活动性结核、急性风湿病和系统性红斑狼疮等。

体检建议：

一些感染性疾病、自身免疫性疾病以及肿瘤 C 反应蛋白增高，尤其在疾病的活动期显著增高，须及时诊治，定期体检复查。

9. 血清肌钙蛋白 T（TNT）测定（表 2-91）

**表 2-91　血清肌钙蛋白 T（TNT）测定正常值和临床意义**

| 检验名称 | 正常值 /（g/mL） | 增高的临床意义 |
| --- | --- | --- |
| 血清肌钙蛋白 T | 男 <0.3<br>女 <0.2 | 用于诊断心肌梗死及判断不稳定型心绞痛 |

临床分析：

血清肌钙蛋白 T 增高：在心肌损伤时，TNT 明显增高；心肌梗死时 TNT 显著增高，可作为判断不稳定型心绞痛的一个主要指标。

体检建议：

（1）目前，TNT 是诊断心肌梗死的一个灵敏指标，比其他酶学检查（如 CK-MB）特异性强、灵敏度高且持续时间长，尤其对诊断早期或晚期心肌梗死更有价值，同时又是判断不稳定性心绞痛患者预后的一个重要指标；

（2）有冠心病者，要定期体检，特别要检查心脏和做 TNT 测定。

10. 梅毒特异性抗体（TPHA）测定（表2-92）

#### 表2-92　梅毒特异性抗体（TPHA）测定正常值和临床意义

| 检验名称 | 正常值/（S/CO） | 增高的临床意义 |
| --- | --- | --- |
| 梅毒特异性抗体 | 0～1.0 | 诊断梅毒 |

临床分析：

（1）梅毒特异性抗体：阳性反应可为诊断梅毒提供参考。在做该检测时，所有初始反应为灰区或者阳性结果的，需做双管重复检测或确认试验。

（2）梅毒的临床特点：梅毒是由苍白螺旋体引起的慢性、全身性性传播疾病，主要由性交传染，性生活混乱者发病率高，同性恋者亦可传染。

1）一期梅毒：潜伏期2～4周，多于皮肤、黏膜及周围淋巴见硬下疳，如外阴、阴道、肛门、口唇或乳头等处，出现无痛性、红色圆形硬结。

2）二期梅毒：初期梅毒消退后6～8周出现梅毒疹，可在全身出现丘疹、斑疹或脓疱疹，也可见扁平湿疣，可出现脱发、白斑，偶见眼神经、骨骼损害，并有全身淋巴结肿大。

3）三期梅毒：病期在两年以上，可出现皮肤、黏膜损害（结节疹、树胶肿、舌炎等），并可侵犯神经、骨骼和心血管等全身器官。

体检建议：

平素洁身自爱，注意梅毒的防治，杜绝不洁性交或冶游、性乱。治疗可用青霉素等，具体遵医嘱。

11. 血清艾滋病抗体测定（表2-93）

#### 表2-93　血清艾滋病抗体测定正常值和临床意义

| 检验名称 | 正常值（S/CO） | 增高的临床意义 |
| --- | --- | --- |
| 艾滋病抗体 | 0～1.0 | 用于艾滋病的诊断 |

临床分析：

艾滋病抗体测定：＞1.0者，为可疑艾滋病病毒感染，须做进一步确认检查。在做艾滋病抗体测定时，所有初始反应为灰区或者阳性结果的，需做双管重复检测或确认试验。

艾滋病临床特点：艾滋病也称获得性免疫缺陷综合征，由性接触传染。艾滋病感染初期产生抗体，可无症状，检查艾滋病抗体阳性，后期艾滋病有 T 淋巴细胞功能缺陷，可有皮肤、黏膜病损，常出现各种混合感染、恶性肿瘤和细菌性心内膜炎等。

体检建议：

注意艾滋病的防治，主要预防措施有以下几方面：

1）不与艾滋病患者发生性接触，防止性生活混乱；

2）对供血者定期做严格的检查，加强血制品管理；

3）不使用污染的衣物、用品，如牙刷、剃刀等；

4）女性艾滋病患者应避免怀孕；

5）艾滋病患者使用的物品应进行严格消毒处理，不能随便丢弃；

6）凡与艾滋病患者接触者，应定期查血；

7）艾滋病治疗须在专门机构进行。

12. 血清支原体测定（表 2-94）

表 2-94　血清支原体测定的临床意义

| 检验名称 | 正常情况 | 阳性的临床意义 |
| --- | --- | --- |
| 肺炎支原体 | 阴性 | 引起急性呼吸道感染及肺炎 |
| 解脲支原体 | 阴性 | 可引发性传播疾病 |

临床分析：

支原体测定：肺炎支原体阳性可引起急性呼吸道感染及肺炎，是人类非典型肺炎的病原体，还可致心包炎、心肌炎及皮炎。

解脲支原体：解脲支原体阳性可引发性传播疾病。

体检建议：

（1）肺炎支原体感染多见于呼吸道感染，须及时到呼吸科治疗。解脲支原体感染可引发性传播疾病，须及时、彻底治疗，不留后患。

（2）解脲支原体感染由性接触传染，预防主要注意性卫生，杜绝不洁性交和性生活混乱，洁身自爱，定期体检。

13. 血清沙眼衣原体测定（表 2-95）

表 2-95　血清沙眼衣原体测定的临床意义

| 检验名称 | 正常情况 | 阳性的临床意义 |
|---|---|---|
| 血清沙眼衣原体 | 阴性 | 可引起沙眼，甚至致盲；也可引起泌尿、生殖系统疾病和淋巴肉芽肿 |

临床分析：

血清沙眼衣原体测定：沙眼衣原体可引起沙眼，甚至致盲；也可引起泌尿、生殖道疾病和淋巴肉芽肿，是严重的性传播疾病病原之一。

沙眼衣原体是一种由性传播的病原体，沙眼衣原体感染在西方国家较常见，40%～50% 的非淋球菌泌尿系统感染是沙眼衣原体所致。

体检建议：

（1）沙眼衣原体感染症状多不明显，或仅表现为白带增多；有尿道炎时可有尿频、尿痛，并有脓性分泌物溢出；有输卵管炎或子宫内膜炎时可有白带增多、月经失调、腹痛、低热、不孕和阴道分泌物增多等症状。有一部分妇女是体检时才查出的。

（2）注意衣原体感染的防治，注意性卫生，避免不洁性交和性生活混乱；可用有效药物进行治疗，夫妻双方同时治疗，治疗期间禁止性生活。

# 第 9 节　优生优育检查

## 一、优生优育检查前的准备

按《国家母婴保健法》规定，孕前须做优生优育检查。优生优育检查无需特殊准备。

## 二、优生优育检查结果分析

1. 血清弓形虫抗体 IgM 和 IgG（TOXO-IgM、TOXO-IgG）测定（表 2-96）

**表 2-96　血清弓形虫抗体 IgM 和 IgG 测定正常值和临床意义**

| 检验名称 | 正常情况 | 阳性的临床意义 |
|---|---|---|
| 血清弓形虫抗体 | 阴性 | 血清弓形虫抗体 IgM 用于弓形虫急性感染的诊断，血清弓形虫抗体 IgG 用于弓形虫既往感染的诊断 |

临床分析：

血清弓形虫抗体 IgM 测定：用于弓形虫急性感染的诊断，一般在感染后 1 周内血清中出现 TOXO-IgM 抗体，两周时到达高峰，然后下降并可持续低滴度达一年。

血清弓形虫抗体 IgG 测定：用于弓形虫既往感染的诊断，一般在感染后 1～2 周血清中开始出现 TOXO-IgG 抗体，2 个月时达高峰，可出现阳性结果达数年。

体检建议：

（1）妊娠妇女感染弓形虫会引起流产、早产、胎儿宫内死亡以及婴儿脑积水、神经发育障碍。

（2）弓形虫急性感染者，须及时治疗；优生优育方案须征求医生意见，必要时采取终止妊娠措施。

2. 血清风疹病毒抗体 IgM 和 IgG（Rubella-IgM、Rubella-IgG）测定（表 2-97）

**表 2-97　血清风疹病毒抗体 IgM 和 IgG 测定的临床意义**

| 检验名称 | 正常情况 | 阳性的临床意义 |
|---|---|---|
| 血清风疹病毒抗体 | 阴性 | 血清风疹病毒抗体 IgM 用于风疹病毒急性感染的诊断，血清风疹病毒抗体 IgG 用于风疹病毒既往感染的诊断 |

临床分析：

（1）血清风疹病毒抗体 IgM 测定：用于风疹病毒急性感染的诊断，

一般在感染后两周内血清中出现 Rubella-IgM 抗体，皮疹出现后 2 周达高峰，然后下降并可持续 1～2 个月。

（2）血清风疹病毒抗体 IgG 测定：用于诊断风疹病毒的既往感染，一般在感染后 2～3 周血清中出现 Rubella-IgG 抗体，半年达高峰，可出现阳性结果达数年。

体检建议：

（1）成人及儿童感染风疹病毒会引起皮疹、淋巴结肿大，妊娠期妇女感染风疹病毒会造成胎儿损伤，如新生儿畸形、肝脾大、神经发育障碍和先天性心脏病等；

（2）风疹病毒急性感染者，须及时前往专科诊治、优生优育门诊咨询。

3. 血清巨细胞病毒抗体 IgM 和 IgG（CMV-IgM、CMV-IgG）测定（表 2-98）

表 2-98　血清巨细胞病毒抗体 IgM 和 IgG 测定的临床意义

| 检验名称 | 正常情况 | 阳性的临床意义 |
| --- | --- | --- |
| 血清巨细胞病毒抗体 | 阴性 | 血清巨细胞病毒抗体 IgM 用于诊断巨细胞病毒急性感染，血清巨细胞病毒抗体 IgG 用于诊断巨细胞病毒既往感染 |

临床分析：

（1）血清巨细胞病毒抗体 IgM 测定：用于诊断巨细胞病毒急性感染，一般在感染后 1 周内血清中出现 CMV-IgM 抗体，并可持续半年。

（2）血清巨细胞病毒抗体 IgG 测定：用于诊断巨细胞病毒既往感染，一般在感染后两周血清中出现 CMV-IgG 抗体，并可持续阳性结果数年。

体检建议：

（1）成人感染巨细胞病毒可引起肝炎、肺炎；孕妇感染会造成胎儿受损，最终导致胎儿宫内死亡；新生儿感染会造成黄疸、血小板减少性紫癜、溶血性贫血和脑损伤。

（2）巨细胞病毒急性感染，须及时诊治，定期体检复查，可前往妇产科、优生优育门诊咨询、随访。

4. 血清单纯疱疹病毒抗体 IgM 和 IgG（HSV-IgM、HSV-IgG）测定（表 2-99）

**表 2-99 血清单纯疱疹病毒抗体 IgM 和 IgG 测定的临床意义**

| 检验名称 | 正常情况 | 阳性的临床意义 |
| --- | --- | --- |
| 血清单纯疱疹病毒抗体 | 阴性 | 血清单纯疱疹病毒抗体 IgM 用于诊断单纯疱疹病毒急性感染，血清单纯疱疹病毒抗体 IgG 用于诊断单纯疱疹既往感染 |

临床分析：

（1）血清单纯疱疹病毒抗体 IgM 测定：用于诊断单纯疱疹病毒急性感染。

（2）血清单纯疱疹病毒抗体 IgG 测定：用于诊断单纯疱疹病毒既往感染。

体检建议：上述优生优育检查项目，是孕前都须检查的，体检时如果夫妻哪一方查出某项结果异常，另一方也须检查，如果有异常，夫妻须同时进行治疗。治疗方案可到妇产科优生优育门诊咨询。

# 第 10 节 幽门螺杆菌筛查（$^{14}$C 呼气试验）

幽门螺杆菌筛查（$^{14}$C 呼气试验）（表 2-100）

**表 2-100 幽门螺杆菌筛查（$^{14}$C 呼气试验）正常值和临床意义**

| 检验名称 | 正常值 /（dpm/mmol） | 增高的临床意义 |
| --- | --- | --- |
| 幽门螺杆菌筛查（$^{14}$C 呼气试验） | <100 | 幽门螺杆菌是引起胃炎、胃溃疡的主要病菌，也是引起胃癌的危险因子 |

临床分析：

1. 幽门螺杆菌的危害性 根据 WHO 的统计，感染性细菌在全球引起约 190 万恶性肿瘤的发生，约占全球恶性肿瘤的 17.8%，其中幽门螺杆菌引发的居首位，占全球恶性肿瘤的 50.5%，而我们平时熟知的乙型肝炎病毒和丙型肝炎病毒引起的恶性肿瘤只占 4.9%。

幽门螺杆菌是仅次于艾滋病病毒、结核杆菌外的人类三大传染病病原体，我国幽门螺杆菌的现症感染率为 42%～64%，农村感染率高于城市，沿海城市高于内陆城市。

2. **幽门螺杆菌的传染性**　幽门螺杆菌传播方式包括口 - 口传播和胃 - 口传播两种方式。

（1）口 - 口传播：口腔内弱碱性微环境是幽门螺杆菌生长的良好环境，口腔存在幽门螺杆菌提示与胃内细菌感染有关。儿童容易发生幽门螺杆菌感染，可能是因为母亲通过咀嚼喂食等方式传染给婴儿。幽门螺杆菌感染具有家族聚集现象，感染幽门螺杆菌的人与家人密切接触、共餐等均可引起幽门螺杆菌的传播，夫妻双方生活 3 年以上，若一方阳性另一方必为阳性，我国儿童感染率每年以 0.5%～1.0% 递增。

（2）胃 - 口传播：医院内医生与护士中幽门螺杆菌感染率较高，提示污染的医院医疗器械可能有利于幽门螺杆菌的胃 - 口传播。马来西亚研究者也已证实，幽门螺杆菌在自来水与牛奶中可以存活 4～10 天。因此，人们应喝煮沸的水以及新鲜消毒的牛奶。

3. **幽门螺杆菌的预防**　为了预防幽门螺杆菌感染，建议养成良好的饮食习惯，实行"分餐制"，改变不良的母婴喂养方式。

（1）饮食习惯：勿暴饮暴食，勿过于饥饿，饮食宜少食多餐，食物宜清淡，应细嚼慢咽，少食辛辣刺激性食物，少吃甜食，避免过冷、过热和过于粗糙食物，戒烟酒。

（2）讲究卫生：餐具要定期消毒，避免交叉感染；不吃不洁食品和变质食物，不喝生水。

（3）定期体检：定期查大便幽门螺杆菌，必要时行胃镜检查。

（4）治疗疾病：有感染幽门螺杆菌者，应给予根治性药物治疗；治疗后 1 个月复查。

# 第 11 节　食物不耐受检测

食物不耐受发病率高，据统计大约有一半人以上会对一种或几种食物产生不耐受，将食物不耐受纳入体检，成为全民健康饮食的科学指导具有重大意义。

1. 怎样引起食物不耐受　食物不耐受是一种由食物引起的复杂的变态反应疾病。理论上食物在进入消化道后，被消化为氨基酸、单糖等，这样才能够被人体完全吸收。由于个体差异，摄入的食物蛋白直接通过肠道黏膜进入体内，激发自身的免疫系统产生食物特异性 IgG 抗体，抗体与食物大分子形成免疫复合物沉积在体内，诱发各种临床症状发生。

2. 食物不耐受检查的意义　食物不耐受检查的意义：①为慢性疾病和亚健康状态寻找致病诱因；②从预防角度出发，平衡膳食，消除不耐受食物对健康的负面影响；③通过科学的检测手段为患者提供准确、可靠的饮食指导依据；④饮食调整过程安全、可靠，不需要药物辅助。

如果不能及时改变饮食结构，不耐受的食物会形成免疫复合物，长此以往，由于免疫复合物的不断累积，造成严重的免疫损伤，导致机体出现各种慢性症状，如口腔溃疡、湿疹、腹痛腹泻、头痛和肥胖等。

3. 建立适合自己的健康饮食方案　如果确实存在某种食物引起的不适症状，不必盲目地节食或调整饮食，通过科学的方法，测定体内特异性 IgG 抗体水平就可以反映自身对特定食物的耐受情况，根据检测结果制订个性化的饮食指导方案，从而摆脱不耐受食物的困扰。

4. 阳性结果的饮食调整　原则上应该将检测结果为阳性的食物全部禁忌食用；若不耐受的食物较少，则全部忌食；若不耐受食物较多，考虑到若全部忌食将导致营养不良的问题，可以先将＋2、＋3 阳性的食物列为"忌食"，＋1 阳性的食物尽量少吃。忌食的食品可根据自己的爱好选择替代食物，具体替代食物见食物成分明细表（表 2-101）。

表 2-101　食物成分明细表

| 食物类别 | 食物名称 | 主要成分 | 常见食品举例 | 可替代食物 |
| --- | --- | --- | --- | --- |
| 蛋类 | 蛋清 | 蛋白质、核黄素、尼克酸、生物素、钙、磷和铁 | 蛋糕、饼干、面包和蛋挞 | 豆腐、酸奶、牛奶和豆浆 |
| 蛋类 | 蛋黄 | 维生素 A 和维生素 D，含有较高铁、磷、硫和钙，胆固醇，蛋白质，卵磷脂 | 蛋糕、饼干、面包和蛋挞 | 肝、奶制品和汉堡 |
| 肉类 | 牛肉 | 蛋白质、脂肪、胆固醇、糖类（碳水化合物）、维生素、视黄醇 | 肉干、汉堡和酱料等 | 猪肉、羊肉、鸡肉和鱼肉 |

续表

| 食物类别 | 食物名称 | 主要成分 | 常见食品举例 | 可替代食物 |
|---|---|---|---|---|
| 肉类 | 鸡肉 | 蛋白质、脂肪、钙、磷、铁、镁、钾、钠、维生素 A、$B_1$、$B_2$、C、E 和烟酸 | 肉干、汉堡和酱料等 | 鸭肉、鱼肉、牛奶和豆类 |
| 肉类 | 猪肉 | 蛋白质、脂肪、胆固醇、糖类（碳水化合物）、膳食纤维和维生素 E | 肉干、汉堡和酱料等 | 牛肉、羊肉、鸡肉和鱼肉 |
| 谷类 | 玉米 | 淀粉、维生素、亚油酸和油酸、蛋白质、矿物质 | 玉米油、面条和淀粉等 | 小麦、红薯、高粱和燕麦 |
| 谷类 | 大米 | 淀粉、脂肪、纤维素、维生素和矿物质 | 米线、米饼和米酒等 | 土豆、红薯、小麦和高粱 |
| 谷类 | 小麦 | 淀粉、蛋白质、脂肪、矿物质、钙、铁、硫胺素、核黄素、烟酸及维生素 A | 白酒、饺子、蛋卷和饼干等 | 大米、土豆、红薯和山药 |
| 奶类 | 牛奶 | 乳糖、无机盐、脂肪、蛋白质、乳清、铁、铜及维生素 A、维生素 $B_2$ | 冰激凌、牛奶糖、酸奶饮料、奶粉 | 豆浆、鸡蛋、虾皮 |
| 豆类 | 大豆 | 蛋白质、异黄酮、低聚糖、皂苷、磷脂、核酸 | 豆芽、腐竹、豆浆和豆奶等 | 奶类、酸奶和动物蛋白 |
| 海鲜类 | 蟹 | 蛋白质、胡萝卜素和烟酸 | 汉堡、火锅和保健品等 | 畜禽肉蛋、奶制品和鱼肉 |
| 海鲜类 | 鳕鱼 | 糖类（碳水化合物）、胆固醇、维生素 A、硫胺素、核黄素和烟酸 | 汉堡、调味品和保健品等 | 畜禽肉蛋、奶制品和豆浆 |
| 海鲜类 | 虾 | 镁、磷、钙和虾青素 | 虾酱、虾丸、汉堡 | 鱼肉、奶类和坚果 |
| 菌类 | 蘑菇 | 氨基酸、维生素、磷、钠、钾、钙、铁和微量元素 | 炒菜和调味品等 | 木耳、银耳、菠菜 |
| 蔬菜类 | 西红柿 | 胡萝卜素、维生素 C、B 族维生素、叶酸、钾和番茄红素 | 调味品、饮料和饼干等 | 南瓜、胡萝卜和柿子椒等 |

5. **饮食调整后复查**　食物不耐受一般调整饮食 3～6 个月后，特异性 IgG 的水平就能降到正常水平。忌食 3～6 个月后，再次进行食物不耐受复查，如果原来的阳性食物转为阴性，则可以慢慢尝试重新摄入这些食物，不同食物的重新纳入食谱时间至少需要间隔 1 周。

# 第 3 章

# 影像学检查结果分析

影像学检查是体检中不可或缺的一部分，如何解读影像学检查报告结果，并且了解常见疾病临床表现与预防治疗知识，对于体检者来说也是非常重要的，本章就体检中常见的影像学检查报告涉及的疾病进行分析和介绍。

## 第 1 节　消化系统疾病

### 一、肝大

#### （一）概述

肝大作为重要的临床体征之一，可以是肝疾病的常见表现，也可以为其他系统疾病累及肝所致。引起肝大的原因有感染性和非感染性因素，感染性因素有病毒、细菌、寄生虫和真菌等多种病原体，非感染性因素有先天性代谢性障碍、血管性疾病、脂肪肝以及免疫性、中毒性或药物性等多种原因，如发现肝占位性病变需要区分良性或恶性病变。

一般通过体检发现肝大者多见于脂肪肝，但肝大的诊断和鉴别诊断还需要结合病史、临床表现、体格检查、实验室检查和影像学检查等资料进行综合分析，必要时结合病理资料进一步明确诊断。

#### （二）肝大的临床表现

肝大的临床表现与疾病关系重大。肝大伴有恶心、呕吐、食欲减退或腹胀等消化道症状，一般由肝功能异常引起；腹胀伴腹围增大者应排除肝硬化。病毒性肝炎、中毒性肝炎和药物性肝炎等肝病可因肝实质损害而表现为肝大及肝细胞性黄疸；造成胆道梗阻的多种疾病可能伴有梗阻性黄疸和肝大。肝大严重时，可表现为肝区疼痛，主要由肿大的肝牵扯肝包膜造成，病毒性肝炎多为肝区隐痛或不适，部分肝癌患者也可出现程度不等的肝区疼痛，也有部分肝癌患者出现中低度发热，细菌性肝脓肿可出现急性高热。

在体检中，大多数人经彩超检查出肝大、脂肪肝，血生化检测有血清甘油三酯和胆固醇增高，无明显临床症状，这是由于血清脂肪增高在肝内堆积所致。

**（三）肝大的防治**

1. 肝大的治疗　首先要明确肝大的病因，然后进行针对性的治疗。

2. 肝大的预防　预防肝大主要在于养成良好的生活习惯，避免营养过剩造成体重超标或过度肥胖，加强运动，提高机体抵抗力，戒烟限酒，放松情绪，平衡心理，防止疾病发生与发展。

（1）合理膳食："民以食为天"，人每天从食物中摄取营养，维持和保证生命活动的正常进行，要注意营养结构平衡，养成良好的饮食习惯，防止营养过剩导致肥胖症，以免引起脂肪在肝脏堆积，造成肝大，甚至引起肝功能损害。根据中国营养学会的建议，合理膳食的要求概括起来有 10 个基本注意点：①食物多样，谷类为主，粗细搭配；②每天摄入大于等于 400g 蔬菜和水果，进食适量薯类；③每天吃奶类、大豆或其制品；④常吃适量的鱼、禽、蛋和瘦肉类；⑤减少烹调油用量，选择清淡少盐膳食，每天盐量尽可能少于 6g；⑥食不过量，天天运动，保持健康体重；⑦三餐分配要合理，早上吃得好，中午吃得饱，晚上不要吃过饱（一般每餐吃七至八分饱）；⑧每天足量饮水；⑨戒烟戒酒；⑩吃新鲜卫生的食物，不吃过期或变质食物。

（2）适度运动：生命在于运动，适度的运动可增强抗病力、调控力和康复力。运动锻炼必须强调适度的有氧运动，可选择适合自己的运动，如步行、慢跑、骑车、游泳或健身操等。健身步行的正确方法：行走时身心放松，两眼平视，抬头挺胸、直腰，两上肢在体侧大幅摆动，自然呼吸，步频快慢和每步距离根据情况而定，步行速度每分钟 90～120 步为宜，运动时心率掌握在 170－年龄（岁）左右。

有的人选择在健身房锻炼，开始锻炼时劲头很大，但锻炼几次后就不愿坚持下去，这样不能达到健身目的。运动锻炼，"重在适度，贵在坚持"。我们提倡锻炼要循序渐进、持之以恒，每天适度锻炼 30 分钟，每周最少坚持 5 天。在健身房锻炼时有私人教练指导如何进行正确的锻炼，锻炼效果很好。若用跑步机锻炼，可配备计步器，输入体重、步幅后，得出每走一步可消耗 0.0031kcal（0.013kJ）的热量，每天步行 6000 步消耗的热量，相当于健身房自行车锻炼将近 30 分钟，若体质较好，可以增加每日的运动量。

（3）生活规律：生活规律可使组织器官功能与代谢趋向规律化，有利于保证身体健康、获得最佳生理效应、提高机体抗病能力。

如果过度安闲，长时间不从事体力和脑力活动，就会使人气血凝滞不畅，各脏腑组织功能减退，肌肉筋骨功能减弱，从而发胖臃肿，让疾病乘虚而入。

人不运动则气血不畅，身体发胖，脂肪增加，肝大。血脂增高，在血管壁堆积，回心血量增多，从而增加心脏的负担，引起心脏病。因此人们应根据各自工作、学习和生活环境以及兴趣爱好的不同，形成自己的生活规律，张弛有度，使机体组织器官功能正常、规律地运作，保证身体健康。

一是起居有时，每晚 11 时睡觉，早上 7 时起床，中午休息 15～30 分钟，尽量少熬夜。

二是饮食有节，一日三餐定时定量，避免暴饮暴食、饥饱失常。

三是生活张弛有度，当感到疲劳时可通过休息、散步、聊天、郊游和体育活动等方式缓解疲劳及调节心情。

（4）保证睡眠：一是要保证睡眠时间，一天最少要有 6 小时的睡眠。二是要保证睡眠质量，好的睡眠质量比睡眠时间更重要。睡前要整理好床铺，枕头不要垫得太高，以自己睡得舒适为宜。三是睡前不要吃东西，特别不要喝咖啡、浓茶和酒等可兴奋神经的饮料；睡前可用热水洗脚；要取得较好的睡眠质量的入睡时间是晚上 9～11 时。四是卧室环境，即室内保持安静，遮光，空气流通，温度在 21～24℃，湿度在 60% 左右为宜。

（5）心理平衡：WHO 提出这样一个口号："健康的一大半是心理健康"。

心理平衡，保持良好的精神状态、乐观的人生态度，有利于身心健康。

（6）戒烟戒酒：吸烟有害人体健康，长期酗酒可导致肥胖、高血压和酒精性脂肪肝，引起肝大。

## 二、脂肪肝

### （一）概述

脂肪肝可分为酒精性脂肪肝及非酒精性脂肪肝；不论是酒精性还是非酒精性，脂肪肝又可分为单纯性脂肪肝、脂肪肝性肝炎和脂肪肝性肝硬化三类。临床实践中脂肪肝是遵循中华医学会肝病学分会脂肪肝和酒精肝学组 2010 年修订的《非酒精性脂肪肝病诊疗指南》进行诊断的。

酒精性脂肪肝是由于长期过量饮酒导致的肝病，症状缺乏特异性，可能出现乏力、消瘦、肝区胀痛、腹泻和黄疸，且与肝脂肪浸润的程度成正比，也就是说，脂肪肝程度越高症状就越严重。

非酒精性脂肪肝是一种与胰岛素抵抗和遗传易感密切相关的代谢应激性肝损伤，病理学改变与酒精性脂肪肝相似，但无过量饮酒史。随着肥胖和糖尿病的全球流行，非酒精性脂肪肝患者逐渐增多，也成为重点关注的公共健康问题之一。

目前脂肪肝患病率有持续上升的趋势。体检中脂肪肝检出率最高，根据一市区机关工作人员的体检调查结果显示，脂肪肝的患病率高达23.34%，应引起人们的高度重视。脂肪肝如能早期诊断并配合合理治疗、科学饮食和规律运动是可以促进其好转的。尽管大多数脂肪肝的结局是良好的，但不要因此忽视脂肪肝，一些找不到原因的"隐原性"的肝硬化就是脂肪肝引起的。

### （二）脂肪肝的临床表现

脂肪肝是由多种疾病和病因引起的肝脂肪性病变，常由于肥胖，糖尿病，高脂血症，酒精、药物和食物中毒，营养不良，病毒性肝炎或妊娠等引发。老年人脂肪肝主要由肥胖、2 型糖尿病或高脂血症引起。脂肪肝早期，大多数患者无自觉症状，尽管少数患者可出现右上腹胀、乏力和肝大等临床表现，但绝大多数脂肪肝患者是在体检普查中发现的。少数重度脂肪肝，特别是发生脂肪性肝炎和肝硬化者可以有腹水和下肢水肿。

近几年来，由于生活水平提高、饮食结构变化以及预防措施的相对滞后，脂肪肝的发病率呈上升趋势，且人群脂肪肝的患病率与年龄密切相关，中老年人脂肪肝患病率显著高于30岁以下的年轻人，大约是年轻人的6倍。因此，脂肪肝现已成为中老年人的常见病和多发病，少部分患者因之发生脂肪性肝炎，甚至脂肪性肝硬化，临床表现乏力、消瘦、肝区胀痛、腹泻和黄疸。但绝大多数慢性脂肪肝预后良好，如能早期诊断、早期治疗，可以阻止脂肪肝进一步发展，甚至使其逆转。所以强调脂肪肝的早期诊治是十分重要的。

患了脂肪肝，并不可怕，因为脂肪肝是可防可治的，经过一定的防治（饮食调节、运动等非药物性防治）后，脂肪肝是可以逆转的。

**（三）脂肪肝的防治**

1. 饮食调节

（1）膳食调整：这是中老年人脂肪肝防治的重要环节，改变饮食组分，建议低糖低脂的平衡膳食，减少含蔗糖饮料以及饱和脂肪的摄入，并增加膳食纤维的含量，多吃蔬菜、水果。

（2）控制体重：超重者应控制体重，摄入低脂肪、低热量饮食，少吃动物内脏；要改变饮酒的不良习惯，因为长期饮酒会影响肝代谢，使脂质过氧化，破坏肝细胞膜，直至肝细胞肿胀、坏死，肝损害进一步发展而致肝细胞坏死，进而发展成酒精性肝炎、肝纤维化和肝硬化，因此戒酒是防控脂肪肝的上策。

（3）低脂饮食：低脂饮食对降低血脂、防治脂肪肝有益，以下介绍一些有助于降低血脂、防治脂肪肝的食品。

1）燕麦：含有丰富的亚油酸和皂苷素，可降低血清总胆固醇、甘油三酯。

2）玉米：含丰富的钙、磷、硒、卵磷脂和维生素E等。

3）海带：含有丰富的牛磺酸，可降低血和胆汁中的胆固醇；还含有食物纤维褐藻酸，可以抑制胆固醇的吸收，促进其排泄。

4）大蒜：含硫化物的混合物，可减少血中胆固醇和阻止血栓的形成，有助于增加高密度脂蛋白。

5）水果：如香蕉，因含有丰富的钾，可排除体内多余的钠盐，有利于维持正常的血压。

6）牛奶：含有较多的钙质，能抑制人体内胆固醇合成酶的活性成分，可减少人体内胆固醇的吸收。

7）洋葱：含有烯丙基二硫化物和硫氨基酸，可降低人体血脂，抵抗动脉硬化；还含有纤维蛋白的活性成分，可有效地防止血管内血栓形成；其所含的前列腺素 A 对人体有良好的降压作用。

另外，还有胡萝卜、菇类、花菜、向日葵籽、山楂、无花果和柠檬等都有降脂作用。

2. 有氧运动 患有脂肪肝的人主要选择以锻炼体力和耐力为目标的全身性低至中等强度的运动，也就是通常所说的有氧运动，如慢跑、中快速步行、骑车、游泳、踢毽子、跳绳、打羽毛球、做广播体操、打太极拳等，每天 30 分钟，每周 5~7 次以上，累计锻炼时间至少 150 分钟。特别是对肥胖、糖尿病或高脂血症引起的脂肪肝患者，有氧运动是较为有效的疗法。

3. 健康的心理行为 调整好心态，保持健康的心理状态也是减轻体重和防治脂肪肝的重要措施。特别是中老年人不要以负面的眼光看事物，不要被情绪的高低所左右，知足常乐，量力而行，别将物质的东西看得过重，莫做"钱在银行，人在天堂"的悲情人物，有好的心态，身心舒畅，可有利于疾病的好转。

4. 药物治疗 主要是针对病因，对肥胖、代谢综合征进行治疗，也包括对肝损伤的治疗，一般的辅助治疗包括保肝抗炎的药物，这是脂肪肝综合治疗的重要组成部分，可起到保肝、抗炎和防治肝纤维化之功效，须在医生指导下用药，可选用磷脂酰胆碱、水飞蓟素或甘草酸制剂等中西药物。

### 三、酒精性肝病

**（一）概述**

随着社会经济的发展和生活水平的提高，饮酒形成社会交往和沿袭长远历史的酒文化现象，随之而来的长期过量饮酒和严重酗酒带来的消极的社会影响和健康问题日益增多，在健康体检时就能发现不少酒精性肝病患者，应引起足够的重视。

酒精性肝病，包括酒精性脂肪肝、酒精性肝炎和肝硬化，严重时可发生肝衰竭。其机制包括乙醇和乙醛的直接毒性、营养不良和促进肝病发生的各种因素。初期表现为脂肪肝，进而发展成酒精性肝炎、肝纤维化和肝硬化；严重酗酒时可诱发广泛肝细胞坏死甚至肝衰竭。

稳定和谐的家庭和社会环境、积极的生活态度，是预防本病发生和发展的关键。恰当宣传过量饮酒的危害性，使社会对本病有足够的认识和重视，早发现、早诊断、早治疗，完全戒酒和营养支持是主要和最基本的治疗措施，从而使本病对人们健康的危害降到最低的程度。

**（二）酒精性肝病的临床表现**

长期过量饮酒可导致酒精性肝病。酒精性肝病起初仅表现为肝细胞脂肪变，戒酒后可完全恢复；长期饮酒导致酒精性脂肪肝，可出现发热、黄疸或有明显的乏力、体重减轻等症状；病情进一步发展出现酒精性肝炎和酒精性肝硬化，临床表现有消瘦、腹水、高度黄疸、蜘蛛痣及肝掌等，这些体征明显者可能合并了急性重度酒精性肝炎或酒精性肝硬化。

**（三）酒精性肝病的防治**

1. 戒酒　无论酒精性肝病处于任何阶段，完全戒酒是最主要和最基本的防治措施。戒酒 4～6 周后大部分脂肪肝可完全逆转，肝炎及肝纤维化症状也会明显好转。

有的人在戒酒过程中出现酒精戒断综合征，表现为四肢发抖、出汗和幻觉等，严重者可呈抽搐状态或癫痫样痉挛发作。一旦出现酒精戒断综合征应立即就医诊治，进行镇静治疗。

2. 营养支持　体重严重减轻者或有营养不良者，要通过补充氨基酸来改善，有食欲者应尽量经口摄入，食欲极差或有肠衰竭者，应给予肠内营养或肠外营养。单纯的营养补给即可明显地改善肝功能和临床症状。

3. 心理疗法　酒精性肝病患者常见有精神负担重、忧郁等精神心理障碍，要积极参加社会活动和体育运动，保持心理正常、心态平和，要有坚定的战胜疾病的信心，经过良好的心理素质调整，生活质量会得到改善，病情会好转。

4. 抗炎保肝疗法　酒精即乙醇及其代谢产物可破坏细胞的生物膜，造成肝功能受损。除了戒酒、补充营养、抗氧化和抗细胞因子治疗外，可给予外源性补充多烯磷脂酰胆碱促进内源性磷脂酰胆碱（S 腺苷蛋氨酸）和谷胱甘肽生成。甘草酸制剂可抑制激素降解酶，使内源性激素增加，具有抗炎、抗毒和抗过敏的作用；奶蓟中提取的活性成分水飞蓟素，具有较强的抗氧化、抗纤维化的作用，可用于抗炎保肝治疗。

## 四、肝硬化

### （一）概述

肝硬化发病原因较多，可在肝炎的基础上发病，也可由于胆汁淤积性肝病所致；前者多有肝炎病史，后者是由于各种原因引起的胆汁形成、分泌和（或）胆汁排泄异常引起的肝病变所致，临床上可表现为乏力、瘙痒和黄疸。

诊断上首先要根据临床表现以及生化、病毒血清学、B超、CT或MRI检查，必要时可做经内镜逆行胆管造影（ERCP）检查再确定病因。病因是治疗的根本途径，可根据病因进行一般治疗和抗病毒以及抗生素治疗，必要时针对病因进行手术治疗，包括内镜介入治疗和外科治疗，如肝移植等。

### （二）肝硬化的临床表现

肝硬化的临床表现与发病原因有关，发病原因不同，症状、体征也有所不同。在慢性肝炎的基础上出现肝硬化者有肝炎病史；原发性胆汁性肝硬化是一种多见于女性的慢性肝内胆汁淤积性疾病。实验特征包括血清碱性磷酸酶和谷氨酰转肽酶升高、血清IgM升高及抗线粒体抗体（AMA）阳性，病理学以小叶间胆管非化脓性炎症为主要特征。临床症状早期有恶心、呕吐、乏力、食欲不振、体重减轻和黄疸，原发性胆汁性肝硬化时会有瘙痒、脂肪吸收障碍、凝血功能异常或骨痛；肝硬化进展时，出现蜘蛛痣、肝掌，严重时有腹水、恶病质。

### （三）肝硬化的防治

1. 病因治疗 针对引起原发病的病因治疗，如停止使用损害肝功能的药物、治疗自身免疫性疾病以及抗肝炎病毒和抗菌治疗，亦可针对病因进行手术治疗，包括内镜介入治疗和外科手术治疗，如肝移植术等。

2. 一般治疗 补充营养，肝硬化患者食欲不振、体重减轻，要注意增加营养摄入，补充热量，给予高热量食物，食欲不振者可由静脉输注10% 葡萄糖溶液，补充维生素，口服维生素K、维生素A和维生素D。

3. 药物治疗　针对引起肝硬化的病因进行药物治疗，抗肝炎病毒药物治疗，对胆汁淤积性肝硬化，可给予熊去氧胆酸（UDCA）治疗，也可给予免疫抑制剂［甲氨蝶呤（MTX）、吗替麦考酚酯（MMF）］治疗。

4. 外科治疗　外科治疗的目的是缓解胆道梗阻，肝移植适应证为终末期肝硬化疾病、肝恶性疾病、先天性代谢疾病和急性或亚急性肝衰竭。

5. 中医治疗　采用中医中药治疗，可使受损的肝细胞恢复，改善患者生活质量，在肝硬化治疗中的作用不可忽视。

6. 预防要点　预防肝硬化的发生发展，应严格戒烟戒酒，肥胖者应控制体重，避免摄入对肝有损害的食物和药物。患者需要卧床休息，合理调整饮食和保证睡眠时间充足，限制水、钠摄入。有胃底食管静脉曲张的患者，避免进食粗硬食物。

## 五、肝癌

### （一）概述

肝癌是生长在肝的恶性肿瘤，可以分为原发性肝癌和继发性肝癌两种。通常所说的肝癌是指原发性肝癌，继发性肝癌是指从其他脏器的癌症转移到肝的。肝癌早期一般没有什么特殊不适，一旦出现症状后往往属于中晚期，治疗难度大，疗效差。但是，肝癌是可以预防的，只要早期发现，肝癌是可以治愈的。小肝癌（直径小于 3cm 的单个肝癌结节）的发生发展可能要几年，长期无症状，只有在体检普查或长期随访中才能发现。晚期肝癌与小肝癌的发展速度非常不同，晚期肝癌出现症状后迅速恶化，进展很快。

肝癌的发病因素主要有乙型肝炎病毒（HBV）、黄曲霉毒素，此外，饮用水污染、喜食高脂及烟熏食品、吸烟饮酒以及有家族遗传史等均是发生肝癌的危险因素。在我国的肝癌病例中，与 HBV 慢性感染有关的占 70%～80%。健康体检中发现不少肝癌患者此前就患有慢性乙肝，由于肝癌的发生十分隐匿，不少慢性乙肝患者一旦长期肝功能正常、健康状况与常人无异时，往往思想麻痹，不重视或根本不知道需要定期体检随访。

### （二）肝癌的临床表现

肝癌早期缺乏典型症状，目前在健康体检中通过肝彩超或 CT 检查可以发现比较早期的肝癌；原发性肝癌常有肝区疼痛、食欲减退、乏力、黄疸、消瘦和肝大等症状。继发性（转移性）肝癌尚有原发部位癌变的症状与体征。

肝癌晚期患者，当肝表面癌结节破裂，坏死的癌组织及血液流入腹腔时，可突然引起腹痛，如发生肺、骨或脑等处转移，可出现相应的症状。

晚期肝癌可并发肝昏迷、消化道出血，特别是伴有肝硬化或因门静脉高压而引起食管下端或胃底静脉曲张，一旦破裂出血，可危及生命。

肝癌晚期患者易并发各种感染，如肺炎、败血症和肠道感染等。

**（三）肝癌的防治**

1. 肝癌的治疗

（1）手术治疗：原发性肝癌早期患者可进行肝叶切除术。手术预后取决于病灶的大小和有无扩散或转移，局限于肝叶的原位癌手术效果较好，预后较佳。肝移植用于肝弥漫性损害的晚期肝癌，生存率有望提高。

（2）药物治疗与放射治疗：局部灌注介入治疗肝癌尤其是早期小肝癌效果较佳，有望治愈。原发性肝癌对放射治疗的敏感性不高，且肝易受放射损害，目前放射治疗合并化疗并配合中药以及支持疗法效果较好。

（3）中医中药：中医中药治疗越来越受到关注。中医中药以清热解毒、健脾化湿、活血化瘀、软坚散结等方法治疗癌症，而以调理脾胃、养阴柔肝、益气补血等方法扶正祛邪，在肝癌的辅助治疗中具有一定疗效。

（4）其他疗法：目前，通过生物疗法、免疫治疗以及配合外科治疗、肝移植，可使得肝癌患者治疗后5年生存率明显增高。

2. 肝癌的预防

（1）定期体检：肝癌，人们称为"癌王"，严重威胁着人们的生命，但并不是不治之症。随着医学科学的发展，越来越多的癌症可以做到基本治愈，如肝癌，若能早期发现、早期治疗，效果很好。因此，建议定期体检，做到及早发现、及时治疗。对于40岁以上男性肝硬化患者，有肝癌家族史、长期酗酒、持续转氨酶波动和乙肝表面抗原（HBsAg）

阳性者，建议半年（最好 3 个月）检查一次甲胎蛋白和超声波检查（必要时做 CT 或磁共振检查）。

有以下肝癌易感因素或早期征兆，要及时来医院检查。①可以触及的硬结或肿块硬变；②疣或黑痣明显变化；③持续性消化不正常；④持续乙肝慢性感染者；⑤乙肝表面抗原（HBsAg）阳性，并有吸烟和长期、大量饮酒史者；⑥喜食高脂及烟熏食品以及有家族遗传史；⑦水质污染、食用霉变食物；⑧不明原因的消瘦。

（2）接种乙肝疫苗：据统计，肝癌患者中与乙肝相关者高达 80%，与丙型、丁型肝炎者相关占 15%～20%。防治乙肝，就是预防肝癌，而预防乙肝，现已有安全、有效的疫苗问世，预防效果在 90% 以上。所以，应在新生儿和健康人群中接种乙肝疫苗，以控制肝炎流行，切断肝炎、肝硬化和肝癌的发生环节。

（3）调整生活方式：不吸烟、不酗酒，每天吃新鲜水果、蔬菜及全谷类食物。食物中要富含维生素，特别有益的是含胡萝卜素、维生素 A 前体及维生素 C 丰富的水果、蔬菜。

（4）注意饮食卫生：管好饮用水源，提倡饮用井水（水质不受污染）或饮用水过滤消毒。肝癌高发区的共同特点是饮用水的水质污浊，多饮用池塘水和水沟水，有关部门曾从这些污水中检出类乙型肝炎表面抗原物质、三氮和细菌，还有农药、微量元素等致癌物质。做好粮食管理。1960 年英国一个畜禽场将发霉花生饼作为饲料，致使 10 万只火鸡死亡。黄曲霉毒素引起肝癌的作用已被确定，而粮食、玉米、花生和油料均易因发霉而导致黄曲霉毒素的污染，所以防霉是防止黄曲霉毒素污染的主要办法。防止大米、油料等储存过久霉变，在运输、储存粮食时要注意保持颗粒完整、通风干燥；大米等食物霉变不宜进食。

（5）做好劳动保护：避免接触有害、有毒物品，避免来自工作环境中的致癌物质，避免不必要的 X 射线接触；尽量避免烈日暴晒，特别是上午 11 点至下午 2 点之间。

（6）治疗原有的疾病：如肝炎、肝硬化等，乙肝的治疗要彻底，绝对禁烟酒。

## 六、肝血管瘤

### （一）概述

通过彩超检查发现越来越多的肝良性肿瘤，包括肝血管瘤、肝囊肿和肝钙化灶等。肝血管瘤通常无明显症状，往往在体检中偶然发现。血管瘤分为两类，一类是毛细血管瘤，另一类是海绵状血管瘤。血管瘤为胚胎期的血管畸形所形成，可发生于身体的任何组织，如皮肤、肌肉、骨骼以及内脏器官，以皮肤血管瘤最为常见，发生在肝则为肝血管瘤。

### （二）肝血管瘤的临床表现

肝血管瘤一般无明显临床症状，肿瘤生长缓慢，病程常达数年以上。瘤体较小时无任何症状，增大后主要表现为肝大后压迫胃、十二指肠等邻近器官，引起上腹部不适、腹胀、嗳气和腹痛等症状，甚至压迫胆管引起阻塞性黄疸等。

### （三）肝血管瘤的防治

肝血管瘤通常无明显临床症状，一般不需治疗。手术切除是治疗肝海绵状血管瘤最有效的方法，可根据病变范围做肝部分切除或肝叶切除。病变广泛不能切除者，可结扎肝固有动脉或病变侧的肝动脉。

## 七、胆石症、胆囊炎

### （一）概述

胆石症指胆道系统内有结石，包括胆囊结石、胆总管结石和肝内胆管结石。胆石症是引起胆囊炎的主要原因，胆囊炎的炎性渗出物等又可以成为结石的核心，并且由于胆汁中化学成分的改变，可促进胆结石的形成、增大，胆结石和胆囊炎关系密切，互相影响。

胆囊内胆固醇结晶沉淀是胆结石形成的常见原因，当胆固醇沉淀的速度超过胆固醇结晶溶解的速度，沉淀的胆固醇可在胆囊内形成结石。也有胆囊内泥沙样结石，即为游离的胆红素沉淀而形成多个的胆色素（泥沙样）结石。

在体检中，通过超声波检查可发现不少胆结石患者有胆囊壁增厚、不光滑或毛糙等炎症刺激所导致的改变，而此前并无明显症状，或许有胆囊炎症引发的上腹部不适或疼痛，但常常被忽略或疑为胃炎。

**（二）胆石症、胆囊炎的临床表现**

胆石症平常无明显临床症状，仅于胆石移至胆囊管或胆总管，或伴有急性胆囊炎时才出现症状。进食过多油腻食物、过饱餐、体力劳动或车船颠簸等易引起结石从胆囊移至胆囊管或胆总管，而引起上腹部剧烈绞痛，可牵涉到右肩或右背部，常有恶心、呕吐，但吐后疼痛并不缓解。胆石症若伴有胆囊炎时有发热，并伴右上腹痉挛和压痛。

**（三）胆石症、胆囊炎的防治**

1. 胆石症、胆囊炎的治疗

（1）药物治疗：胆绞痛剧烈者须及时送到医院进一步诊治。腹痛局部热敷，可肌内注射阿托品解痉镇痛，必要时可用哌替啶。结石溶解剂对胆囊结石有一定的疗效，可用鹅去氧胆酸治疗胆囊内胆固醇结石，熊去氧胆酸治疗对胆囊内胆固醇结石也有溶解作用。

中西医结合治疗，气滞型者，疏肝、利胆、理气、止痛；湿热型者，疏肝理气、清热利湿；脓毒型者，排热攻毒、清肝利胆。

（2）手术治疗：胆石症有症状者以手术治疗为宜；胆囊管结石嵌顿，造成胆囊积水或积脓者，需要手术治疗。

2. 胆石症、胆囊炎的预防

（1）饮食规律：定时定量，一日三餐，避免过饱、过饥、暴饮暴食。

（2）脂肪摄入应适量：脂肪是机体的能量来源，故膳食中要有一定量的脂肪，应将脂肪均匀分布于各餐次中以助消化吸收并能增加饮食风味、促进食欲。但有胆囊结石的人不要进食过多的脂肪，由于进食过多的脂肪，就必须从胆囊内排出较多的胆汁来消化脂肪，而胆石症、胆囊炎或胆囊壁增厚、粗糙会使胆汁排出受影响，继而引发胆绞痛。因此，有胆囊结石的人膳食脂肪的供热比应控制在20%～30%，并限制胆固醇及脂肪酸的摄入，蛋黄、蟹黄、肥肉以及动物内脏中胆固醇含量较高，应尽量少吃。

（3）增加膳食纤维：膳食纤维可帮助胆囊定时排出胆汁和调整胆汁中的胆固醇比例，饮食中蔬菜类应以黄绿色蔬菜为主。可增加胡萝卜素的摄入，胡萝卜素是维生素A的前体，维生素A能保持胆囊上皮细胞组织的健全，防止细胞脱落助长结石的形成。

（4）多喝水、戒烟酒：多喝水有助于结石物质快速排出体外。戒烟酒，避免用浓烈调味品。

（5）治疗相关疾病：如治疗肠道蛔虫。肠道蛔虫刺激或蛔虫上窜可引起胆绞痛，进而引起胆囊炎；蛔虫残体遗留在胆囊，是引发胆囊结石的祸根。建议积极防治蛔虫病，以免留下祸根。

（6）控制体重和降脂治疗：胆汁形成、分泌和排泄的机制非常复杂，在正常情况下，胆汁对于脂肪代谢有着不可替代的作用，有高脂血症者要进行降脂治疗，体重超标者应控制体重，肥胖者应积极减肥。

3. 食谱举例

（1）早餐：燕麦粥（燕麦 50g），煮鸡蛋（鸡蛋 50g），拌空心菜100g。

（2）午餐：米饭（粳米 100g），清蒸鲤鱼（鲤鱼 75g），豆腐蘑菇羹（豆腐 120g、蘑菇 100g）。

（3）水果：草莓 100g。

（4）晚餐：稀饭（80g），青椒炒牛肉（青椒 100g、牛肉 50g），香菇炒芹菜（香菇 40g、芹菜 100g）。

## 八、食管癌

### （一）概述

食管癌是一种常见的上消化道恶性肿瘤。我国是世界上食管癌的高发地区之一，最高发地区为河北省，其次为河南、重庆和福建，另外，在个别省市的某些地区也有相对集中的高发区。男性的发病率高于女性，35 岁以后发病率增高，而且随着年龄的增加发病率呈快速上升，60～65 岁是食管癌高发的年龄段，应予以特别注意。

### （二）食管癌的临床表现

食管癌有吞咽困难的特征性临床表现，进食时觉得食物在食管内有停留梗阻感，初期进食粗糙食物梗阻感明显，之后症状越来越明显，进食流质的食物也有梗阻感，病情若得不到抑制，进而逐渐发展到半流质、流质食物也不易通过，最后患者连自己的唾液亦不能咽下，病程呈进行性吞咽困难，已为较晚期的表现。

食管癌早期无明显症状，中、晚期可有食物反流，癌瘤可分泌大量黏液，亦可反流到口腔。癌瘤侵及喉返神经时，可引起声音嘶哑；累及邻近纵隔时可发生持续性胸背部疼痛。食物反流呼吸道或癌瘤侵入支气管形成食管支气管瘘时，可引起肺部感染甚至肺脓肿。晚期患者因不能饮水和进食，常有明显脱水、消瘦、各种营养不良症及恶病质表现。

**（三）食管癌的防治**

1. 食管癌的治疗

（1）手术治疗：下段食管癌的手术效果最佳，随着诊治水平和外科治疗水平的提高，经适当治疗后 5 年生存率已大大提高。

（2）放射治疗：近几年来开展直线加速器或电子感应加速器的治疗，可达到基本治愈的效果。术前进行放射治疗可使癌瘤缩小，大大提高手术切除率和 5 年存活率。

（3）药物治疗：药物治疗可与其他疗法同时进行，鳞癌可用环磷酰胺、甲氨蝶呤或博来霉素等，腺癌可用 5- 氟脲嘧啶治疗。

中医中药治疗可缓解症状，提高生活质量。采用中西医结合治疗，对本病预后有所改善。

2. 食管癌的预防　我国曾在食管癌高发区林县、鹤壁市等地进行深入调查研究，发现这些地区的人群与世界其他高发区（例如伊朗里海沿岸最东头）具有共同特点，即习惯吃霉变食物，而且食品种类单调，很少甚至不吃新鲜蔬菜水果。现已明确，食管癌发病除了与食物受亚硝酸胺类物质污染有关，还与维生素 A、维生素 C 摄入量过低有关。建议从以下几方面来进行预防。

（1）一级预防：一级预防即为病因预防，是指通过避免接触患病因素来降低食管癌的发生。

1）不吸烟、不饮酒。

2）加强粮食储存保管和加工，防止粮食发霉变质。加工食品时，减少使用对身体健康不利的添加剂。

3）多吃新鲜蔬菜，不吃酸菜，适当生吃些大蒜类食物；饮茶可以预防食管癌的发生；减少熏腊食品的摄入；多进食含有维生素 A、维生素 C 和微量元素硒的食物，如芝麻、黑豆和黑米等；适量使用漂白粉降低饮水中的亚硝酸盐含量。

4）热食、粗食、快食及长期饮用烈性酒是诱发食管癌的原因之一，应注意避免，进食时应细嚼慢咽。

5）重视口腔卫生，防止"病从口入"。

（2）二级预防：即临床前期防治，做到早发现、早诊断和早治疗。

1）可通过体检筛查早期发现食管癌或食管癌前病变，及时予以治疗。目前主要是采用胃镜通过活组织病理检查进一步明确诊断，对于癌前病变可采取操作简单、痛苦小、恢复快、性价比高的内镜下黏膜切除。

2）对高危人群定期筛查。所谓高危人群是指来自食管癌高发地区、有消化道癌症家族史或有上消化道疾病史和症状的 40 岁以上的中老年人。

## 九、慢性胃炎

### （一）概述

慢性胃炎是一种常见病。由于目前国内外在慢性胃炎的分类上尚无统一名称，有的医院胃镜室诊断的是胃浅表性胃炎，而另一家医院的诊断却是糜烂性胃炎；也有的习惯按病变的形成分类，如糜烂性胃炎、疣状胃炎等；而有的习惯按病变的部位分类，如胃窦部胃炎、胃体部胃炎等，但都属于慢性胃炎范畴。慢性胃炎，一般指慢性浅表性胃炎和慢性萎缩性胃炎。

慢性浅表性胃炎发病高峰年龄为 31～35 岁；慢性萎缩性胃炎发病年龄在 40 岁左右，以后逐渐升高，60 岁左右达高峰。随着我国老龄化人口的增加，本病的患病率也会逐渐升高，且由于慢性萎缩性胃炎与胃癌关系密切，因此越来越受到重视。

### （二）慢性胃炎的临床表现

部分慢性胃炎患者可无任何临床表现，只在胃镜检查中发现胃炎征象，但大多数可有不同的消化不良症状，特别是胆汁反流性胃炎，常表现为持续性上中腹部疼痛，或于进食后立即出现疼痛、腹胀或上腹部压痛，可有胆汁性呕吐和胃部不适等不同临床特点。

慢性胃炎可有舌炎、舌乳头萎缩、贫血和消瘦等表现。

### （三）慢性胃炎的防治

1. 慢性胃炎的治疗

（1）药物治疗：解痉及制酸剂和胃黏膜保护剂的应用，如阿托品、溴丙胺太林、颠茄合剂及氢氧化铝凝胶等，同时服用甘珀酸、胃蛋白酶合剂。因胃酸减低或缺乏，可致胃内细菌繁殖，抗菌药物可以控制胃内细菌繁殖。幽门螺杆菌感染者应用抗幽门螺杆菌治疗。

（2）中医治疗：肝胃气滞型者，宜疏肝和胃、理气止痛；脾胃虚寒型者，宜温中理气、调和脾胃；胃阴不足型者，宜滋养胃阴。

2. 慢性胃炎的预防

（1）防治要点：注意饮食卫生，避免对胃有刺激的食物和药物，戒烟酒，积极治疗口腔及咽喉慢性疾病，均有助于预防慢性胃炎的发生。

（2）有益食谱：以下介绍几种有益于慢性胃炎防治的食谱供参考。

1）浅表性胃炎

早餐：牛奶 250mL，面包 100g（标准粉 100g），蒸蛋羹（鸡蛋 50g），香蕉 80g。

加餐：藕粉 25g。

午餐：软米饭（大米饭 75g），煮熟去汤瘦肉（瘦猪肉 50g），冬瓜干贝汤（冬瓜 200g、干贝 20g）。

加餐：苏打饼干 25g，杏仁茶（杏仁 10g）。

晚餐：小米粥（大米 40g、小米 20g），馒头（标准粉 50g），清蒸鱼（草鱼 75g），素炒南瓜（南瓜 100g）。

2）萎缩性胃炎

早餐：地瓜粥（大米 50g、红薯 50g），醋熘白菜（白菜 100g），红烧豆腐（南豆腐 120g）。

加餐：浓鸡汤，面包片（标准粉 20g）。

午餐：肉汤面条（标准粉 100g），西红柿炒蛋（西红柿 100g、鸡蛋 50g）。

加餐：红枣汤（红枣 25g），果酱点心（草莓 40g、标准粉 25g）。

晚餐：馄饨（标准粉 50g、猪瘦肉 25g），糖醋海米紫菜（海米 25g、紫菜 100g）。

加餐：山楂果汁（山楂 50g），饼干（标准粉 25g）。

（3）中医食疗

1）慢性浅表性胃炎的食疗方

［人参煨猪肚］

原料：猪肚 1 个，人参 15g，干姜 6g，葱白 7 根，糯米 150g。

制作：将猪肚洗净，葱去须切段，糯米洗净，与人参一起放入猪肚内，用线缝合，砂锅内加水、干姜，将猪肚放入砂锅内，先用武火烧沸，撇去汤面上的浮沫，再用文火煮至极烂熟，空腹温食。

功效：具体治疗胃虚寒症，胃脘冷痛，食欲不振，大便泻泄。

[鸡内金饼]

原料：鸡内金 10g，红枣 30g，白术 15g，干姜 3g，面粉 500g，白糖 300g，酵母 4g，碱适量。

制作：将鸡内金、红枣、白术、干姜同入锅内，加水用文火煮 30 分钟，去渣留汁备用，将药汁倒入面粉，加入白糖和酵母，揉成面团，待发酵后，加碱适量，做成饼，将饼置于蒸笼上，用武火蒸 15 分钟后即成。

功效：消食化积，健脾益胃。

2）慢性萎缩性胃炎食疗方

[当归生姜羊肉汤]

原料：当归 15g，生姜 5g，羊里脊肉 300g，花椒 5g。

制作：洗净羊肉，切块备用。先清水炖羊肉至七成熟，入当归、生姜、花椒，小火炖至熟，放盐 2g，出锅，喝汤食肉。

功效：温养脾胃阳气，散寒止痛。适用于慢性胃病中阳虚寒症体质的人，证见胃脘冷痛，食欲不振，大便溏稀者。

[甲鱼益胃汤]

原料：甲鱼 1 只（300g 以上），知母 20g，沙参 30g，山药 50g。

制作：先把甲鱼放沸水中烫死，揭去鳖甲，掏去内脏，洗净，切成小方块，再把知母、沙参、山药洗净，与甲鱼同入锅中，加水适量，武火烧沸，改用文火炖至甲鱼熟透软烂即可。

功效：养阴益胃，滋补肝肾。适用于慢性胃炎之胃脘隐隐作痛，食欲不振或饥不欲食，咽干口燥，以及潮热、眩晕、耳鸣、腰膝酸软等。

## 十、消化性溃疡

### （一）概述

胃溃疡和十二指肠溃疡统称为消化性溃疡。消化性溃疡泛指胃肠道黏膜在某种情况下被胃液（如胃酸等）所消化（自身消化）而造成的黏膜炎症性坏死糜烂，可发生于任何年龄，其中胃溃疡以 45～55 岁最多见，男性多于女性。

在正常情况下，胃黏膜具有一定的保护机制，包括黏膜的黏液、黏膜上皮以及黏膜细胞的高度更新能力，还有胃壁丰富的血液供应、碱性胰液和十二指肠液的作用，可有效地保护胃黏膜不被消化。胃黏膜的防御能力与酸性胃液的侵袭作用在正常时处于动态平衡，而当细菌侵入（如幽门螺杆菌）或其他情况下，胃酸和胃蛋白酶的侵袭能力增强，胃黏膜屏障作用被破坏，黏膜抵抗力低下，加上吸烟、饮酒以及某些药物对胃的不良作用，是胃溃疡发病的主要因素。

**（二）消化性溃疡的临床表现**

消化性溃疡临床主要表现为腹痛，呈慢性过程，少则几年，多则十几年甚至几十年，经常伴有其他胃肠道症状，如嗳气、反酸、恶心和呕吐等，可单独出现或与疼痛共同出现，还可有失眠及神经官能症的表现。

胃溃疡腹痛一般为饥饿样不适感、钝痛、胀痛、灼痛或剧痛等，疼痛多位于剑突下正中或偏左，常于餐后 0.5～1 小时发作，下次进餐前缓解。由于进食后则疼，患者常因惧怕疼痛而不敢进食。十二指肠溃疡位于上腹正中偏右，在餐后 2～4 小时疼痛发作，有一定的规律性，即饥饿时疼，进食一些食物可缓解疼痛，因而患十二指肠溃疡者常备些饼干、馒头类食品用来缓解疼痛。

**（三）消化性溃疡的防治**

1. 消化性溃疡的治疗

（1）药物治疗：治疗消化性溃疡的药物一般分为两大类，即黏膜保护剂和攻击因子抑制剂，与胃炎的治疗不同，胃炎治疗侧重于黏膜保护剂，而消化性溃疡的治疗偏重于两者的联合应用。

《实用临床治疗学》将消化性溃疡的治疗分为治疗期和预防期两个阶段进行。

具体治疗用药：治疗期用药以选择攻击因子抑制剂为主，这类药物主要有西咪替丁、雷尼替丁、奥美拉唑、埃索美拉唑等。

在上述攻击因子抑制剂中选用其中一种即可，以治疗效果较好、价格低廉和副作用少为选药原则。

常用的胃黏膜保护剂有麦滋林 -S 颗粒、替普瑞酮（施维舒）和十六角蒙脱石等。

近年来国内文献报道，十二指肠溃疡患者有 80% 以上合并幽门螺杆菌感染，所以在治疗十二指肠溃疡时应考虑幽门螺杆菌问题。

一般认为，溃疡愈合后，应给予小剂量的药物维持治疗，通常维持治疗时间为半年到一年，也有人主张维持治疗要一年半。我们认为最少维持治疗时间不应少于半年，用药以黏膜保护剂为主。

（2）手术治疗：胃溃疡治疗常见复发，而且有恶变的可能，所以，胃溃疡经内科保守治疗不见好转可考虑手术治疗；长期合并胃出血或胃穿孔即须手术治疗。

2. 消化性溃疡的预防

（1）饮食调理：饮食调理的原则是减轻胃肠负担、调节胃酸分泌；减轻炎症症状；促进病变黏膜恢复；改善患者营养不良的状况。

1）养成良好饮食习惯，吃饭时要细嚼慢咽，使食物与消化液充分混合，有利于消化吸收。饮食定时定量，晚餐切勿吃过饱。

2）食物多样化，每天摄入 20 种左右的食物，包含谷类、豆类及其制品、鱼、肉、蛋奶类、蔬果类等，摄入量及构成比例合理。若伴有萎缩性胃炎必要时可适当补充维生素 $B_{12}$、叶酸及铁制剂等。

3）饮食清淡、低盐，不吃脂肪过高的食物，如肥肉、奶油及油炸、油煎食物。脂肪能延缓胃的排空，易增加腹部饱胀感，加重不适症状。

4）减少摄入刺激性食物，如辣椒、咖喱、胡椒粉、芥末粉和浓咖啡等均不利于胃黏膜的修复。

5）食用少渣软食或低盐少渣半流质食物，禁用含粗纤维的食物、坚硬食物和不易消化的食物。

6）忌大量进食酸性食物，如酸的蔬菜（西红柿）、水果（柠檬、柑橘和猕猴桃等）。

7）避免食用大量肉汤、甜饮料和甜点。

8）采用合理的烹调方法，如蒸、煮、烩、炖与煨等。

9）发作期应少食多餐。为减少饥饿性疼痛，十二指肠溃疡患者睡前可适当加餐。

10）戒烟禁酒，若偶尔饮酒，应喝少量低度酒。

（2）食物选择

1）建议食用食物

主食：软米饭、馒头、面食、小米粥和藕粉等。

纤维少的蔬菜类：茄子、冬瓜、丝瓜、黄瓜、山药、西葫芦和蘑菇等。

水果：香蕉、木瓜、红枣和无花果等。

豆类及制品：豆腐、豆浆、腐竹和豆干等。

2）建议忌（少）用的食物

主食：油条、油饼、糯米饭、年糕和玉米面饼等。

纤维多的蔬菜类：芹菜、韭菜、雪菜、竹笋等。

动物性食物：筋腱类、畜禽肉汤以及腊肉、火腿和香肠等腌熏食品。

易产气食物：如生姜、生蒜、生萝卜、蒜苗、洋葱和汽水等。

生冷和不易消化食物：冷饮、糯米类食物。

强烈的调味品：胡椒粉、咖喱粉、芥末、辣椒等。

（3）情志调节：消除不良的心理因素，调节情志，心情舒畅，可起到防治消化性溃疡的作用。夫妻关系不和睦、同事之间关系不融洽、家庭纠纷、工作上不顺心以及离退休后的孤独感与苦闷等都是引起自主神经功能紊乱的常见原因，自主神经功能紊乱会导致消化性溃疡发生，也不利于消化性溃疡的愈合。所以说，有良好的心理素质和平和的心态，可减少消化性溃疡发生，对消化性溃疡的愈合也有促进作用。

（4）治疗相关疾病：消化性溃疡的预防，除了上述的预防措施外，还要积极治疗与消化性溃疡发病有关联的疾病，如类风湿关节炎、慢性胰腺炎、肝硬化和肺气肿等。

（5）消化性溃疡的食谱介绍

流质参考食谱：

早餐：米汤（大米 25g、盐 1g）。

加餐：烂肉豆腐脑（肉泥 20g、豆腐脑 50g、盐 1g）。

午餐：蒸蛋羹（50g、盐 1g）。

加餐：藕粉 30g。

晚餐：蛋花汤（鸡蛋 50g、盐 1g）。

加餐：杏仁露（100mL）。

少渣半流质参考食谱：

大米粥（大米 75g），蒸蛋羹（鸡蛋 50g），面包 15g。

加餐：豆浆 250mL，苏打饼干 10g。

午餐：熟烫面（挂面 100g、海蛎 20g、瘦猪肉 20g、西葫芦 100g）。

加餐：无糖牛奶 250mL。

晚餐：线面扁肉汤（标准粉 50g、瘦猪肉 50g、青菜叶 100g）。

软食参考食谱：

早餐：大米粥（大米 50g），蒸蛋羹（鸡蛋 50g），面包 50g。

加餐：牛奶 250mL，苏打饼干 25g。

午餐：软米饭（大米 100g），海蛎肉片豆腐汤（海蛎 30g、瘦猪肉 30g、南豆腐 120g、香菇 10g、青菜叶 100g）。

加餐：胡萝卜汁 150mL。

晚餐：馒头（50g），清蒸鲷鱼（鲷鱼 50g），干贝冬瓜汤（冬瓜 100g、干贝 20g）。

慢性溃疡病食疗方

［桃仁猪肚粥］

原料：桃仁（去皮尖）、生地各 10g，熟猪肚片、大米各 50g，调料适量。

制作：将猪肚片切细，取 2 倍水煎桃仁和生地，取汁，加猪肚、大米煮为稀粥，调味服食，每日 1 剂。

功效：益气活血，化瘀止痛。

［鸡蛋三七炖］

原料：鸡蛋 1 个，蜂蜜 30mL，三七粉 3g。

制作：将鸡蛋打入碗中搅拌，加入三七粉拌匀，隔水炖熟再加蜂蜜调匀服食。

功效：疏肝理气，和胃健脾。适用于上腹疼痛、呕吐伴有恶心、嗳气等。

## 十一、胃癌

### （一）概述

据世界卫生组织统计，仅 2015 年间，我国就有 280 多万人死于癌症，平均每天约有 7500 人，其中胃癌在我国恶性肿瘤的死亡率中居第二，在全球常见的恶性肿瘤发病率位居第四，死亡率也居全球较高水平，应引起足够的重视，并加以防范。

### （二）胃癌的发病因素

胃癌公认的患病因素有以下几方面：

1. **慢性萎缩性胃炎**　由于胃酸低下有利于胃内细菌（如硝酸盐还原酶阳性菌）的繁殖，同时，胃排空时间延长增加了胃黏膜与致癌物质的接触时间。

2. **胃息肉**　腺瘤型息肉癌变可能性高于增生型息肉，多发性息肉高于单发性息肉，直径＞2.0cm 且无蒂者易于恶变。

3. **胃溃疡**　溃疡周围的黏膜上皮在炎症刺激下反复修复，再生上皮易受致癌物质作用而发生癌变。

4. **残胃**　残胃多伴有程度不同碱性反流和胃泌素、胃酸分泌减少，这就降低了黏膜屏障的保护作用，削弱胃黏膜上皮的营养和屏障功能，有利于亚硝酸类化合物的合成，使已受损害的胃黏膜屏障更易遭受致癌物质的影响。

### （三）胃癌的临床表现

胃癌早期缺乏特有的症状和体征，可能仅有上腹部不适、饱胀和恶心等消化不良症状，随着症状越来越明显，以上腹部疼痛、饱胀、食欲不振、消瘦、黑粪、呕吐和呕血为多见。25% 的患者常有消化性溃疡样疼痛，即饥饿性疼痛，进食后腹痛缓解，常被疑为消化性溃疡，但多为无规律性疼痛，而被误诊为慢性胃炎。

随着病情发展，症状明显，恶心、呕吐更严重，常因幽门水肿或肿瘤压迫，致使幽门管通过障碍，引起呕吐，可以呕出宿食，也常有咖啡样食物。

胃癌转移所引起的症状：腹膜转移可有腹水，肝转移可出现黄疸，肺转移可有咳嗽、呼吸困难，骨转移可出现骨痛、四肢疼痛及贫血，中枢神经转移可出现偏瘫，盆腔转移可出现便秘和妇科病的症状，有时因转移出现的症状是本病的最早症状。

患者晚期极度消瘦、苍白和衰弱。部分患者上腹部可触及肿块，质坚硬，呈结节状，不规则，可移动，有压痛。

### （四）胃癌的防治

1. **胃癌的治疗**

（1）手术治疗：根治性手术治疗是早期胃癌的有效治疗方法；

对于已不能根治但有幽门梗阻的患者，可做胃空肠吻合术解决进食问题。

（2）化学治疗：化疗的药物可选用 5- 氟脲嘧啶等，治疗方案根据胃癌的类型和临床症状由专科医生决定。

（3）放射治疗：选用放射治疗要依病情而定，专科医生在权衡利弊后选用结合其他疗法以改善预后。

（4）其他疗法：生物疗法以及中医中药治疗，中医中药对配合胃癌治疗起了重要作用，一般以祛邪扶正、扶正固本的方法提高机体抗癌能力，常用中草药龙葵、虎杖根、蟾蜍、肿节风、白花蛇舌草和莪术等配合辨证加减应用。

2. 胃癌的预防

（1）定期体检：早期胃癌往往无明显症状或仅有上腹部不适、厌食、饱胀及对某些食物乏味等而被误诊为一般胃病。日本在对 450 万人的普查中发现 6500 例胃癌患者，其中 30% 无症状。故提出，凡是胃病患者如近期内症状加重、不能缓解或原有胃病短期内发生胃疼、呕吐、食欲不振、黑粪或贫血和消瘦等，应高度疑为胃癌。

我们建议定期体检，以早期发现、早期治疗。早期胃癌治疗效果尤佳，5 年、10 年以上生存率可达 91% 以上。综合世界各地经验提出胃癌的 6 个危险因素：①家属中有胃癌史；②巨肥厚性胃炎或萎缩性胃炎；③恶性贫血；④胃息肉；⑤胃溃疡；⑥胃切除后 15 年以上。

有上述危险因素者应定期到医院检查，以防胃癌的发生。特别指出，有胃溃疡应定期做胃镜检查，必要时做活组织病理检查。凡是萎缩性胃炎，特别是伴有肠上皮化生者，应按时追踪观察。多发胃息肉，特别是在 2cm 以上者，尽量做胃镜检查，可在胃镜下摘除息肉，以排除胃癌的可能性，其后按时追踪观察。

（2）注意饮食卫生：日本、智利和冰岛等国的胃癌发病率居世界前列，1971 年以来，日本等国积极提倡少吃"熏制食品"和过咸或腌制食物，提倡摄入奶类及新鲜蛋白质，普遍使用电冰箱，避免进食过度刺激的食物，忌烟酒，多吃新鲜蔬菜、水果。

根据上海、北京、西安、沈阳和福州 5 个城市对胃癌的病例对照研究提出胃癌发病与下列 10 个生活方式有关：①经常吃发霉变质食品；

②生气吃饭；③不吃新鲜蔬菜；④三餐不定时；⑤肉蛋等优质蛋白质食物摄入少；⑥喜吃酸、辣及烫食；⑦接触有毒物质；⑧喜食重盐饮食；⑨好生闷气；⑩进食太快等。

根据日本等国倡议和我国胃癌的对照研究，我们建议少吃"熏制食品"和过咸及腌制食物，避免进食过度刺激的食物，忌烟酒，多吃新鲜蔬菜、水果，摄入新鲜奶类，尽量改变与胃癌有关的生活方式。这样，有望降低胃癌的发病率。

（3）胃癌普查：有条件者，特别是40岁以上的中老年人、有家庭肿瘤史的人要进行胃癌普查或肿瘤标志物筛查以及幽门螺杆菌检测。

## 十二、大肠癌

### （一）概述

结肠癌、直肠癌通常称为大肠癌，是消化系统常见的肿瘤。根据流行病学调查和临床分析结果显示，大肠癌与环境、饮食习惯有关。中国人、日本人大肠癌发病率低于美国人，但移居西方国家后，发病率即上升。低纤维素、高脂肪饮食对大肠癌发病起一定的作用。慢性结肠炎10年后10%～20%可发生大肠癌；出血性溃疡性结肠炎10年后50%发生癌变；家族性结肠息肉病患者8～10岁发病，40岁左右几乎100%可有癌变；结直肠腺瘤性息肉小于1cm者癌变率约1%，1～2cm者癌变率为10%，超过2cm者癌变率超过34%；结肠癌患者经手术切除后，即使残存的结肠是正常的，其患第二次结肠癌的风险往往比正常人增加3倍，有结肠癌家族史者，风险增加4倍。

大肠癌以发生在乙状结肠和直肠下端的癌最为多见，约占大肠癌的4/5，其次为盲肠、升结肠和横结肠。直肠癌比结肠癌多见，直肠癌占全部大肠癌的50%以上。我国大肠癌发病男性比女性多；发病年龄明显提前，中位发病年龄为58岁，比欧美等国家提前10余年，近年来青年甚至少年患者也不少见，其中青年人（＜30岁）患者比例较高，约占15%；另外，城市远比乡村高发，所以值得重视。

### （二）大肠癌的诊断

（1）在所有的诊断方法中，最简单、直接的方法是直肠指诊，此方法可发现大多数的直肠癌；

（2）钡灌肠、气钡双重造影是检查直肠以上病变的常用方法；

（3）纤维结肠镜可直接观察结肠全长，并可活检进行病理学诊断；

（4）对于早期或高度怀疑的超早期患者，要定期进行粪潜血试验，根据结果再进一步检查；

（5）大肠癌易误诊为阑尾炎、消化性溃疡、胆囊炎、结肠结核、痢疾、肛瘘和内痔等，须注意鉴别诊断。

**（三）大肠癌的主要临床表现**

（1）右侧结肠癌主要表现为隐性腹痛，右下腹包块，有慢性失血、贫血表现，较少发生梗阻。

（2）左侧结肠癌主要表现为腹痛、便秘、血便、腹胀和肠梗阻。

（3）直肠癌首先表现在大便习惯的改变，继而便后有坠胀感或里急后重，严重时有便血。随着肿瘤的发展，直肠腔变窄，出现排便困难、粪便变细或带血。

（4）贫血、消瘦、发热和乏力等全身中毒症状。

**（四）大肠癌的防治**

1.　大肠癌的治疗　手术切除仍是治疗大肠癌最主要、最有效的手段。手术要充分切除癌组织及其上、下段一定距离的正常肠管，彻底切除癌向中心引流区的系膜组织。近年来直肠癌研究的最大进展是扩大保肛手术的应用范围。

大肠癌术前放疗能使肿瘤缩小，减轻肿瘤的浸润，提高切除率；术后放疗可降低局部复发的危险。

大肠癌化疗的效果目前尚不理想，主要以 5- 氟脲嘧啶为主联合用药。

治疗大肠癌的同时应积极治疗其他合并的疾病。

2.　大肠癌的预防

（1）警惕大便性状的改变：日常生活中，在大便时应特别注意大便的性状，比如大便是否变细、不成形或大便带血。痔疮也会便血，往往便的是新鲜血，而直肠癌早期（晚期肿瘤出血坏死可能有脓血便）也是便血，除血便外无其他不适，很容易误以为是痔疮。所以，有血便者不要麻痹大意，不要与痔疮混为一谈，应及时到医院进行检查，因为大肠癌早期表现为便血或腹泻、便秘相交替，若大便变形、黏液血条纹状地附着在粪便上，更应高度重视。

（2）防癌饮食：膳食中应有充分的营养，并且要保证食物多样化，以植物性食物为主，植物性食物中应含有多种蔬菜、水果、豆类和粗加工的谷类等。

1）多吃蔬菜、水果，坚持每天吃 400～800g（预防大肠癌要特别增加纤维素的摄入）；豆芽中的叶绿素可以防治直肠癌；每天吃 600～800g 谷类、豆类和薯类食物；最好吃粗加工的食物；限制糖的摄入。

2）少饮酒，建议不饮酒，反对过量饮酒。避免吃刺激性食物，如咖啡、冷饮等。

3）喜欢吃肉者，每天红肉（指猪肉、牛肉和羊肉等）摄入量应少于 90g，可多吃鱼、家禽，以代替红肉。

4）限制高脂食物，特别是动物内脏的摄入，多吃植物油并节制用量。

5）少吃盐。成人每天食用盐少于 6g，要限制腌制食物及烹饪调料用盐。

6）不吃常温下储存时间过长、可能受到真菌毒素污染的食物，保存食品应避免霉变。

7）在家中用冰箱或其他恰当的方法保存食物，避免霉变和腐烂。

8）不吃烧焦的食物，烤鱼、烤肉时应避免烧焦。

（3）防癌健身运动

1）要终身坚持体育运动，若工作中运动较少，每天应进行 1 小时的快走或类似的运动，并且每周进行至少 1 小时的出汗运动。

2）控制体重，避免体重过轻或过重；在成年后，限制终生体重变化不超过 5kg。

（4）控制紧张情绪，消除不良心理因素

1）精神紧张可引起自主神经功能紊乱，导致结肠运动分泌功能失调，从而引起腹痛、腹泻或便秘等症状的发生。消除精神紧张、情绪波动等不良心理因素，生活乐观、心情舒畅，这样胃肠道功能就能正常运行，身体各器官功能也都能正常运行。

2）休闲时，或走进歌厅舞场，投身于群体活动；或享受购物乐趣；或养花饲鸟；或聆听优美音乐；或养宠物、放风筝、垂钓；陶冶高尚情操，放松心情，悠闲乐哉！有益于健康。

（5）定期体检

1）要制订定期体检计划，特别是 40 岁以上的中老年人每年应体检 1~2 次，年龄越大，每年体检的次数要多些，以便及时发现问题，及早防治。

2）有大肠癌家族史者，体检时必须检查粪潜血和肛门指诊；结肠镜检查可直接观察结肠全长，并可活检供病理学诊断；同时应检查癌胚抗原（CEA）等与消化道肿瘤相关的标志物。

# 第 2 节　泌尿生殖系统疾病及妇科疾病

## 一、尿石症

### （一）概述

尿石症是常见的泌尿外科疾病之一。结石在泌尿系统的各个部位都可以出现，发病男性多于女性（4：1~5：1）。尿石症发病有地区性的差别，在我国多见于长江以南，北方相对少见。

### （二）尿石症的形成因素

1. 环境因素　包括地区和气候条件的差异，如炎热地区可因出汗多导致尿液浓度升高、水质中钙质成分的增加均可使结石易于形成。

2. 个体因素　该疾病发生与遗传因素有关，如先天性酶缺乏；甲状腺功能亢进、皮质醇增多症、长期卧床和溶骨性骨肿瘤等也有诱发结石的可能。

3. 尿液因素　尿酸性减低，pH 值增高，尿量减少，使盐类和有机物质浓度增高，易造成结石生成。

4. 解剖结构异常　如尿路梗阻或前列腺肥大者导致排尿障碍，残尿量增加，结石生成机会增大。

5. 尿路感染　感染也可能导致磷酸钙和磷酸镁铵结石生成。

### （三）尿石症的临床表现

泌尿系统结石主要症状是疼痛和血尿。有部分患者长期无自觉症状，在体检中才发现有结石，或出现尿路感染或肾积水时才被发现。

　　泌尿系统结石并发感染时，尿中有脓细胞。有的患者被诊断为肾盂肾炎，经检查才发现有泌尿系统结石。

　　结石进一步增大，引起肾积水。结石堵塞两侧上尿路时常发生肾功能不全，甚至无尿。有些患者，可能以贫血、胃肠道症状来就诊，易造成误诊。

**（四）尿石症的防治**

　1. 尿石症的治疗

　　（1）药物排石：以中医中药为主的排石颗粒、排石素或净石灵胶囊等。

　　（2）碎石疗法：体外冲击波碎石疗法或输尿管镜下碎石疗法。

　　（3）各种腔内镜治疗：如经皮肾镜取石或输尿管镜取石等治疗。

　　（4）手术疗法：结石引起梗阻而影响肾功能或经非手术疗法无效者可考虑手术治疗。

　2. 尿石症的预防

　　（1）饮食方面：水能稀释尿液，并防止高浓度的盐类及矿物质聚积成结石。每天摄入 2500mL 液体可阻止尿钙高的人发生新的结石，通常推荐每 4 小时饮水 250mL，再加每餐 250mL。

　　特别注意：晚间一定量的水非常重要。公认合理的饮水量每天不少于 2L。

　　可根据结石的成分合理安排饮食：大约 60% 的结石是草酸钙结石。因此，应限制摄入富含草酸的食物，包括豆类、甜菜、芹菜、葡萄、青椒、香菜、菠菜、草莓及甘蓝科类的蔬菜，也要避免摄入酒精、咖啡、茶、巧克力、无花果干、羊肉、核果、红茶及罂粟子等。

　　食用含嘌呤高的食物（如动物内脏、豆制品和啤酒等），可使血尿酸升高，易形成尿酸结石，故应多进食含纤维丰富的食物，如黑木耳，因其所含矿物质和微量元素能对各种结石产生强烈的化学反应，使结石剥脱、分化、溶解并排出体外。另外，多食维生素 A 含量多的食物，有利于维持尿道内膜健康，防止结石复发，如胡萝卜、香瓜等。

　　适当的饮食控制，不同成分的结石其饮食预防的注意事项也略有不同，叙述如下。

　　1）草酸钙结石：忌食菠菜、芹菜、芦笋、草莓、李子、浓茶、巧克力以及干果。

2）磷酸钙结石：不宜饮用碱性饮料，例如各种可乐等；每日限食用盐 5g 以下，忌食味精；大幅限食肉、蛋等高蛋白食品。

3）尿酸结石：忌食动物内脏和酒类，限食肉、鱼和虾类，每日不超过 100g；少食蘑菇、豆类（尤其是石膏调制的豆干、豆腐）。蛋、奶中嘌呤含量很低，可以食用，以补充人体所需的蛋白质。

（2）生活起居：有泌尿系统结石的患者要在饮水后活动，选择跳跃性活动促进结石排出，比如跳绳或向上跳跃等。

预防骨脱钙，长期卧床的患者要多锻炼，防止骨脱钙，以减少尿钙含量。

定期做尿液检测以及 X 线和超声波（B 超或彩超）检查，观察有无复发及残余结石情况。若出现肾绞痛、恶心、呕吐、寒战、高热或血尿等症状，应及时就医诊治。

## 二、肾癌

### （一）概述

肾肿瘤多为恶性，任何肾肿瘤在组织学检查前都应疑为恶性。临床上较常见的有源自肾实质的肾癌、肾母细胞瘤以及自肾盂发生的乳头状腺瘤。成人恶性肿瘤中肾肿瘤约占 1%，但在小儿恶性肿瘤中，肾母细胞瘤竟占 20%，是小儿最常见的腹部肿瘤。

近些年来，大多数肾癌是健康体检时发现的无症状肾癌，这些患者占肾癌患者总数的 50%～60%。有症状的肾癌最常见的是腰痛和血尿，少数患者以腹部肿块来医院就诊，但这些症状的出现说明已经不是早期肾癌，所以应定期体检，注意肾癌的发生。

### （二）肾癌的临床表现

肾癌，通常是指肾细胞癌，临床表现有血尿、疼痛和肿块。

肾癌早期一般很少有疼痛，偶有腹部钝痛或隐痛，当血块通过输尿管时可发生肾绞痛。

血尿多为无痛性肉眼血尿，而且是肾癌最主要的初发症状，这时病理上已发展到溃破至肾盂肾盏阶段。

肾区可触及肿块，患者有时可感到腹部有肿块。

10%～40% 的患者出现副癌综合征，表现为高血压、贫血、体重减轻、恶病质、发热、红细胞增多症、肝功能异常、高钙血症、高血糖、血沉增快、神经肌肉病变、淀粉样变性、溢乳症及凝血机制异常等改变，少数患者有低热、消瘦、贫血和衰弱等肾癌的晚期症状。

20%～30% 的患者可由于肿瘤转移所致的骨痛、骨折、咳嗽和咯血等症状来就诊。

### （三）肾癌的防治

1. 肾癌的治疗

（1）手术治疗：首选手术治疗，可以采用根治性肾切除术或保留肾单位的肾癌切除术。肾癌不能手术切除而有严重出血者可行肾动脉栓塞术作为姑息性治疗。

（2）药物治疗：中医中药配合手术治疗，可提高机体免疫力。注意休息，特别是术后 3 个月内不要做剧烈运动，可做一些轻微活动，以中药调理，改善预后。

2. 肾癌的预防

（1）健康饮食：宜多吃新鲜蔬菜、水果，多吃淀粉类食物，增强体质，提高机体免疫力；忌烈性酒、咖啡和辛辣刺激性食物以及霉变、油煎和油腻食品，有水肿者忌盐及咸味重的食品。

（2）避免有害物质侵袭：禁止吸烟，加强职业防护，避免直接接触化工产品、染料等致癌物质。

## 三、膀胱癌

### （一）概述

膀胱肿瘤是泌尿系统最常见的肿瘤，近年来发病率有增高趋势。膀胱癌的高发年龄在 50～70 岁，多见于男性，是女性的 4 倍，任何 40 岁以上无痛性血尿都应警惕膀胱癌的发生。

### （二）膀胱癌的临床表现

绝大多数膀胱癌患者以无痛性血尿就医，血尿间歇出现，常能自行停止或减轻，容易造成"治愈"或"好转"的错觉，出血量或多或少，一般为全程肉眼血尿，终末加重，严重者血块充满膀胱引起尿潴留。

膀胱癌患者偶有以尿频、尿急、尿痛、排尿困难和下腹肿块为起始症状的。

鳞状细胞癌和腺癌恶性程度大，病程短；鳞状细胞癌多数伴有结石、炎症或尿道狭窄史。

### （三）膀胱癌的防治

1. 膀胱癌的治疗

（1）手术治疗：膀胱癌治疗以手术治疗为主，可经膀胱镜手术，包括膀胱切开切除肿瘤、膀胱部分切除术和膀胱全切除术。经尿道膀胱肿瘤电切，电切治疗后再按医嘱服药，在医生指导下决定减量和改换其他药物。如果肿瘤位于膀胱三角区及膀胱颈部有浸润、肿瘤已经向周围淋巴结转移和复发性肿瘤等，应采用全膀胱切除术＋尿流改道术。

（2）化学药物治疗：可选用 5- 氟脲嘧啶、多柔比星等治疗。

（3）放射治疗：浸润到膀胱肌层的 $T_3$、$T_4$ 期，手术前进行放射治疗，可能提高 5 年生存率。

2. 膀胱癌的预防

（1）饮食方面：首先，应该坚持科学的饮食习惯，多吃新鲜蔬菜、水果，因为新鲜蔬菜、水果中含有丰富的维生素和微量元素，可以使体内的致癌物质亚硝酸胺的毒性作用减弱。应尽量少吃肉类食品，禁吃熏制、腌制、煎炸、发霉和辛辣刺激性食物。

其次，增加饮水量，因为饮水量的多少直接影响膀胱内尿液的浓度，对膀胱癌的发生有重要影响。饮水量少者，排尿间隔时间必然延长，这就给细菌（如大肠杆菌）的繁殖创造了有利的条件，尿液中细菌浓度增加，不仅可引发膀胱炎，还会对膀胱黏膜产生不良刺激，这样久而久之，膀胱黏膜在细菌和致癌物质的双重刺激下，可逐渐发炎、糜烂，最终导致癌变。

注意饮食卫生，避免寄生虫病，如寄生虫病发生在膀胱内，亦可诱发膀胱癌。

（2）改变生活方式：有吸烟习惯者，要尽快戒烟，不要酗酒，多饮水。

（3）减少接触有害物质：长期接触芳香族类化合物的工种，如染料、皮革、橡胶和油漆等，可出现较高的膀胱肿瘤发生率。体内色氨酸代谢异常可产生一些代谢产物，这些代谢产物经过肝作用排泄入膀胱，由葡萄糖醛酸酶作用后具有致癌作用。某些药物可诱发膀胱癌，服药时应遵医嘱，尽量避免滥用药物。

（4）及时体检：及时体检可发现早期膀胱癌。凡是有间歇性、无痛性、肉眼全程血尿且终末加重；或有尿路刺激症状如尿频、尿急、排尿困难和尿潴留；可扪及下腹部浸润性肿块，严重下肢水肿（如皮靴水肿），应及时就诊，排除膀胱肿瘤。

## 四、前列腺增生症

### （一）概述

前列腺是男性最大的附属性腺，在青春期发育增长，参与性功能和生殖功能，进入老年期逐渐退化、萎缩。从青春期到老年期，前列腺随着年龄的增加而逐渐生长增大。前列腺增生症是一种前列腺非癌性生长，增大的前列腺挤压尿道，可导致排尿困难和不舒适，这是一种良性疾病，通常发生在 50 岁以上的男性，但近几年来观察发现其发生有年轻化趋势，60～70 岁发病率可达 75%，在 80 岁男性中，80% 有因前列腺增生而导致的排尿困难。

前列腺增生症的征兆有排尿频繁，多见于夜间尿意增加，不上厕所夜晚无法入睡，排尿不顺畅或完全无法排尿，排尿量减少，有遗尿，或有时会导致毛细血管破裂，尿中带有血丝。当出现前列腺增生的征兆时，应及时来体检，排除恶性病变，解除思想顾虑，一般轻微的症状都可能改善。

前列腺增生症如果不产生症状或症状很轻微，可以不用治疗。

### （二）前列腺增生症的临床表现

前列腺增生症一般多见于 50 岁以上的男性。前列腺增生未引起梗阻或轻度梗阻时可无症状，对健康亦无影响，所以在健康体检中，发现前列腺增生（肿大），无论轻度、中度或重度，都不必惊慌失措，应坦然应对。

排尿困难是前列腺增生的主要症状，进行性排尿困难是典型的临床表现，但发展常很缓慢，有些老年人认为是自然现象而被忽视，待到排尿困难程度加重，排尿时费力，射程缩短，尿细而无力，呈滴沥状，这时才就诊。有的前列腺增生合并前列腺炎症，亦可有尿频、尿急和尿痛等膀胱炎现象，有结石时症状更明显，并可伴有血尿。

前列腺增生出现症状与否取决于前列腺肿大引起尿液排出受阻的程度以及病变发展的速度，以及是否合并感染和结石，而不在前列腺本身增生的程度。尿频，常是前列腺增生最初出现的症状，早期因前列腺充血刺激所引起，夜间较为显著，这是前列腺增生的征兆，及时体检，消除顾虑，或在医生的指导下服用些药物，症状可得到改善。若梗阻加重，膀胱残余尿增多时，尿频亦逐渐加重，以致夜间频繁排尿。梗阻若进一步加重，不能排尽全部尿液，膀胱残余尿增多，膀胱失去收缩能力，逐渐发生尿潴留，可出现尿失禁现象。

晚期由于长期尿路梗阻而导致肾功能不全，表现为食欲不振、恶心、呕吐及贫血等，由于长期排尿困难而依赖增加腹压排尿，可引起或加重痔疮症状，引发脱肛和疝等疾患。

**（三）前列腺增生症的防治**

1. 前列腺增生症的治疗

（1）手术疗法：手术切除增大的前列腺是比较有效的治疗方法。

（2）女性激素：对早期前列腺增生症有一定的效果，可使增生的腺体萎缩，常用药物有己烯雌酚、雌三醇和炔雌醇。长期使用女性激素，除了胃肠道症状的副作用外，还可发生乳房发胀、乳头变黑，有冠心病者不宜长期应用。

（3）药物治疗：功能性药物有非那雄胺（保列治）等，前列腺增生症引起排尿功能障碍者，长期服用非那雄胺可缩小前列腺；盐酸坦索、罗辛（哈乐）可改善排尿功能。药物治疗须在医生的指导下进行，有些药物可加重排尿困难，剂量大时会引起急性尿潴留，主要有阿托品、颠茄片及麻黄片、异丙基肾上腺素等，应慎用。中药对前列腺增生症的治疗有较好的效果，可根据辨证论治进行中医中药治疗。

（4）局部注射：经会阴穿刺，在前列腺组织内注入药液，可使增大的前列腺缩小。

（5）中医理疗：中医理疗、针灸对前列腺增生症的治疗有效，针刺关元、气海、三阴交和阳陵泉等穴，手法由弱到强，疗效较好。

2. 前列腺增生症的预防

（1）防止受寒：秋末至初春，天气变化无常，一定要注意防寒，预防感冒和上呼吸道感染等，因为寒冷往往会使前列腺炎、前列腺增生症病情加重。

（2）饮食调整：进食易消化的食物和含粗纤维的食物，如水果、蔬菜和粗粮；忌食刺激性食物，如煎炸食品、辣椒，防止便秘。

（3）忌烟酒：饮酒可使前列腺及膀胱充血、水肿而诱发尿潴留。

（4）避免压迫：经常久坐易使会阴部充血，引起排尿困难，尤其是较长时间骑自行车，引起会阴部充血和压迫前列腺，导致前列腺增生症的发生和发展。经常参加文体活动以及气功锻炼等，有助于减轻症状。

（5）改变生活方式：不憋尿，多饮水（白天多饮，夜间少饮，以免夜尿增多影响睡眠），24小时饮水量达到2500mL（包括饮食中的汤水），才能起到尿液稀释和冲洗作用。

## 五、前列腺癌

### （一）概述

前列腺癌是男性最常见的恶性肿瘤之一，约占泌尿系统肿瘤的4%，其发病有明显的地区和种族差异，据统计在欧美等西方国家居男性肿瘤发病率和病死率的首位，欧洲人最高，亚洲人较低。

前列腺癌临床上有潜伏期长、早期诊断困难和后期难以根治的特点。其发生与环境污染、饮食及生活方式有关。发病率随年龄的增长而增高，多发生于65岁以上的男性，近年来，我国的前列腺癌发病率有逐年升高趋势。

### （二）前列腺癌的临床表现

1. 发病特点　前列腺癌在欧美的发病率很高，高龄老人的前列腺癌发病率仅次于肺癌，但在我国很少见，发病率与睾丸肿瘤相近。

2. 诊断依据　前列腺癌主要临床表现为前列腺增生、肿大，直肠指诊可提供诊断依据，体检医生指诊时在前列腺触及僵硬结节，可行穿刺或切开取活组织做病理检查确诊。

3. 临床分型　前列腺癌可分为3型。

（1）临床型：表现同前列腺肥大，早期常无症状，随着肿瘤的进展，出现类似良性前列腺增生症状，表现为尿频、尿急、尿流缓慢和排尿不畅，之后逐渐加重，出现排尿困难，甚至发生尿潴留等症状；

（2）隐蔽型：肿瘤小，不引起梗阻，但因脊柱、盆腔、肝或肺等转移灶而引起主要症状；

（3）潜伏型：仅在病理检查时发现，无临床表现。

**（三）前列腺癌的防治**

1. 前列腺癌的治疗

（1）手术治疗：理想的治疗是根治性前列腺切除术，但临床上可手术切除治疗者仅占少数。

（2）内分泌治疗：包括双侧睾丸切除术和女性激素治疗，女性激素治疗前列腺癌效果良好，有半数病例肿瘤缩小、症状消退。

（3）放射治疗：外照射及组织间照射均有一定效果，配合手术可提高 5 年生存率。

2. 前列腺癌的预防

（1）定期体检：定期体检普查很重要，检查是否有前列腺增生、肿大，通过肛门指诊就可做出诊断。前列腺癌的发病因素很复杂，目前已知的高危因素包括年龄、种族、遗传、饮食、输精管结扎、吸烟和肥胖等，因此建议凡是有家族史的男性，由于前列腺癌的发病概率会大大增加，每年应做一次体检，有条件的 65 岁以上老年人，要增加每年的体检次数。

（2）饮食调节：①限制红色肉类（猪、牛、羊肉等）进食量；②每日摄入豆制品 20～40g；③硒，每日 200μg；④维生素 E，每日 400～800U；⑤多饮绿茶。其中③④项也可用长期吃新鲜蔬菜和水果代替。

（3）调整生活方式：另外也有研究表明良性前列腺增生、过度肥胖、缺少锻炼、吸烟、接触放射性物质或性传播性疾病可能会增加前列腺癌的发病率。介绍以下几方面来调整生活方式，减少前列腺癌发病的危险性。

1）抽烟者要戒烟，不要酗酒。

2）避免肥胖，采取合理的饮食方式，尽量做到定时定量、多素食、低脂肪、少零食和少甜食，做到营养均衡。加强运动，主要是采取有氧运动，如步行、慢跑、骑自行车、游泳、打球、体操和舞蹈等，结合自身特点，循序渐进，以达到减肥目的。

3）避免接触放射性等有毒致癌物质。

4）避免性生活混乱，防止性传播疾病的发生。

## 六、子宫肌瘤

### （一）概述

子宫肌瘤是由于子宫平滑肌组织增生而形成的良性肿瘤，是妇科常见病，也是更年期妇女的多发病。据有关统计表明，30 岁以上妇女，每 10 人当中就有 2～3 人患有子宫肌瘤，而 40～50 岁的女性患子宫肌瘤者占总数的 50% 以上。

子宫肌瘤的发生与雌激素分泌有关，一般女性到了性成熟期都有可能发生子宫肌瘤，但是，一旦停经，子宫肌瘤便会逐渐缩小。子宫肌瘤根据所在子宫壁的部位不同可分为：①肌层内肌瘤，这种肌瘤在子宫内肌层逐渐扩大，也是子宫肌瘤中最常见的类型；②浆膜下肌瘤，这种肌瘤能朝子宫外侧扩大，又分为有茎和无茎两种；③黏膜下肌瘤，这种肌瘤能在子宫内扩大。

### （二）临床表现

子宫肌瘤可导致月经过多或子宫出血，尤其是性交后出血，可能是引起初次就诊的原因，还可在阴道冲洗或阴道检查后出血。个别患者因失血过多而产生严重的贫血。当肌瘤增大到一定程度，会使子宫膨胀变大，因而造成下腹部感觉不适或隐痛；肌瘤增大还可促使子宫压迫直肠或膀胱，出现排便疼痛、尿频等症状。

子宫肌瘤多数没有任何症状，大多是在体检中才被发现。由于子宫肌瘤可能发生癌变，所以必须对其保持高度的警觉。

### （三）子宫肌瘤的防治

1. 子宫肌瘤的治疗

（1）药物治疗：如果排除手术的必要性，一般可用药物治疗，如甲基睾丸素、丙酸睾酮等。对要求生育的人可使用炔诺酮，也可用甲孕酮、甲地孕酮以及促黄体生成素等，但要在医生的指导下用药，不能擅自应用。

（2）手术治疗：若肌瘤症状明显，生长快并且不能排除癌变的可能，其治疗方式以手术为主。手术依据肌瘤大小、癌变概率大小以及是否有再生育的要求，可考虑肌瘤剥除术或子宫切除术。

对于患了子宫肌瘤是否手术以及手术是否要保留子宫等问题，应充分听取医生的意见，因为医生会根据临床症状和癌变的概率以及预后等因素权衡利弊进行考虑，才决定是否手术及采取哪种手术方式。当然，为了慎重起见，医生在采取手术前最好组织讨论来决定治疗方案，患者可以找更多有经验的医生来帮助确诊和决定手术方案。

2. 子宫肌瘤的预防

（1）定期体检：如果肌瘤较小，并且没有相应的症状，也没有其他并发症或癌变的可能，一般不需要治疗，尤其是更年期妇女，因为绝经后雌性激素分泌减少，肌瘤可能因此出现自然的萎缩甚至消失。但不需治疗不等于放任不管，毕竟子宫肌瘤有潜在恶化的危险，所以坚持定期的体检是绝对必要的，较小的子宫肌瘤，每隔 3～6 个月就要进行一次复查，如果复查发现肌瘤增大或症状有发展，就应考虑采取一些治疗手段。

（2）改变固有理念：有的女性一旦体检查出有子宫小肌瘤，就忧心忡忡，产生沉重的心理包袱，怕影响日后生活。殊不知，心理因素与子宫肌瘤的发生和发展也有一定的关系，改变固有传统理念，解除对子宫肌瘤的思想顾虑，消除对子宫切除的疑虑，这样有利于健康也有利于病情的康复。

对于女性来说，最大的问题是子宫切除，但也不要过于疑虑。因为许多人，不仅仅是女性，都有一种不全面的认识，认为一旦失去了子宫，就不再是完整的女性了。其实，女性即使子宫存在，更年期以后，月经也会消失。这种情形与切除子宫月经消失并没有更多的区别。女性即使切除子宫，女人的魅力仍然不会消失，并且性功能也不会出现变化。尤其是更年期的女性，即使留下一个卵巢，其更年期的种种过程仍然与其他女性相同。所以，担心是没必要的。更重要的是，要时时想到自己过去是一个女性，现在仍然是一个女性，将来必然还是一个女性。这样，消除对子宫肌瘤的种种顾虑，有助于疾病的康复。

## 七、子宫内膜癌

### （一）概述

子宫内膜癌的发病与年龄有重要关系，多发生在绝经后的女性，并随着年龄的增加，子宫内膜癌的发病率也有所升高。近几年来，随着经济快速发展和生活水平提高，人们膳食结构发生改变，女性平均寿命延长，绝经期相对延长，子宫内膜癌的发病率呈上升趋势。

子宫内膜癌发病年龄比子宫颈癌晚 10 年，多发生在 50 岁后半期至 60 岁后半期，一般发病多在绝经后的女性。子宫内膜癌的发生与雌激素有关，特别是雌酮。绝经后雌酮形成增多，并随着年龄的增加而递增。雌酮经常刺激子宫内膜，使子宫内膜过度增生，因而诱发子宫内膜癌。有研究表明，随着生活水平提高和膳食结构的改变，肥胖、高血压和糖尿病的女性增多，将成为子宫内膜癌发病的高危因素。

子宫内膜癌病情发展快，严重威胁老年女性的健康，所以要尽早发现，在 50 岁以上的子宫内膜癌发病的高危人群中，应定期体检，并做相应的妇科检查，才能做到早期发现、早期治疗，降低病死率。

**（二）子宫内膜癌的临床表现**

子宫内膜癌的主要临床症状是子宫出血或阴道排出水样液体。由于子宫内膜癌多发生于 50 岁后半期至 60 岁后半期，也就是说子宫内膜癌发生在绝经后的女性，这主要与雌激素水平有关。此外，无排卵不孕或多囊卵巢患者以及长期使用雌激素的女性，子宫内膜长期接受雌激素刺激，也是子宫内膜癌的高危人群。在 50 岁绝经后，如果出现子宫出血或阴道异常排出液体，应高度警惕子宫内膜癌。

**（三）子宫内膜癌的防治**

1. 子宫内膜癌的治疗

（1）诊断性刮宫：凡是有不明原因的子宫出血，均应做诊断性刮宫活组织检查，进一步诊断和鉴别诊断，以便确定治疗方案。

（2）手术治疗：确诊为子宫内膜癌应进行子宫切除手术。如病理报告为非典型增生或腺瘤样等病变，又无生育要求，可以切除子宫。

2. 子宫内膜癌的预防

（1）定期妇科体检：子宫内膜癌的早期症状是子宫出血，因此，除了正常月经外，一切子宫出血都应受到高度重视，特别是绝经年龄推迟者又出现子宫出血，或绝经后又再次出现子宫出血，同时伴有肥胖、高血压、糖尿病的女性，应定期体检，每半年或 1 年常规进行妇科体检一次。

（2）防癌检查：定期进行防癌检查，如妇科的肿瘤标志物 Ca125

及鳞状细胞癌抗原 SCCA 等检查。

## 八、卵巢囊肿

### （一）概述

卵巢囊肿是妇科的常见病。在性成熟的女性，正常一个月排卵一次，在卵巢表面不断发育的卵泡并不全部排卵，有的卵泡达不到成熟期就分解，只留下细小的瘢痕。也有个别卵泡未分解，仍旧充满了液体，它们不断扩大，于是发展成为功能性囊肿。这种囊肿是非赘生性囊肿，并不可怕，在月经周期激素影响下形成的囊肿，月经过后会自行消失。但是，如果患有卵巢赘生性囊肿，如卵巢畸胎瘤、纤维瘤等，就应注意会有恶变的可能。

### （二）临床表现

卵巢囊肿多为良性的非赘生性囊肿，一般患有恶性卵巢癌的人比较少。卵巢囊肿有卵泡囊肿、黄体囊肿、黄素囊肿和多囊卵巢之分。卵巢囊肿通常没有明显的临床症状，仅在体检中才发现。但卵巢赘生性囊肿，如浆液性囊腺瘤、黏液性囊腺瘤、畸胎瘤和良性畸胎瘤（又称皮样囊肿），在腹部检查时可触及肿块，有不适感。随着年龄的增加，尤其是中老年人发生卵巢肿瘤的类型与青年女性不同，常见的肿瘤除了黏液性囊腺瘤、浆液性囊腺瘤及畸胎瘤外，中老年人又常见卵泡膜细胞瘤、布伦纳瘤、颗粒细胞瘤和纤维瘤等，这些肿瘤恶性变的机会多。

此外，中老年女性由于抵抗力减弱，发生肿瘤并发症也多，如容易发生合并感染、肿瘤自发性破裂和蒂扭转，出现剧烈的下腹部疼痛，且因肿瘤血管弹力减少，较大的黏液性囊腺瘤容易合并囊内出血，严重时腹痛剧烈，甚至出现休克。

### （三）卵巢囊肿的防治

1. **手术治疗**　较大的卵巢囊肿，或造成邻近器官的压迫症状，或有恶性变的可能，均可以手术治疗。卵巢囊肿发生蒂扭转时，应及时就医诊治，可考虑给予手术治疗。

2. **定期体检**　重点在于早期发现肿瘤，不论是良性还是恶性肿瘤早期常无明显症状，关键就要定期体检，及时发现肿瘤。为了早期发现卵巢恶性肿瘤，提出以下几点建议。

（1）所有卵巢实性肿块或＞6cm的囊肿均应引起注意，并可考虑手术切除。

（2）月经初潮前或绝经后的女性以及生育年龄服用避孕药者的卵巢囊性肿物，多考虑为肿瘤，应追踪随访。生育年龄女性的小的附件囊性肿块，可进行观察，如果继续增大者随时手术。

（3）盆腔炎性肿块，尤其是子宫内膜异位肿块，经治疗无效，且不能排除肿瘤者，应尽早剖腹探查。

（4）绝经后如发现子宫内膜瘤样增生或内膜腺瘤，应注意卵巢有无肿物，并及时进行治疗。

（5）进行盆腔手术时，应注意同时检查双侧卵巢有无病变。

## 九、卵巢癌

### （一）概述

卵巢癌的发病年龄多在40岁以上，约占60%。假如分析一个女性发生卵巢癌的危险性，50岁是0.8%，55岁是0.7%，60岁是0.6%，70岁是0.3%，也就是说，70岁以后的女性患卵巢癌危险性明显下降。

近年来，随着人们生活习惯、饮食习惯的变化，使得患卵巢癌的人数也有增加趋势。统计结果表明：40～50岁的女性较容易患卵巢癌，更年期女性中有一定数量的人会由于卵巢本身因素而发生原发卵巢癌。即使是良性的卵巢囊肿，如果不加以治疗，时间长了，也有可能恶变。又有人统计分析更年期女性发生的卵巢肿瘤良恶性之比，40岁以前为9∶1，40～60岁是3∶1，提示了更年期女性卵巢恶性肿瘤的发生率逐渐上升，应引起重视。

### （二）卵巢癌的临床表现

卵巢癌在初期一般没有任何自觉症状，直到肿瘤变大后，出现下腹部疼痛、便秘和排尿障碍等症状，这时触摸腹部就会发现肿块。肿瘤继续增大时，便有腹水出现，这时会有全身肿胀、消瘦，并出现贫血症状。一旦出现这种情况，治疗就比较棘手了。

体检发现有卵巢肿瘤，在没有症状时，可做激素测定，鉴别良恶性肿瘤，结合免疫学诊断，以早期诊断恶性肿瘤。如卵巢上皮癌患者血清中癌胚抗原（CEA）升高；卵巢癌胸腹水癌细胞染色体畸变，进行染色体检查，主要为染色体的数目异常，有时出现特殊染色体，其大小、性状与正常染色体均不相同，临床上可利用这种检查方法区分炎症、判定肿瘤的良恶性和确定治疗方案。

### （三）卵巢癌的防治

1. 卵巢癌的治疗

（1）手术治疗：处于更年期的女性，大多数不存在还想怀孕的问题，所以如果更年期妇女发现卵巢癌，就应解除思想顾虑，毫不犹豫地采取手术治疗，将卵巢和子宫全部切除，而且不仅切除患有恶性肿瘤的卵巢，另一侧正常的卵巢也应一并切除。这是为了安全所应采取的措施。因为如果保留下正常的另一侧卵巢，那么这个剩余的卵巢仍有并发癌症的危险。但是，如果因某种情况，女性还有生育的打算，那就视症状而定，如果允许，可以只切除恶性变的卵巢，而留下正常的卵巢和子宫。

对于更年期女性来说，两侧卵巢全部切除，一般不会引起激素分泌的失调，也不会带来新的不适感。个别女性手术后出现肥胖或一般的更年期症状，患者可能会怪罪于手术，为了防止这种情形的发生，手术前有必要与医生充分沟通，然后再接受手术治疗。

（2）姑息治疗：卵巢癌一般多进行手术切除，除非极个别的癌瘤扩散或广泛转移才做放疗与化疗，采用中医中药治疗也有一定的作用。

2. 卵巢癌的预防

（1）定期体检：卵巢癌也是一种容易转移的癌症，因此，特别需要早期发现和早期治疗。一般只要发现得早，手术做得比较彻底，其治愈率还是很高的。卵巢癌转移一般都是发现过晚造成的。由于卵巢癌具有特别的隐蔽性，所以强调进行健康体检，特别要进行必要的妇科检查。只要定期做好检查，就能及时地发现卵巢的异常。这一点对于处于更年期的女性尤为重要。对于过去患有卵巢囊肿的人，更应提高警惕，坚持定期到健康体检中心进行体检和进行必要的妇科检查。

（2）及时治疗妇科病：卵巢与胃、子宫不同，深藏于身体内部，几乎与外部没有连接，因此，卵巢癌具有很大的隐蔽性，是众多癌症中较难发现的一种。尽管卵巢肿瘤有一定的隐蔽性，但现代医学的发展使得对其早期发现已不再是什么难事。最普遍应用的检查有超声波（B超或彩超）、子宫造影、腹腔镜及腹水细胞学检查，借助这些检查不但可以早期发现卵巢肿瘤，而且可以在手术前大致确定出肿瘤是良性或恶性的。而一旦认定发生卵巢囊肿，通过一定检查，有手术指征的就要进行手术治疗。

（3）肿瘤筛查：有条件的要做妇科肿瘤筛查，及时发现卵巢病变，如果有卵巢囊肿或有卵巢癌家族史者，每 3～6 个月就要做一次妇科检查，包括妇科的肿瘤标志物 Ca125 及鳞状细胞癌抗原 SCCA 等检查。

# 第 3 节　乳　腺　疾　病

## 一、乳腺良性增生性疾病

### （一）概述

乳腺良性增生性疾病包括乳腺小叶增生、乳腺囊性增生、乳腺囊肿、乳腺增生结节、乳腺纤维腺瘤等。在体检中发现不少乳腺良性增生性肿块患者，平时无明显症状，偶感月经期乳房胀痛，月经期过后症状减轻或者消失，因此并不在意。其实，虽然这些良性增生性疾病对生活不会造成多大的影响，但这是乳腺癌的潜在隐患，应引起足够的重视，认真应对。

据统计资料显示，患有乳腺良性增生性疾病是乳腺癌的一个危险因素，尤其是乳腺纤维腺瘤、乳腺纤维囊性增生和乳管内乳头状瘤与乳腺癌关系密切，这些乳腺良性增生性疾病与乳腺癌的病因有共同之处，如未生育、绝经晚等都是两者的共同病因，两者的发病机制也与雌激素有关，因此要时刻警觉，绝不能掉以轻心。

### （二）发病因素

双乳腺小叶增生等乳腺良性增生性疾病可发生于已生育妇女，也可见于未生育女性，但与生育期和绝经晚有关，发病因素与遗传、饮食、吸烟、精神因素和雌激素分泌过多有关。有学者研究，曾经患过急性乳腺炎和慢性乳腺炎者，发生乳腺增生性病变概率较高，而且乳腺癌的发病率也较正常人高。精神因素与乳腺良性增生性疾病的发病也有一定的关系，如长期忧虑、烦恼和悲伤等不良情绪，都能造成机体免疫力降低，因而导致疾病的发生和发展。

**（三）临床表现**

乳腺良性增生性疾病的临床表现有乳房胀痛，月经期症状比较明显，但出现症状或轻或重，不同的人表现不一样，一般与精神因素有关，有的人特别紧张，心理压力大，症状就显得比较重；乳房有肿块，自己触摸时会感觉到，且有压痛。这些症状可能是因为炎症后组织修复、瘢痕形成，影响乳腺管的通畅，若有乳汁潴留，也会因乳腺管阻塞形成局部增生性改变。

**（四）乳腺良性增生性疾病的防治**

1. 乳腺良性增生性疾病的治疗

（1）药物治疗：乳腺良性增生性疾病只有月经期轻微的乳房胀痛感，无其他的并发症，这并非一定要治疗，一般月经过后乳房胀痛感会消失。若症状比较明显，可以给予中医中药治疗，内服乳癖消、逍遥散等。

（2）手术治疗：质地较硬，肿块较大，或有乳腺癌家族史，可考虑手术治疗。根据手术后病理检查是否恶性病变，才决定是否进一步治疗。手术前也可以先做活组织病理检查，根据病理检查结果决定治疗方案。

2. 乳腺良性增生性疾病的预防

（1）定期体检：乳腺良性增生性疾病是一组女性常见病、多发病，常见于30～60岁的女性，因此，最好每3～6个月到体检中心做一次乳腺检查，可以发现乳腺疾病并监测是否存在恶性变的可能，以便早期发现恶性肿瘤，及早进行治疗。

（2）饮食调节：乳腺良性增生性疾病与乳腺癌相关性较高，尤其是体重超标者，患乳腺癌的危险性增大。身高较高、体重较重的女性通常比瘦小的女性患乳腺癌的危险性大10倍左右。因此建议低脂肪、低热量膳食，以控制体重。

（3）改变生活习惯：不吸烟，不酗酒，多做户外活动，呼吸清新空气，远离有害有毒物品。

（4）心理调整：保持乐观，精神舒畅，情绪稳定。可进行一些有益于心身的活动，比如投入收藏、体育、旅游和音乐等业余活动，既能增长知识，又能广泛交友，更能享受其中的乐趣。心境不佳时从事这些饶有兴趣的活动，能起到缓解忧郁、调整心情的作用，减少疾病的发生和发展。

## 二、乳腺癌

### （一）概述

乳腺癌是女性最常见的恶性肿瘤之一。从 20 世纪 90 年代以来，我国的乳腺癌发病率呈持续上升趋势，增长速度是全球的两倍多，城市地区尤为显著。最新的权威数据表明，乳腺癌是中国女性发病率最高的癌症，占所有女性癌症的 15%，在所有导致女性死亡的癌症中，乳腺癌已升至第 4 位。

我国学者调查发现，曾患过急性或慢性乳腺炎者，乳腺癌的发病率较正常人高，这可能是因炎症后组织修复、瘢痕形成，影响了乳腺管道的通畅，若有乳汁潴留，乳汁的分解产物和导管上皮脱落细胞对腺导管上皮的长期刺激，也可能成为致癌条件。乳腺良性增生性疾病，如乳腺纤维囊性增生、乳管内乳头状瘤和纤维腺瘤等有发生癌变的可能，因此，患有良性乳腺疾病的人要定期进行乳腺检查。

### （二）乳腺癌的发病特点

1. 发病率上升　根据中国官方发布的最新数据，乳腺癌是中国女性中最常见的癌症。数据分析显示，从 2000 年到 2013 年，中国乳腺癌的年平均增长率约为 3.5%；分析还显示，中国城市地区乳腺癌的发病率高于农村地区，人口密度越大，发病率越高。乳腺癌的发病率，小城市（人口在 50 万以下）为每 10 万女性中有 30 人；中等规模的城市（人口在 50 万到 100 万之间）为每 10 万人中有 40 人；大城市（人口超过 100 万人）为每 10 万人中有 60 人罹患乳腺癌。

2. 发病年龄提前　过去资料认为乳腺癌发病年龄在 40 岁以后，以 45 岁以上的女性发病率最高，绝经期以后又有所下降。据近年来调查统计，乳腺癌发病年龄又有提前趋势，30～40 岁间的乳腺癌患者已占相当的比例，也可见 30 岁以下的患者。因此年龄已不成为诊断乳腺癌的参考依据。

3. 发病高峰年龄持续延长　据调查表明 40～59 岁是乳腺癌好发年龄，约占全部患者的 75%，随着发病率的上升，发病年龄又提前，因此，发病高峰年龄也随之延长，35～69岁被认为是乳腺癌的高发年龄。

## （三）乳腺癌的临床表现

1. **早期症状** 早期乳腺癌缺乏典型症状，乳房肿块是早期出现的临床症状，也是最常见的就诊原因，只有肿块发展到1cm左右时，才能比较容易摸到，这时已有半数患者发生了转移，因此要提高对乳腺癌早期症状和微小体征的重视。除了乳腺肿块外，还有其他临床症状与体征，如乳房局限性乳腺增厚、乳头溢乳、乳头皮肤脱屑或长期糜烂及乳头疼痛等。

2. **晚期症状** 乳房持续性疼痛是晚期乳腺癌的症状，但早期的乳腺癌也会出现乳房疼痛，较轻微，多为钝痛、隐痛、刺痛或牵拉痛。据有的学者认为，乳房疼痛是早期乳腺癌的首发症状，约占1/3，应引起人们的注意。对乳房疼痛者不应认为是生理性疼痛，应进一步检查，特别是绝经后女性有明显的乳房疼痛，应提高警惕，及时排除乳腺癌的可能。

临床上乳腺癌引起乳房皮肤改变有两个特征性表现。一是"酒窝征"，即癌瘤侵犯乳腺组织及乳房悬韧带，并使其缩短，造成此处皮肤轻度向内牵拉而凹陷，酷似酒窝，是乳腺癌早期征象。二是"橘皮征"，乳房像橘皮一样凹凸不平，即癌瘤浸润皮下及皮内的淋巴管，状如橘皮样，是晚期乳腺癌的征象。

乳腺癌引起乳头改变有各种各样的形状，其改变形状与癌瘤发生部位有关，癌瘤发生在乳头下或乳晕周围，乳头就会回缩和固定，如发生在乳房外周象限时，可造成乳头固定、扭曲和上翘等。少数乳腺癌患者以乳头溢液为首发症状，尤其是导管内癌。乳头溢液多为浆液血性的，以一侧乳头、单个乳管和自发性为特征。

3. **病理类型** 乳腺癌的肿块绝大多数位于乳房的外上象限，其次为内上象限及上方或中央，内下象限及下方较为少见。肿瘤的形态和硬度与乳腺癌的病理类型有关，一般多为孤立性肿块，其形态常不规则、偏于椭圆形或圆形、质地硬，但髓样癌、小叶癌较软，黏液癌较韧，囊性纤维瘤则呈囊性感。乳腺癌活动度也有特点，如肿瘤形成的肿块仅局限于乳腺实质内，用手可以自由推动，这种活动度是可与周围组织一起推动，如癌瘤侵及乳头及皮肤引起粘连，则肿块活动度又与乳头、皮肤相一致，而且有乳头凹陷及皮肤"酒窝征"出现；若癌瘤侵犯胸大肌筋膜，肿块活动明显受限制，侵犯及胸前肌肉或胸壁，限制肿块不能活动。因此，根据肿块活动度可判断癌肿的晚期程度。

**（四）乳腺癌的防治**

1. 乳腺癌的治疗

（1）手术治疗：对早期乳腺癌应采取手术治疗。手术是治疗乳腺癌最有效的方法，特别是对早期患者，能取得更理想的效果。

（2）放射治疗：对乳腺癌的放射治疗已有新的认识，过去认为乳腺癌对放射治疗中度敏感，仅作为一种辅助治疗，现今随着放射治疗技术及设备的发展，其适用范围也有扩大，但放射治疗的应用仍需要根据临床适应证进行选择并与其他治疗方法相配合，可先放射治疗后使癌瘤缩小，然后再进行手术治疗，建立一种综合性治疗方案，以提高乳腺癌的治愈率。

（3）化学治疗：乳腺癌是一种全身性疾病，在早期可以发生远处转移，即使癌灶直径小于1cm，仍有20%～60%的患者发生远处转移，因此，化疗对乳腺癌的治疗和对控制全身转移具有一定意义，而手术治疗和放射治疗等局部治疗对切除和消除病灶、防止复发具有独特优势。

因此，以上3种治疗方法是不能相互取代的，而是有互补作用的，所以乳腺癌的治疗应着重综合治疗。

2. 乳腺癌的预防

（1）常规乳房检查：常规乳房检查从20岁时就得开始，平时可进行乳房自我检查（见本节乳房自我检查方法），但不能代替到医院进行必要的乳房检查。30岁以后的青年女性，每年至少做一次乳房检查。40岁以后的中年女性，每年至少要做一次乳房彩超或乳房钼靶检查，而且最好在月经结束后马上去做钼靶检查。若乳房彩超检查和钼靶检查发现有小的肿块，可做胸部磁共振和乳腺肿瘤标志物Ca153检查，以判断肿块的性质。

（2）定期体检：乳腺癌的发生原因非常复杂，它的发生发展远非一朝一夕。据统计，一个突变细胞生长为恶性肿瘤所经历的时间平均超过30年，也许，人们只是忽略了乳房的一个微小变化，就可酿成终身的遗憾。所以，要定期体检，以尽早发现与乳腺癌有关的迹象。有乳腺癌高发因素者，定期体检尤为重要。

1）女性 35～69 岁，尤其是 40～59 岁，是乳腺癌的好发年龄。

2）月经初潮越早，发生乳腺癌的风险性就越大，初潮年龄每提前 4～5 岁，患乳腺癌的危险性可增加 1 倍，13 岁以下初潮比 17 岁以上的患乳腺癌风险性高 3～4 倍，此外，从初潮到建立正常月经周期的间隔也与乳腺癌有关系。因此，月经初潮早或从初潮到建立正常月经周期的间隔大的女性，更要注意定期体检。

3）有乳腺癌家族史，母亲或姐妹有乳腺癌的女性，患乳腺癌的风险性比一般女性高 4～10 倍，特别是母亲患乳腺癌，则女儿除了患乳腺癌的风险性增加外，而且发病年龄也可能更早。因此，有乳腺癌家族史的人要定期体检，特别要注意乳房检查。

（3）改善饮食：饮食与乳腺癌有关，如高脂、高糖和高盐饮食，吸烟酗酒以及进食含有亚硝酸盐的腌鱼、腌菜、臭豆腐和虾油等腌制发酵食品，已被流行病学和实验室资料所证实。高脂肪、高动物蛋白、低纤维素膳食，可显著增高乳腺癌的风险性。不同地区、不同国家或同一国家而生活方式不同的人群乳腺癌的发生率有明显差异，在乳腺癌发生率较低的地方，人们的日常膳食普遍具有低脂肪、高纤维素的特点，而乳腺癌患者胡萝卜素、纤维素、植物蛋白质和维生素 C 的摄入量均低于正常人。在膳食结构中，高脂肪膳食又与乳腺癌的发生相关性最高。

所以，预防乳腺癌应从改善饮食入手，强调低脂、低糖和低盐饮食，不吸烟、不酗酒，减少腌制发酵食品的摄入，多进食富含纤维素、胡萝卜素、维生素 C 和高植物蛋白的新鲜蔬菜、水果。

（4）减肥：体重超过全国均值 5% 的女性，患乳腺癌的风险性更大；身高较高、体重较重的女性通常比瘦小的女性患乳腺癌的风险性大 10 倍左右。有关报道指出其致癌原因：一是很多致癌物质是脂溶性的，因此脂肪能溶解更多的致癌物质；二是肥胖女性的类固醇和雌激素水平较高；三是高脂肪饮食使血清中催乳素水平增高；四是脂肪过多能抑制免疫反应。所以，肥胖者一定要注意减肥，减少脂肪的摄入，控制体重。

（5）改变习俗观念：各地习俗不一样，每个人生活习性也不同，与乳腺癌的发生率也有相关性，如婚姻、生育和哺乳等行为是乳腺癌风险性的一种混杂因素。

生育与乳腺癌发病的关系：首先是足月分娩年龄推迟，发生乳腺癌的风险性呈直线上升，30 岁以上首次生育者比 22 岁以下生育者其风险性增加 2~3 倍，首次生育年龄 40 岁以上者，其发生乳腺癌的风险性与未生育者相似；其次是生育胎次，生育胎次少或从未生育者乳腺癌的风险性增加，特别是从未生育者风险性要高出 30% 左右，此外，流产次数多，乳腺癌发病率增高。

哺乳能降低乳腺癌的发生率，哺乳时间长者，乳腺癌发病率低。哺乳方式与乳腺癌发病有关，如习惯用右侧乳房哺乳，则乳腺癌多发生在左侧。中断哺乳或不正常哺乳，如婴儿不能吸吮、先天性乳头内陷、乳腺炎和乳腺囊肿等都能增加乳腺癌发病的风险。

（6）保持精神舒畅：不良情绪对乳腺癌的发生有相当重要的作用，长期忧虑、烦恼或悲伤可对人体免疫功能产生抑制，如情绪紧张导致肾上腺激素分泌增加，能抑制抗癌的免疫机制，导致乳腺癌发生或促进乳腺癌发展。因此，保持心情舒畅，对于预防乳腺癌的发生与发展有重要的意义。

（7）乳房自我检查：乳房自我检查是早期发现乳腺癌的有效方法，方法简单易学，是一种实用且有益的早发现、早治疗方法。

根据这些方法，每一个月检查一下自己的乳房，未绝经的女性应在月经结束的 2~3 天以后进行自我检查。

需要注意的是，乳腺自我检查绝不能代替到医院检查。

**附：乳腺自我检查方法**

1. 脱去上衣，充分暴露上半身，站立于镜前，两手自然下垂，观察两侧乳房是否对称、外形有无异常，包括形状、大小、表皮凹陷或隆起、脱屑、红肿和皱纹等，再注意乳头有无分泌物、变形、糜烂或凹陷等。

2. 双手握住置于脑后，稍往前压，注意观察镜中乳房外形、轮廓是否有前述异常之情形。

3. 双手放在腰部，上身往前倾，手稍往前压，观察镜中乳房有无前述之异常。

4. 抬高手臂，右手指并拢，用手指掌面仔细轻柔地抚摩左侧乳房，检查时可将乳房想象成一面钟，由 12 点沿顺时针方向仔细绕圈按压，再回到 12 点，由外往内至乳头，仔细检查乳房每个部分，并特别注意外上 1/4 及腋窝处。

5. 轻轻按压乳头，注意有无分泌物。

6. 平躺在床上，检查左侧乳房时于左肩下垫个小枕头或浴巾，使乳房重心内移而便于检查，重复步骤 4、5。同法检查右侧乳房。

7. 检查时需轻柔抚摩，以防肿瘤扩散；不可用手指抓捏乳房，以防把正常乳腺小叶错认为是乳房肿块。

# 第 4 节　肺部疾病

## 一、肺癌

### （一）概述

肺癌是发病率和死亡率增长最快，对人群健康和生命威胁最大的恶性肿瘤之一。近 50 年来许多国家都报道肺癌的发病率和死亡率均明显增高，男性肺癌发病率和死亡率均占所有恶性肿瘤的第一位，在女性中发病率占第二位，死亡率占第二位。

早期肺癌症状往往不明显，来体检者中，有一些中老年人经 X 线胸片检查后发现肺部有异常病灶，再经 CT 或支气管镜检查出肺癌，应特别引起注意。若中老年人身体素健者，突然出现咯血、胸痛及肺部 X 线检查出现异常阴影者必须仔细、全面地检查，以排除肺癌。

### （二）肺癌的临床表现

肺癌的临床表现取决于它的发生部位、发展阶段和并发症。早期可无症状，仅在健康体检时发现；中心型肺癌出现症状较早，周围型肺癌较晚；常见的症状有咳嗽、咯血、胸闷、气喘、体重下降和发热。

1. 咳嗽　为最常见的早期症状，多为呛咳，无痰或有少量白色泡沫痰。随着肿瘤的增大，咳嗽也逐渐加重，多为持续性咳嗽，并发肺部感染时，痰量增加，并为黏液脓痰。

2. 咯血　癌肿组织血管丰富，常引起持续性痰中带血，不易控制，有时因癌肿侵袭血管会引起大咯血。

3. 胸痛　肿瘤直接侵犯胸膜则有尖锐的胸痛，呼吸、咳嗽时加重。肿瘤侵犯肋骨或脊柱时，亦可引起局部胸壁压痛。

4. 胸闷、气急　胸闷、气急较多见于中心型肺癌；弥漫型肺癌影响肺弥散功能,导致气急逐渐加重,并伴有发绀。

5. 发热 一般肺癌不引起发热。肿瘤坏死可引起癌性发热,用抗生素治疗无效。肿瘤引起阻塞性肺炎或肺脓肿时,可有发热等中毒症状。

6. 气喘 部分患者可有气喘症状,肺部出现局限性喘鸣音,是肺癌的早期症状之一。

7. 消瘦及恶病质 晚期患者,由于感染、疼痛所致的食欲减退和肿瘤毒素引起体质消耗等,皆可出现消瘦和恶病质。

8. 肺癌局部扩散或远处转移

(1)侵犯胸膜或肋间神经引起胸痛;

(2)肿瘤压迫大气管,引起呼吸困难;

(3)肿瘤压迫食管,引起吞咽困难;

(4)肿瘤压迫喉返神经,引起声音嘶哑;

(5)脑部转移,出现头痛、眩晕、视力异常或单侧肢体无力;

(6)骨转移,引发骨痛;

(7)肝转移,可出现腹水、黄疸和转氨酶升高等;

(8)淋巴结肿大;

(9)男性乳房发育等。

**(三)肺癌的防治**

1. 治疗方法

(1)手术治疗:手术是肺癌最有效的治疗方法,可最大范围切除局部病灶及附近淋巴结和受累组织。鳞癌多以手术切除为主,5年生存率较高;腺癌次之;未分化癌最差。周围型肺癌手术效果较好,一般采用肺叶切除手术加局部受累淋巴结清除配合放射和化学治疗较为理想。Ⅰ~Ⅲa期非小细胞肺癌患者,如无手术禁忌,应首选手术治疗。小细胞肺癌除很少部分(Ⅰ期)外,均应先行化疗,然后根据情况决定是否手术。

(2)放射治疗(放疗):放疗可以改变肺癌的发展规律,解除阻塞症状,对肿瘤组织进行破坏从而抑制肺癌组织的生长,可用于不能或不愿意接受手术治疗的早期肺癌患者。放疗是局部治疗方法,不能解决远处转移的问题。非小细胞肺癌对放疗不太敏感。

(3)化学治疗(化疗):根据组织类型合理选用抗癌化学药物,采用不同作用点的药物联合应用和不同的给药时间,配合手术和放疗,常可提高疗效。化疗是全身治疗，是目前应用较为广泛的肺癌治疗方法。小细胞肺癌以化疗为主，有效率达 60%～90%。非小细胞肺癌患者除不能手术以及中晚期患者外，化疗还用于手术后辅助治疗和术前诱导治疗，有效率在 30% 左右。

（4）中医治疗：根据中医分型辨证施治，肺癌患者一般为阴虚内热、气阴两虚、脾虚痰湿、阴阳两虚或气滞血淤等类型，各施以中草药，对改善患者症状、提高患者抗病能力是有所帮助的。

（5）免疫治疗：为增强人体抗肿瘤的免疫能力，提高肺癌的治疗效果，应用免疫疗法，可获得较好的辅助治疗效果。

（6）靶向治疗：主要针对肿瘤细胞内一些特定的靶点，有针对性地杀伤肿瘤细胞而对正常细胞几乎没有影响。主要用于既往化疗失败的晚期非小细胞肺癌患者，同时也被批准用于 EGFR 基因突变晚期患者的一线治疗。

2. 预防要点

（1）禁止吸烟：每天吸烟两盒以上的男性，患肺癌的风险是正常人的 20 多倍。吸烟量越大，吸烟时间越长，风险也越大，所以要禁止吸烟，同时也避免吸入二手烟或三手烟，远离吸烟环境。

（2）避免空气污染

1）改善环境卫生，消除有害烟雾、粉尘和刺激性气体对呼吸道的影响。

2）加强劳动保护，经常接触污染源（如冶炼、化工和焦化）的人肺癌发病风险会提高。职业接触粉尘、石棉尘也会显著提高肺癌的发病风险，所以，在有工业粉尘和有害气体的环境下工作的劳动者要加强劳动保护，严格遵守技术操作规范，减少粉尘外溢，降低粉尘浓度，并做好个人防护。劳动部门应对从业者进行严格的劳动保护，定期体检。

（3）健康饮食：新鲜的蔬菜和水果对肺癌患者康复有益。

（4）保持良好的心情：心理适应能力差、精神长期压抑等都会提高肺癌的发病风险，要保持良好的心情，做到乐观、淡泊，尤其是老年人更要有平和的心态。

（5）治疗呼吸道疾病：既往有呼吸道疾病史（如哮喘、慢性阻塞性肺气肿、肺炎和肺结核）是肺癌的危险因素，其中肺结核关系最密切，因此要保护上呼吸道防御功能，积极防治感冒和呼吸道急、慢性感染，尤其是老年人多体弱、抵抗力低，稍受寒冷刺激，上呼吸道黏膜血管产生反射性收缩，气道缺血，抵抗力进一步下降，存在于上呼吸道黏膜的细菌便会乘虚侵入黏膜上皮细胞而生长繁殖，产生毒素，引起上呼吸道感染症状，重者可引发肺部感染，造成慢性咳嗽或咳嗽进一步加重。因此，一年四季，特别是冬天和早春，要注意避免受凉，寒冷天气更要防寒保暖，以提高机体抗病能力，防止呼吸道疾病的发生和发展，降低肺癌的发病风险。

（6）加强体育锻炼：经常参加体育锻炼，增强体质。

## 二、肺结核

### （一）概述

由于城市化、老龄化及环境恶化使得结核病发病率有增多趋势，结核病还是因病致贫、因病返贫的主要疾病，因此结核病的防治不仅是一个公共卫生问题，也是一个社会问题。福建省每年新增肺结核 2.3 万例左右，每年因肺结核病死亡的人数超过 6000 例，是传染病中导致死亡人数最多的疾病。

肺结核俗称"肺痨""痨病"，是由肺结核杆菌引起的以肺部感染为主要表现的一种呼吸道传染病。该病多呈慢性过程，少数可急性发作。肺结核主要通过患者咳嗽、打喷嚏或大声说话时喷出的飞沫传播。判断患者是否有传染性，最简便和可靠的方法就是对患者的痰液做涂片染色，进行显微镜检查，如涂片显微镜下检查发现抗酸杆菌阳性，则认为具有传染性。肺结核病患者应到所属县（区）级疾病预防控制中心或定点医院检查和治疗。

### （二）肺结核的临床表现

1. 全身症状　感染肺结核杆菌低度毒性的全身症状为午后低热、乏力、食欲减退、体重减轻和盗汗等，当病情没有得到控制，进一步急剧进展播散时可有高热，妇女可有月经失调或闭经。

2. 呼吸系统症状

（1）咳嗽：一般为干咳或只有少量黏液痰，伴有感染时咳脓性痰。

（2）咯血：常见痰中带血，来自于炎性病灶的毛细血管，中等量以上咯血可因小血管损伤或来自于空洞内的血管破裂，咯血后可伴有低热。大咯血时可发生休克，有时血块阻塞大气道，引起窒息。常见咯血患者神色紧张、烦躁挣扎、坐卧难安、胸闷、气急和发绀，应立即进行抢救。

（3）胸痛：炎症波及壁层胸膜可引起相应部位的刺痛，并随呼吸和咳嗽而加剧。

（4）呼吸困难：慢性重症肺结核，可出现渐进性呼吸困难，甚至发绀。

### （三）肺结核的防治

1. **肺结核的治疗**　目前，肺结核病已是一种病因明确、治疗有效的疾病。一般新发现（初次治疗）痰菌阳性患者，坚持规律用药并完成规定化疗疗程后，95% 以上可以达到痰菌转阴而治愈，2 年复发率不超过 2%。但是如果私自停药或间断服药，体内的结核菌会对药物产生耐药性，使病情复发，难以治疗。抗结核病的药物有异烟肼、利福平和乙胺丁醇等，用药须按医嘱执行。

除了有咯血、气胸和胸水等并发症的患者外，大部分患者不需要住院治疗，但必须坚持按时、按量服药 6 个月以上。

2. **肺结核的预防**

（1）及早发现新发患者：结核病的传染危险主要是发生在患者未被发现之前，通过咳嗽、咳痰或打喷嚏、大声说话喷出结核菌，使接触者受到感染。因此，预防结核病的首要措施是及早发现隐藏在人群中的新发患者。

如果连续咳嗽、咳痰两个星期以上，或者痰中带血丝，应怀疑是否得了肺结核，特别是曾接触过肺结核患者的人出现上述症状，应及时去医院做相关检查。

（2）彻底治疗结核病：及早发现新发结核患者，对患者要彻底治疗，可以缩短其传染期。因此，对患者进行彻底治疗是有效预防结核病的重要措施。

（3）提高机体抵抗力：约有 10% 的结核菌感染者可能发生结核病，发病与否取决于感染者的抵抗力和感染结核菌的数量。降低发病风险的方法是力求做到生活有规律，避免长期过劳和精神紧张，饮食均衡，适当进行锻炼，增强抵抗力，改变不良的生活习惯，戒烟、限酒、避免长期熬夜。

（4）防止结核菌的传播

1）养成不随地吐痰的卫生习惯，结核病患者的痰应进行焚烧和药物消毒处理。

2）打喷嚏时，要用手帕捂住口鼻或戴口罩，不要近距离面对他人大声说话。

3）家中若有患者所用的痰盂、床单、枕巾、被罩、口罩、手绢、衣服、餐具和洗漱用品应经常消毒和清洗。

4）养成定时开窗通风的习惯，尽量让日光进入室内。

5）对传染性肺结核患者应进行隔离，患者不要到拥挤的公共场所活动和工作。

6）家庭成员中发现肺结核患者，患者最好单独住一房间，无条件者要分床睡，房间要经常通风换气。

7）对高发人群进行预防性治疗。预防性治疗的重点对象是新发现的排菌肺结核患者家庭内受感染的儿童，使结核菌感染者减少发病。

（5）预防接种：儿童卡介苗接种是安全的。接种对象为新生儿，在出生24小时内预防接种。

## 三、肺气肿

### （一）概述

肺气肿，即慢性阻塞性肺气肿，是指终末细支气管远端增大病变伴有气腔壁破坏的一种病理状态，是在小气道阻塞的基础上形成的肺气肿。在我国，慢性支气管炎、阻塞性肺气肿的发病率北方高于南方、山区高于平原、农村高于城市，50岁以上者患病率较高。据统计，每日吸烟20支以上者，肺气肿发生率为51.9%，每日吸烟少于20支者为38.3%，而不吸烟者仅为2.9%。

吸烟是引起肺气肿的主要原因，烟雾中的有害物质可直接损伤呼吸道黏膜，使气道的分泌物增多，吸烟还可刺激支气管平滑肌使其收缩，血液循环受阻而导致气道黏膜下的静脉丛淤血。大气中的污染物（如二氧化硫）也可引发肺气肿等；工业粉尘可引起肺纤维化及灶性肺气肿。呼吸道感染也可促成或加重慢性支气管炎，引起支气管黏膜充血、水肿，腺体增生肥大、分泌功能亢进，管壁增厚、狭窄，引起气道阻塞。肺部感染时，蛋白酶活性增高，可能与肺气肿形成有关。

### （二）肺气肿的临床表现

慢性支气管炎症状反反复复，可进而引起阻塞性肺气肿，常见症状有咳嗽、咳痰或伴喘息，每年发病持续 3 个月，连续 2 年或以上，X 线胸片显示肺气肿征象，排除其他心、肺疾患即可诊断。

肺气肿患者常有多年咳嗽、咳痰史，多为老年人，常在气候寒冷或气温突然转冷时发生或症状加重。咳嗽、咳痰或伴喘息，痰液一般为黏液或泡沫状，呼吸困难，并发呼吸道感染时，痰呈黏液脓性或脓性，寒冷季节症状加重，气候转暖时症状缓解。症状严重者无季节变化规律，咳嗽、咳痰四季存在。患者初有气急，多在劳动后出现，以后走路、上阶梯或稍动即感气急，甚至连说话、穿衣、起床或休息时也感气急，有时还出现发绀。

### （三）肺气肿的防治

1. **肺气肿的治疗**

（1）改善气道阻塞：化痰排痰，可给予中医中药治疗。痰多不易排出者，采取体位引流，要经常翻身拍背引流，鼓励患者咳嗽排痰。

（2）解痉平喘：可用氨茶碱、沙丁胺醇等口服或气雾吸入。

（3）纠正或改善缺氧：有明显缺氧者，给予吸氧，伴有二氧化碳潴留者，给予低流量持续吸氧，必要时同时给予呼吸兴奋剂。

（4）治疗呼吸道感染：选用有效的抗菌药物治疗呼吸道感染，若发生并发症，及时给予相应治疗。

2. **肺气肿的预防**　加强自我保健，培养健康的生活方式，提高身体素质，增加机体抗病能力，有助于预防疾病的发生和发展。

（1）饮食方面

1）饮食调理原则：一是要有丰富、足够的营养，热量要充足；"要吃好，不一定要好吃"，油炸食品或添加了大量食品添加剂的食品虽然好吃但对身体健康不利，应多吃绿色食品，以保证身体健康。二是选择温热食物，特别是中老年人对寒冷的抵抗力差，如果吃冷食可引起胃壁血管收缩，供血减少，并反射性引起其他内脏血液循环量减少，不利于健康。因此，饮食应以温热为宜。

2）适当补充营养：鸡蛋、鸡肉、瘦肉、牛奶、动物肝脏、鱼类和豆制品等，有较好的辅助治疗作用。寒冷季节应补充一些热量高的御寒食物，特别是老年人，多吃些高热量的御寒食物，对提高身体抵抗力有好处，如适量进食羊肉、狗肉、牛奶、动物肝脏、鱼类和豆制品等，除此外，还应经常进食新鲜蔬菜瓜果，以确保维生素 C 的摄入。由于维生素 A 有保护呼吸道黏膜的作用，所以含维生素 A 的食物亦不可少，如红色果蔬，包括橙红色或者红褐色果蔬，是一种营养丰富的食品，以胡萝卜为代表。胡萝卜所含大量的胡萝卜素在人体肝及小肠黏膜内经过酶的作用，其中 50% 迅速转化成维生素 A，有补肝明目的作用，能维护呼吸道黏膜正常的生理功能和健康，增强机体的免疫功能。

（2）生活起居方面

1）注意保暖：沉郁的冬日，突然来袭的寒潮，应及时添衣防寒，防止疾病发生、旧病复发或病情加重。尤其是年老体弱者，机体免疫功能下降，稍受寒冷刺激，就会引发咳嗽或旧病复发。

2）生活要有规律：劳逸有度，保证睡眠，千万不要做力所不及的事情，有心慌气短者更应掌握好活动量和劳动强度，以减轻肺和心脏负担。

3）坚持体育锻炼：一天锻炼至少 30 分钟，每周坚持锻炼 5~7 天。如是严寒的冬天，晨练时先喝一杯热饮料，做好热身运动后再进行锻炼。老年人晨练不能太早，一般应在太阳出来后锻炼。可根据自己的身体状况选择适合的运动项目，如散步、慢跑、打太极拳或做中老年健身操；身体状况较好的也可选择骑自行车、游泳，但要循序渐进、持之以恒，运动后以自我感觉舒适为度。

（3）彻底戒烟：戒烟是预防和控制肺气肿、慢性咳嗽发生和进一步发展的重要措施，要有毅力，彻底戒烟。

（4）保持良好的心情：良好的心理状态有利于身心健康。现代医学研究证实紧张、愤怒、敌意、忧郁和焦虑等不良情绪可破坏人体免疫系统，造成机体抵抗力降低。保持良好心情，知足常乐，多与人交流，有乐事与人分享，有烦恼与亲朋好友倾诉，做到心理平衡；凡事冷静处理，从大处着眼小处着手，不为小事斤斤计较。这样良好的心理平衡状态有利于身心健康和遏制肺气肿、慢性咳嗽的发生和发展。

（5）耐寒锻炼：开始进行耐寒锻炼时，先用冷毛巾擦头，逐渐扩展到四肢。对体质较好、耐受力较强者，可全身大面积冷水浴，坚持到

9、10月份后恢复到面、颈部冷水擦拭，耐受力强者可坚持到冬天。冬季冷水的温度在 15～20℃，每次 5～10 分钟。使身体适应外界气候变化，增强耐寒能力，可有效地改善气道功能，防止疾病发生。

（6）呼吸锻炼：锻炼者取仰卧姿势，全身放松，双目微闭，排除杂念，自然入静，意守丹田；吸气时要即刻提肛收腹，吸气过程应慢、深、匀，以逐渐增加腹压，有利于支气管动静脉血液通过气管平滑肌；呼气时慢慢舒肛展腹，将气徐徐呼尽。每晚和清晨各做 2 次，每次 30 分钟。只要坚持下去，可有效地改善支气管血液循环功能，改善气道功能，促进大脑中枢神经和自主神经系统的调节功能。

（7）加强劳动保护，防治疾病

1）改善环境卫生，消除有害烟雾、粉尘和刺激性气体对呼吸道的影响。加强劳动保护，有工业粉尘和有害气体环境下的工作者，应严格遵守技术操作规范，减少粉尘外溢，降低粉尘浓度，并做好个人防护。

2）及时防治上呼吸道感染，保护上呼吸道防御功能。患者多体弱、自身免疫力低下，尤其是在秋冬季节或初春受寒风刺激，气候突然变化，身体一时不适应，引起上呼吸道感染症状，容易造成肺部感染，引发慢性咳嗽或咳嗽进一步加重。

此外，流感疫苗、免疫增强剂有利于防止慢性阻塞性肺气肿的反复发作。

# 第 5 节　心脑血管疾病

## 一、主动脉硬化

### （一）概述

体检时，有一些中老年人 X 线胸片检查结果提示主动脉硬化、心影增大。主动脉硬化是动脉管壁增厚、硬化和管腔变狭窄的病理表现，由于动脉管壁增厚、管腔狭窄，心脏射血阻力增加，同时肺动脉压增大，心脏的负荷加重，心脏呈代偿性增大，出现心肌肥厚，久而久之造成心脏扩大，影像学检查时出现心影增大。此时心肌收缩力减弱，影响心脏泵血功能，引起主要脏器相对缺血缺氧，可出现肝、肾及心脑血管等的损害，身体组织细胞供血供氧不足，导致全身性血管病变，并可出现心功能减退甚至心力衰竭，对健康危害较大。

**（二）发病因素**

1. **脂代谢异常与血脂升高**　主动脉硬化主要与脂代谢异常和人体血液内存在的脂质成分（简称血脂）异常有关。

脂代谢异常会导致血脂升高。机体脂代谢过程相当复杂，血脂包括总胆固醇（含游离及脂化两类）、甘油三酯（也称中性脂肪）及磷脂等。这些脂质在代谢过程中必须和某些蛋白质结合成脂蛋白后才能进行循环转运。血液内的脂蛋白有 4 种，即乳糜微粒、低密度脂蛋白（β 脂蛋白）、极低密度脂蛋白（前 β 脂蛋白）及高密度脂蛋白（α 脂蛋白）。由于这 4 种脂蛋白的结构、代谢、物理性质和化学组成不相同，因而在脂代谢过程中有不同的作用和功能，与动脉粥样硬化发病的关系也不一样。乳糜微粒是一种来自食物的脂肪颗粒，主要含有外源性甘油三酯，由于颗粒大不能通过正常或有损伤的动脉内壁，因而与动脉粥样硬化的发病无关。低密度脂蛋白与极低密度脂蛋白（这两者被称为"坏"胆固醇）极易穿透损伤的动脉内壁，并沉着其中，能加速动脉粥样硬化的形成；高密度脂蛋白（被称为"好"胆固醇）含量较少，颗粒又小，能自由地进出动脉壁，不但不会沉积其中，相反还能将沉积在动脉壁中的胆固醇运送到肝进行代谢，因此具有抗动脉粥样硬化的作用。

2. **"坏"胆固醇升高**　血脂代谢异常，出现高脂血症和"坏"胆固醇升高，其中"坏"胆固醇升高对心脏危害更大。因为"坏"胆固醇与动脉粥样硬化关系最为密切，而冠状动脉粥样硬化导致心脏供血不足，进而出现心肌缺血、缺氧引发冠心病，心脏供血不足长期得不到改善，心脏呈代偿性增大，影像学检查出现主动脉硬化、心影增大。

3. **老年退行性变**　主动脉硬化、心影增大常见于中老年人。由于中老年人机体呈退行性改变，各组织器官的功能逐渐衰退，体内抗氧化功能逐渐减弱，特别是女性绝经后发病率逐渐上升。随着年龄的增长，动脉壁的弹性纤维逐渐减少，动脉内壁有脂类物质沉积，动脉逐渐硬化，心脏搏动增强，心肌收缩力增强，久而久之心脏呈代偿性增大，X线检查可见主动脉呈僵硬感、主动脉弓凸出和心影增大等征象。

## （三）临床表现

主动脉硬化、心影增大平时大多无明显症状。在体检中有一部分中老年人发现主动脉硬化、心影增大，高密度脂蛋白降低，低密度脂蛋白增高，可有胸闷、头痛、头昏或视物模糊等症状；合并高血压者，容易发怒，有时会有头痛、头晕，有时会感到紧张、失眠或眼花耳鸣等症状；有冠心病者，冠状动脉内血流受阻，心肌发生缺血缺氧，可出现心绞痛、心肌梗死等症状。

## （四）主动脉硬化的防治

1. 治疗原则　积极治疗原有的疾病，如高血压、冠心病等，要坚持序贯性治疗，维持用药，控制病情的进展。

2. 预防措施

（1）适量摄入蛋白质：饮食中应有适量的蛋白质，既要有植物蛋白也要有动物蛋白，保证机体内脂蛋白的正常运转，减少动脉粥样硬化的形成。中老年人体内以分解代谢为主，对蛋白质的消化、吸收下降，因此中老年人（尤其是老年人）更需要重视优质蛋白质的摄入，膳食蛋白质中 1/2 来自动物性食品和大豆类制品。为了避免蛋白质摄入过多所致多余热量，其供热比应在 12%～14% 之间，以减少主动脉硬化的危险。

（2）控制脂肪摄入量：虽然脂肪摄入过多是导致动脉粥样硬化的主要因素，并可进而形成主动脉硬化，但是，脂肪又是机体的能源，故膳食中要有一定比例的脂肪。应将脂肪均匀分布于各餐次中，以助消化、吸收，并能增加饮食风味、促进食欲。中老年人摄入过多的脂肪，会增加动脉硬化、高血压、糖尿病和肥胖的风险，因此，膳食脂肪的供热比应控制在 20%～30%，并限制胆固醇及脂肪酸的摄入，蛋黄、蟹黄、肥肉以及动物内脏中胆固醇含量较高，应少吃些。

（3）碳水化合物为主：人体对碳水化合物的代谢调节能力随年龄的增长而减弱，若有主动脉硬化、心影增大的中老年人糖耐量降低，易发生血糖上升和高脂血症，同时对低血糖也很敏感，所以膳食碳水化合物供给可控制其供热比在 65% 左右。主要是限制能直接引起血糖升高的蔗糖，增加膳食纤维的摄入，如谷类和薯类，既可促进机体对胰岛素的敏感性，又能降低血脂和防止便秘以及主动脉硬化、心影增大带来的危险。

（4）进食富含多种维生素食品：维生素在体内有着广泛的生理作

用，有增强抵抗力、调节功能代谢及延缓衰老的作用。膳食中除了要有绿色蔬菜外，也要有一些动物性食品，如肝、蛋、奶等，还要多吃粗粮补充维生素 B。每天吃充足的新鲜水果和蔬菜保证维生素 C 的摄入。维生素 E 有抗氧化、抗衰老和软化血管的作用，坚果类的食品、蛋类及植物油可提供丰富的维生素 E，膳食中要有这一类食品的供给。

　　膳食搭配合理、营养平衡的目标：注意总量控制，维持理想体重；增加五谷杂粮摄入，减少糖（如蔗糖）的摄入；控制脂肪、胆固醇和食盐的摄入量，注意多进食蔬菜、粗粮类食物。

　　（5）调整作息时间：为了预防主动脉硬化、心影增大，平时要养成良好的生活习惯。

　　一是要保证睡眠时间，一天最少要有 6 小时的睡眠。

　　二是要保证睡眠质量，好的睡眠质量比睡眠时间更重要。睡前要整理好床铺，枕头不要垫得太高，以自己睡得舒适为宜。

　　三是睡前不要吃东西，特别注意不要喝咖啡、浓茶或饮酒。

　　（6）戒烟限酒、经常运动：吸烟对人体有弊无利，应不吸烟，吸烟者应尽快戒烟。长期饮酒对人体健康有害，长期过量饮酒可对人的大脑、心脏和其他组织器官产生多种危害。经常运动，每周最好 5 次，可减少主动脉硬化以及心脏疾病的罹患风险，但突然做剧烈的运动很危险，运动计划须循序渐进，不宜做剧烈的运动。

　　（7）心理平衡：世界卫生组织提出这样一个口号："健康的一大半是心理健康"。现代医学研究证实紧张、愤怒和敌意等不良情绪可破坏人体免疫系统，使人易患高血压、冠心病等疾病。做到心理平衡，保持良好精神状态，有利于身心健康，有利于防止主动脉硬化的发生和进展。

## 二、冠状动脉粥样硬化性心脏病

### （一）概述

　　随着我国社会经济的飞速发展和人民生活水平的不断提高，人口老龄化进程加快，冠状动脉粥样硬化性心脏病（简称冠心病）的发病率逐年上升。根据 2015 年中国心血管报告，2002—2014 年心脏病发病率呈快速上升趋势，特别是 40 岁以上女性冠心病的发病率显著上升。冠心病急性心肌梗死（AMI）死亡率总体呈上升态势，2014 年中国急性心肌梗死死亡率城市为 55.32/10 万，农村为 68.6/10 万。无论城市或农村、男性或女性，急性心肌梗死死亡率均随年龄的增加而提高，40 岁开始显著上升，其递增趋势近似于指数关系，所以说，"冠心病"已成为威胁中老年人健康的第一大杀手。近年来，冠心病的发病年龄愈加表现出年轻化倾向，应引起足够的重视。

**（二）临床表现**

1. 发病特点　冠心病发病机制十分复杂，但仍以冠状动脉粥样硬化多见。由于血脂代谢异常，低密度脂蛋白与极低密度脂蛋白升高，形成冠状动脉粥样硬化。在冠状动脉粥样硬化、心肌缺血的基础上，心肌氧的供需不平衡所造成的心脏病，即为冠心病，也称为缺血性心脏病。

冠心病是动脉粥样硬化导致器官病变的最常见类型，也是危害中老年人健康的常见病。本病的发生与冠状动脉粥样硬化狭窄的程度和支数有密切关系，目前有年轻化的趋势。对 23～30 岁的冠心病患者的研究表明，冠心病发生与大量吸烟、情绪高度紧张有关，有的因大量饮酒诱发，冠脉造影检查可发现冠脉血管有严重狭窄，部分冠脉无狭窄但与血栓形成和血管痉挛有关。有一些老年人冠状动脉粥样硬化性狭窄虽较严重，并不一定都有胸痛、心悸等冠心病的临床表现，要予以特别的注意。

2. 临床表现类型　冠心病临床表现主要包括心绞痛型、心肌梗死型、无症状性心肌缺血型、心力衰竭和心律失常型以及猝死型。

（1）心绞痛型

1）心绞痛发作特点：劳累或神经紧张时出现胸骨后闷痛，或紧缩样疼痛，并向左肩、左上臂放射，波及小指或无名指，有一种沉重、压榨、烧灼、窒息、闷痛或濒死的感觉，持续 3～5 分钟，休息后自行缓解。

2）引发心绞痛的诱因：过度劳累、情绪激动、饱食、受凉等都是心绞痛的诱因。

（2）心肌梗死型：由于冠状动脉分支突然完全闭塞，从而导致部分心肌细胞长时间缺血而发生坏死。心肌梗死发作时突发紧缩性胸痛、濒死的严重状态，持续时间超过 30 分钟。90% 的急性心肌梗死是由于冠状动脉粥样硬化导致斑块表面溃疡引发血小板凝聚，从而形成冠状动内血栓造成的。发作心肌梗死应尽快请医生抢救并及时入院治疗。

（3）无症状性心肌缺血型：无症状性心肌缺血型发作不典型，患者往往不以为然，认为没有心绞痛，感觉无所谓，这是一种不正确的认识，必须提高警惕，不可忽视。这种发作类型称为隐性或无症状性冠心病，也称无症状性心肌缺血，患者有广泛的冠状动脉阻塞，心肌缺血却没有心绞痛发作，这种冠心病照样可引起急性心肌梗死以致猝死。所以，这种容易被忽视的无症状冠心病有时更危险。

（4）心力衰竭和心律失常型：部分患者出现心力衰竭的表现，如气喘、水肿和乏力等，还有各种心律失常。

（5）猝死型：指由于冠心病引起的不可预测的突然死亡，在急性症状出现1小时内发生心搏骤停。

## （三）冠心病的防治

1. 冠心病急性发作时的治疗

（1）心绞痛：急性心绞痛发作时应立即停止体力活动，就地休息，设法消除寒冷、情绪激动等诱因；舌下含服硝酸甘油1片（尽量避免站立时服药以免诱发直立性低血压），如5分钟不见效，可再含服1片，或含服异山梨酯，连续3次含化无效，胸痛持续15分钟以上有发生心肌梗死的可能，应立即送医急救，建议就地拨打120；可口服地西泮，有条件者应吸氧10～30分钟。冠心病患者应随身携带硝酸甘油、速效救心丹等药物，一旦出现胸痛立即含服，并注意不要使用过期失效的药物。稳定型心绞痛在休息和含化硝酸甘油后心绞痛会缓解，不稳定型心绞痛是一个有严重潜在危险的疾病，应立即去医院进行密切观察。中药一般采用复方丹参滴丸、速效救心丸、保心丸、麝香保心丸、苏合香丸、天宝丸和银杏叶片等。此外，中医针灸、按摩内关穴和至阳穴也有一定的效果。

（2）心肌梗死：急性心肌梗死死亡率高，其中半数以上患者是在入院前死亡的，大多数死亡发生在发病后1小时内，一般由心室纤颤引起，所以就地采取急救措施和迅速转送到能救治的医院至关重要。目前许多三甲医院成立胸痛中心，为胸痛患者开通绿色通道，由急诊科直接转送介入室，尽早开通阻塞的血管，尽量避免急性心肌梗死患者治疗延搁，对于降低病死率、改善预后起到极大的作用。

在高危的患者（高血压、糖尿病或既往有心绞痛发作者）中一旦发生胸痛不适、极度疲劳或呼吸困难，尤其伴有大汗淋漓、头昏、心悸和濒死感时，要高度怀疑发生了心肌梗死，此时周围的人应保持镇静，不要引起患者的惊慌和恐惧，让患者含服硝酸甘油或者速效救心丸，立即呼叫120。听从120医生的建议，送至有条件做再灌注治疗的医院（静脉溶栓或急诊介入手术治疗的医疗机构）接受治疗。对于急性心肌梗死患者来说，时间就是生命，越早接受冠状动脉造影和介入治疗，越能降低病死率，减少后遗症，提高患者的生活质量。一旦发生心搏骤停，应立即实施人工呼吸和胸外心脏按压，进行心肺复苏。

（3）急性心力衰竭和心源性休克：急性心肌梗死和缺血型心肌病都可能发生急性心力衰竭，大面积心肌坏死多导致急性左心衰竭，患者出现严重呼吸困难，伴烦躁不安、窒息感、面色青灰、口唇发绀、大汗淋漓、咳嗽和咯大量白色或粉红色泡沫痰，这种情况必须立即送医院抢救。

2. 冠心病的预防措施

（1）如何早期发现冠心病：冠心病是中老年人的常见病和多发病，处于这个年龄段的人，在日常生活中，如果出现下列情况，要及时就医。

1）劳累后或精神紧张时出现胸骨后或心前区闷痛、紧缩样疼痛，并向左肩、左上臂放射，持续3~5分钟，休息后自行缓解。

2）体力活动时出现胸闷、心悸或气短，休息时自行缓解。

3）饱餐、寒冷或看惊险影片时出现胸痛、心悸。

4）夜间睡眠，枕头低时感到胸闷、憋气，需要高枕卧位方感舒适；熟睡或白天平卧时突然胸痛、心悸和呼吸困难，需立即坐起或站立方能缓解的。

5）性生活或用力排便时出现心慌、胸闷、气急或胸痛不适。

6）听到噪声便引起心慌、胸闷。

7）反复出现脉搏不齐，不明原因心跳过速或过缓。

8）不明原因反复牙痛、颌面痛、颈背部疼痛、上腹痛或者大腿疼痛，相关牙科、耳鼻咽喉科和消化科医生无法解释，尤其是伴有面色苍白、出冷汗和乏力更要及时送医院诊治。

（2）讲究科学的吃法：改变不良的生活方式，讲究科学的吃法，降低"坏"胆固醇，逆转动脉粥样硬化。过去认为动脉粥样硬化一旦形成就不会逆转，近年来研究则发现，经积极治疗，早期动脉粥样硬化是可以逆转的。研究显示，"坏"胆固醇每降低 1mmol/L，患冠心病的风险会降低 2%。所以说，降血脂的关键是改变不良的生活方式，少吃高脂肪类食品，多吃果蔬，特别要少吃含 ω-3 脂肪酸较少的食品。

1）减少脂肪摄入：通常吃的脂肪越多，体内制造出的甘油三酯和胆固醇就越多，这样动脉血管就越容易堵塞。而多吃富含纤维素的蔬菜和水果，血液中的内源性胆固醇就少，血流顺畅，血管不容易阻塞，心脏的功能就越强。所以，为了心脏的健康，应多食用混合型食物，如面食、谷类、蔬菜、豆类、水果、鱼及一定的肉类、脱脂奶和酸奶。这其中最主要的是尽可能少摄入脂肪，将摄入量控制在每日摄取热量的 10%～20%。

2）多食优质脂肪：鲜鱼，尤其是深海鱼，含有较多的优质脂肪，如大马哈鱼、鳟鱼和沙丁鱼等，它们体内含有丰富的 ω-3 脂肪酸，这种脂肪酸能够避免血液的凝结，使动脉血流通畅，疏通阻塞的动脉，而这一切都意味着可能减少心脏病发生的机会。

3）饮食不要过饱：要想身体好，不要吃太饱，保护心脏的另一个便捷方法是少食。加拿大多伦多大学的一项研究表明，多餐少食、细嚼慢咽，有利于较好地控制体内胆固醇的含量。所以减少食物的摄入总量也是保护心脏的一条途径。

4）讲究科学的吃法：要吃好，不一定要好吃，要少吃猪肉、牛肉或羊肉等红肉，多吃植物性蛋白。当然，对于很多人来说，好吃的就多吃，但是，这种吃法不一定科学。罐头、腌制品中可能添加大量的食品添加剂，对人体健康不利，应尽量避免食用。木耳、冬菇、海带和洋葱等有助于降血脂，可以多吃。

（3）坚持锻炼

1）预防冠心病还要坚持锻炼：美国一项对 500 名绝经后女性的研究发现，每周只要增加 300kcal（1256kJ）的运动热量，也就是 3 次 25分钟散步所耗的热量，这样坚持下来，就会大大改善她们的身体状况，这些女性患心脏病的概率较不锻炼的女性要低 48%。

避免过于剧烈的运动，运动前后避免情绪激动和精神紧张，情绪激动和精神紧张均可使血液中儿茶酚胺含量增加，降低心室颤动阈，而且运动可有诱发室颤的危险。因此，对于心绞痛发作3天之内或心肌梗死发生半年之内的患者，不宜做比较剧烈的运动。

2）选择一个适合自己的锻炼方式：这个很重要，特别是中老年人，运动强度要适中。每次锻炼的强度不要太大，要循序渐进。选择一个适合自己的锻炼方式，更便于坚持，诸如散步、慢跑、游泳、跳舞、各种球类运动（门球、柔力球等）和武术等，运动量也不能太低，比如散步，每分钟至少120步，每天至少要有6000步的运动量，才可能达到健身强体和预防心血管疾病的目的。

3）平时注意防范意外发生：日常活动时动作不要过猛，包括排便也不要过急，保持大便通畅，排便勿过于用力，以防冠心病发作等意外发生。

**特别提醒注意：**

运动前不宜饱餐，不宜暴饮暴食，一日三餐八分饱，因为进食后人体内血液供应需重新分配，血液多流至胃肠帮助消化，而心脏供血相应减少，易引起冠状动脉相对供血不足，从而发生心绞痛。

尽量选择早饭后9～10点或下午时间运动，因为早晨交感神经的兴奋性占优势，血压升高，是心血管疾病发作的高峰期，运动要循序渐进，持之以恒，平时不运动者，不要突然从事剧烈的运动。

运动时避免穿得太厚，影响散热，体温上升会使心率加快，增加心肌耗氧量。

运动后避免马上洗热水澡，而且最好用淋浴，因为全身浸在热水中必然造成广泛的血管扩张，使心脏的供血相对减少。

运动后避免吸烟。有些人常把吸烟作为运动后的一种休息，这是十分有害的。因为运动后心脏有一个运动后易损期，吸烟易使血中游离脂肪酸和儿茶酚胺含量上升，加上烟中尼古丁的作用而容易诱发心脏意外。

（4）戒烟限酒：吸烟者必须戒烟，因为烟草中所含的尼古丁可以使血压升高，并能破坏动脉管壁，收缩血管，使血液流动变慢，影响全身血液供应。少量饮酒可以促进血液循环，增加体内有益的脂蛋白，从而起到保护心脏的作用，但过量饮酒也能损害心脏肌肉，导致心脏充血。

（5）保持心理平衡

1）保持平和心态：每个人都要保持平和心态，不要盲目攀比，心理平衡，快乐一生。美国的另一项调查表明，人们可以死于身心交瘁，但也可以死于孤独和自我封闭。任何可以导致亲密关系和情感联系的因素都对健康有益。所以，保持乐观、向上、精神愉快，这些都是防治心脏病的有效方法。学者认为，暴躁、性格内向、压力太大和精神紧张的人，容易对别人"发火"，对有些事情想不开，这些人患心脏病的风险较高。怎么办？一个办法就是不妨试着告诫自己"别太在意"，没什么了不起的事情，一切都会成为过去，即使今天有乌云，明天都非常可能是一个艳阳天。

2）积极参加娱乐活动：多走出家门，多与人交流，积极参加娱乐活动，广交朋友，有何喜怒哀乐，与人交谈，释放不良情绪，尤其是老年人，这样做有利于身体健康。

扭秧歌、打太极拳、跳集体舞或交谊舞，这些不仅能满足心脏对运动的要求，也能防止孤独和保持乐观，对身心健康很有裨益。

（6）调整生活方式，适应季节变换：气候变化可诱发冠心病患者发生急性心肌梗死，我国山东地区在 3～5 月心肌梗死的发病率最高，北京地区每年的 4 月和 11 月是冠心病的发病高峰期。闽南地处沿海，气温变化大，时冷时热多雨多台风，变化多端的天气可能导致心脏血管发生痉挛，直接影响心脏本身的血液供应；再则容易诱发感冒和支气管炎，这一切对患有冠心病的患者都十分不利，常是发生心绞痛和心肌梗死的主要诱因，因此冠心病患者在季节变换里应注意以下几个问题。

1）除坚持服用冠心病常用药物外，还要备好速效救心丸、硝酸甘油等急救药品。

2）如频繁发生心绞痛，要立刻卧床休息，并及时到医院检查、治疗。

3）坚持参加力所能及的体育锻炼，如户外散步、练太极拳和气功等，但遇有寒冷、大风等天气变化时，要留在室内活动。

4）避免疲劳紧张、情绪激动，尽量少参加社交活动和长途旅行，适当节制性生活。

5）提倡用温水擦澡，以提高皮肤的抗寒能力，同时要积极防治感冒、气管炎等上呼吸道感染。

6）腹泻、便秘容易诱发心绞痛或心肌梗死，尤其对于中老年人应正确应对、及时就医。

（7）定期体检：40 岁以上的人应定期体检，一年至少做一次常规全身体检，体检项目包括血压、血脂、血糖和心电图等，如果体检结果异常，或有其他冠心病的危险因素，如高血压、高脂血症、糖尿病、肥胖、吸烟和心血管疾病家族史，应该每年做一次或更多次血脂检查。

每年至少做一次血压检查，发现异常者或有高血压家族史的每个月做一次血压检查。

每年至少做一次血糖检查，有异常者须定期检查。

若属于冠心病的高危人群，就要请医生判断是否需要接受心电图检查。

如果家族里面有一位成员有心脏病，那么其后代患有心脏病的概率就会高于常人。因此，有心脏病家族史的人，要把家族病史和自身情况告诉医生，由医生判断需要进行何种细致的检查。

静态心电图不能提示异常，为了避免出现诊断错误，有家族病史者需要再进一步检查，可做 24 小时动态心电图检查或心电图运动试验，及时了解心脏情况。如果有胸闷、气短、心动过速等问题，可以做心脏彩超和 24 小时动态心电图检查，观察运动状态下心电图是否有心肌缺血的变化。

冠状动脉造影检查是诊断冠心病最准确的方法，但有创且费用较昂贵；冠脉 CT 检查虽然准确性要差于前者，但它简单、无创，不失为一种较佳的检查方法。

## 三、动脉内斑块形成

### （一）概述

动脉内斑块形成常发生于中老年人，由于中老年人常有高脂血症、动脉粥样硬化、动脉中内膜不规则增厚和动脉管壁增厚，导致血管腔狭窄、血流受阻，容易造成动脉内斑块形成。动脉内斑块形成在全身动脉内均可发生，一般超声波检查颈动脉、股动脉等大血管处即可显示斑块的大小、形态、质地和硬度等。

随着国民经济的快速发展，人们生活条件和生活方式明显改变，人口老龄化进程加速，心脑血管疾病普查的开展，发现动脉粥样硬化和动脉内斑块形成等心脑血管疾病正在逐年增加，所以，须加大防治力度，延缓疾病的发生和发展。

**（二）动脉内斑块形成的临床表现**

动脉内斑块形成平常无明显症状，在体检中做超声波（彩超）检查才发现动脉（颈动脉或股动脉）内斑块形成，同时显示有动脉中内膜增厚等征象。尚有一部分人同时有动脉硬化、高血压、冠心病或心房纤颤等疾病；有高血压者，有头晕、头痛和睡眠欠佳等症状；有冠心病者，可出现胸闷、胸痛和心悸等症状；有心房纤颤者，可能有气促、心悸和心前区不适感。

若动脉内斑块较大造成血管狭窄，血流受阻，引起相应部位缺血；或斑块脱落引发血管栓塞如脑栓塞，急性发作者必须及时送医院救治；发生下肢血管栓塞者可出现一侧肢体疼痛或无力、行动不便等症状，须及时送医院诊治。

**（三）动脉内斑块形成的防治**

1. 动脉内斑块形成的治疗　动脉内斑块形成须针对病因治疗。有高血压者应给予降压药物治疗；高血脂患者应给予调脂药物治疗，如辛伐他汀、葶苈降血脂胶囊等药物。

如果斑块引起血管阻塞或脱落造成局部脏器损害，须及时送医院救治。

2. 动脉内斑块形成的预防

（1）清淡饮食：低脂、低胆固醇、控盐（每天6g）、控糖饮食，多进食蔬菜、水果（糖尿病患者除外），控制油脂摄入量，少吃胆固醇含量高的食物，如动物内脏、无鳞的鱼类、蟹黄、虾卵和鱼卵等。

（2）调整生活方式：控制体重，避免吸烟、喝酒。有高血压、心脏病和糖尿病要积极控制原有的疾病，做到生活起居有规律，劳逸结合；血脂异常、肥胖者须进行降血脂和控制体重等治疗。

（3）适度运动锻炼：积极坚持体育活动，运动强度不要太大，选择适合自己的锻炼方式，更便于坚持，诸如散步、慢跑、游泳、跳舞、各种球类和武术等，运动强度循序渐进，持之以恒。

（4）良好的心理素质：有良好的心理素质、积极向上的阳光心态，精神上完全放松，处于平静而自然的平和状态。人心情舒畅时，还可分泌出一些有益的激素、酶和乙酰胆碱等，这些物质能把血液的流量及神经细胞的兴奋调节到最佳状态，从而增强免疫功能，提高抗病能力，预防多种疾病的发生，防止因情绪激动引发动脉内斑块脱落造成严重的心脑血管事件。

（5）定期体检：40 岁以上的中老年人须定期做动脉彩超检查，也可进一步做血管造影检查，明确是否有动脉硬化或动脉内斑块形成。建议 3 个月做一次检查，包括测体重、血压和抽血检查血糖、血脂等。

## 四、脑卒中：脑出血、蛛网膜下隙出血、脑血栓形成、脑栓塞

### （一）概述

当今，社会经济快速发展，人们生活水平提高，人均预期寿命增加，与健康密切相关的生活方式问题以及人口老龄化问题日益突出，危害中老年人身体健康的心脑血管疾病发病率居高不下，脑卒中发病率和复发率均在增长。

据卫生部统计中心发布人群监测资料显示，脑血管病已成为危害我国中老年人身体健康的主要疾病。预计到 2030 年，我国 60 岁以上的老年人口将达 3 亿以上，而脑血管病首次发病者约有 2/3 是 60 岁以上的老年人口。监测资料还显示，无论城市或农村，脑血管病近年来在全国死因顺位中都呈现明显前移的趋势。城市居民脑血管病死亡已上升至第一、二位，农村地区在 20 世纪 90 年代初脑血管病死亡列第三位，90 年代后期上升至第二位。值得重视的是，很多人由于缺乏科学的防病知识，养成了不健康的生活方式，造成脑血管病发病率增加，所以脑血管病的防治任务艰巨，应引起人们的高度重视。

脑卒中俗称脑中风，又称脑血管意外，是中老年人常见的一种危急的脑血管病，可经影像学检查确诊的包括脑出血、蛛网膜下隙出血、脑血栓形成和脑栓塞。脑卒中发病急，病情进展快，严重者会突然晕倒，口角歪斜，语言不清，手脚由松弛变僵硬，随即出现昏迷、大小便失禁

等症状。因病情紧急，危在旦夕，须争分夺秒及时救治。

### （二）脑卒中的病因

脑卒中是一种严重的脑血管疾病，主要病因是高血压性脑动脉硬化和（或）脑动脉粥样硬化，此外还包括心脏病、先天性脑动脉硬化、脑动脉炎、脑血管畸形、肿瘤、外伤和血液病等，急性脑血管病包括短暂脑缺血发作和脑卒中，脑卒中又可分为出血性和缺血性两大类。

1. 出血性病变

（1）高血压性脑出血：常在动脉粥样硬化所形成的脑内微小动脉瘤的基础上发生，因高血压发生动脉痉挛时引起微小动脉瘤壁的坏死、破裂所致。出血主要在脑实质内，以内囊为多见，其次为小脑、脑桥等，出血可破入脑室系统。

（2）蛛网膜下隙出血：多数由脑底动脉环及其主要分支上的先天性动脉瘤破裂引起，少数由脑动脉血管畸形出血引起，偶尔由某些血液病、中毒、动脉炎或血管渗透性改变等引起出血。

2. 缺血性病变

（1）脑血栓形成：脑血栓形成往往发生于休息或睡眠时，由于颈动脉、椎动脉粥样硬化或动脉内斑块形成等因素造成管腔痉挛，甚至闭塞，当血压下降或血流滞缓时产生局灶性脑组织缺血缺氧，即为脑血栓形成。脑血栓形成导致的局部梗死灶往往较大，侧支循环不易建立，因此，临床症状和体征往往不能在 24 小时内恢复，所以又称"永久性卒中"。

（2）脑栓塞：如血栓阻塞脑动脉。诸如风湿性心脏病发生心房纤颤时，心肌内壁上的血栓脱落；细菌性心内膜炎的细菌栓子；由于身体外部气压的突然改变而产生的气体栓子；败血症的细菌和肿瘤转移细胞等均可以成为栓子的来源。这些栓子随血液进入脑部而阻塞脑动脉，使其所分布的脑组织产生缺血、缺氧而坏死。

### （三）脑卒中的临床表现

1. 出血性病变

（1）高血压性脑出血：平时有高血压病史者，50 岁左右发生脑出血最多见。往往在日间劳动或情绪激动时发病，起病突然，发病前可有头晕、头痛、恶心和肢体麻木、无力等先兆症状。出血时常见一侧剧烈头痛，随即进入昏迷，呼吸呈鼾声、时快时慢且不规则，面部潮红、全身湿汗，颈项强直，血压升高，脉搏缓慢而有力，呕吐，大小便失禁。神经系统表现的症状随出血的部位不同而异。内囊出血最常见的症状为偏瘫，表现为对侧面部肌肉瘫痪，口角歪斜，对侧上、下肢松弛无力或完全瘫痪，腱反射起初完全消失，后来逐渐亢进，病理反射阳性，瞳孔散大或两侧大小不等，角膜反射消失。患者神志恢复后不能说话，瘫痪肢体逐渐由松软变得僵硬，活动也可能逐渐恢复，但需要很长的时间，而且恢复也常不完全。

（2）蛛网膜下隙出血：急骤发生，突然发生剧烈头痛，随即意识模糊或昏迷。随着病因的不同，可出现不同的症状，如颅内动脉瘤造成的蛛网膜下隙出血患者可有病侧的动眼神经麻痹，如有颅内血肿形成，可有偏瘫等。大多数患者无肢体瘫痪等情况，可有颈部明显强直，克匿格征阳性。

2. 缺血性病变

（1）脑血栓形成：脑血栓发病前可有头晕、头痛、恶心和肢体麻木、无力等先兆症状。发病时有头痛、呕吐、神志模糊和肢体无力等表现，临床病情严重程度因脑血栓的部位、范围大小和累及的神经而异，神经系统表现为病变部位的对侧面部肌肉瘫痪，口角歪斜，上、下肢松弛无力或完全瘫痪，腱反射起初完全消失，后来逐渐亢进，病理反射阳性。有时脑血栓形成与脑出血较难区别，症状大致类似，但脑血栓形成往往在安静的状态下发生，血压不高，偏瘫等症状1～2天发展到高峰，昏迷较出血性脑卒中少。

（2）脑栓塞：往往有产生栓子的原发病灶，有时身体其他部位有血管栓塞现象存在；昏迷较少见，主要症状为突然抽搐、单瘫或偏瘫，往往在短时间内症状可见减轻。

**（四）脑卒中的防治**

1. 脑卒中的治疗　一旦发生脑卒中，要积极地进行治疗，发病后3小时以内是最佳的抢救治疗时间。

（1）一般处理

1）当发现脑卒中症状，要绝对卧床休息，并取侧卧位，保持呼吸道通畅。

2）尽快联系120救护车，在专业救护人员的急救处理下，送到治疗脑血管病专科医院。转运途中，注意呼吸、脉搏和血压等生命体征是否稳定，避免躁动。

3）在送到医院前，不要给灌服米汤或应用一些不确定的药物，因为患者往往神志不清，自主吞咽有问题，强行灌服东西有时会造成吞咽过程中呛咳，误入气管造成肺部感染等并发症，给后续治疗造成很大的麻烦。

（2）出血性与缺血性脑血管病分别处理

1）对出血性脑血管病应控制血压，减轻脑水肿，防止抽搐。对高血压脑出血位于大脑半球实质内，而呈渐进性颅压增高，年龄较轻者，以及蛛网膜下腔出血临床已经确诊为动脉瘤或动静脉血管畸形者，均宜考虑脑外科手术治疗。

2）对于缺血性脑血管病应给予血管扩张剂和增强血流的药物。手术应根据临床表现及患者身体情况而决定。

总之，有效地防治脑卒中，要注意养成良好的生活习惯，保持良好的心态，坚决戒烟；要注意脑卒中的预警，建立脑卒中筛查专业机构，及时干预脑卒中的可干预的危险因素；要提高医务人员的专业素质和医疗技术水平，这样可以大大地减少脑卒中的发生率，降低脑卒中的病死率和致残率。

2. 脑卒中的预防　脑卒中发病前会出现一些预兆，须注意观察，及时处理。

脑卒中的预警：脑卒中虽然发病急骤，但发病前有以下一些预兆，只要自己多加注意，是可以发现的：①平时经常头痛、头晕和耳鸣；②思维变缓慢，反应变迟钝，记忆力减退；③眼前发黑，视物模糊或视物旋转，站立不稳；④腿脚、手指和手指尖麻木，摸东西没有感觉；⑤手指不灵活、笨拙，双脚沉重或走路不稳；⑥难以控制自己的情绪，经常哭或笑；⑦睡眠差，梦多，感觉老是睡不醒，醒来又很累；⑧莫名其妙地跌倒；⑨舌头发麻、发僵或舌痛，说话不利索；⑩手发抖、发颤或神志改变。

出现脑卒中的预警信号，就要到医院进一步检查，进行超早期的干预，防止不适症状进一步发展。

3. 脑卒中预防要点　脑卒中发病急骤，病情进展快速，病死率很高，是目前人类三大死因之一，不过只要提前预防和及时治疗，就可有效地降低脑卒中的发生率和病死率。

脑卒中的预防就在于干预其危险因素。脑卒中的发病率男性高于女性，随着年龄的增长，脑卒中的危险因素也持续增加，要尽可能和尽早地进行干预。危险因素分为可干预和不可干预两种，年龄、性别、种族和家族遗传性（如家族中有过发生脑卒中的人）是不可干预的危险因素，可干预的危险因素包括高血压、心脏病、糖尿病、吸烟、酗酒、肥胖、血脂异常、缺乏体力活动、饮食营养不合理和药物滥用。

从上面可干预的危险因素来看，这些都与生活方式关系密切。预防脑卒中的发生，应确实从以下几方面做起。

（1）戒烟并拒绝"二手烟"：吸烟和被动吸烟（不吸烟者每日被动吸烟15分钟以上者等同于主动吸烟）是心脑血管疾病的独立风险因素。有关研究专家指出，与不吸烟相比，吸烟者急性冠心病的发病风险是不吸烟者的1.75倍，急性缺血性脑卒中发病风险是1.37倍。相同的风险还会发生在经常吸入"二手烟"的被动吸烟者身上。吸烟者一定要戒烟，并拒绝"二手烟"。

（2）培养良好的生活方式，合理膳食：建议做到以下几方面：①使用较小餐具，吃饭七分饱。俗话说，要想身体好吃饭七分饱，同时还可预防肥胖、糖尿病等危险因素。②低脂、少盐、少糖饮食，一天食盐最好在6g以下。③少吃胆固醇含量高的食物。内脏（脑、肝和腰子等）、肥肉、蟹黄、虾卵、鱼卵以及无鳞的鱼（鱿鱼、鳗鱼、墨鱼、河鳗、黄鳝和泥鳅）和贝类、螃蟹等胆固醇含量较高。④食物粗细搭配，比例1:1或2:2，先粗再细，细嚼慢咽。⑤进食顺序：（汤）水、青菜或豆类、瘦肉和主食。⑥抵制零食和夜宵，避免随意饮食或暴饮暴食。⑦减少外出就餐，尽量避免高糖、高油和高盐。⑧禁用油炸、油煎的烹调方式，多食蒸、煮食物。⑨尽量少饮用含有咖啡因的饮料。⑩节制饮酒。

还应该多吃一些热量较低并富含维生素、矿物质、纤维素和其他营养素的食物，如蔬菜、水果、谷物、高纤维食物、鱼、瘦肉和无脂或低脂乳制品等。

（3）坚持适量运动：坚持适量运动能使能量的摄入和消耗达到平衡。可根据个人自身状况，选择自己喜好的活动，如散步、慢跑、骑车、游泳、打太极拳和做健身操等。我们提倡锻炼要循序渐进，持之以

恒，每天适度运动 30 分钟，或每天健走 6000 步以上，每周坚持 5～7
天，这样可以使中老年人降低血压和胆固醇水平，保持健康的体重，进
而远离肥胖，减少脑卒中的危险。

（4）保持良好的心态：有一个正常的心理，不要攀比，知足常乐，
保持乐观，善于理解，豁达开朗，热心助人，善待他人，善待自己。只
要有良好的心态，吃得香，睡得着，机体抵御疾病的能力就会增强，就
能避免脑卒中的危险。有科学家指出，压力可能是影响心脏病和脑卒中
的危险因素。压力过大的人，精神紧张，经常失眠，造成焦虑、烦躁，
而焦虑紧张的心情本身也对身体有害。研究还表明，年龄越大，抗压能
力越差，如在年轻的时候一直承受过大的压力，会增加中年以后患高血
压甚至脑卒中的危险性。

## 五、脑萎缩、阿尔茨海默病

### （一）概述

阿尔茨海默病（俗称老年痴呆症）是由于脑萎缩等脑部疾病所致
的综合征，国外也称老人失智，但是我国还没有采用这一疾病的命名。
阿尔茨海默病 30 岁以后就可以发病，50 岁较多发，65 岁以上发病率
高，年龄每增加 5 岁，患病率增加 1 倍，有的有遗传方面的家族史，女
性发病率高于男性。据世界卫生组织和国际阿尔茨海默病协会预计，到
2020 年全球阿尔茨海默病患者将达 3400 万，给个人、家庭和社会带来
负担，是重要的卫生、经济和社会问题。

随着我国老年人口快速增加，老年疾病如脑萎缩、阿尔茨海默病的发
生率逐年增高，越来越引起医学界和社会各界的广泛重视。广大医务工作
者和社会学者加强对脑萎缩、阿尔茨海默病的防治以及影响老年人健康长
寿的自然环境和社会环境等相关因素的研究，以期寻求针对脑萎缩、阿尔
茨海默病等老年疾病防治的有效方法，延缓衰老、提高人类预期寿命。

### （二）有关发病因素和病理变化

（1）大脑皮质弥漫性萎缩，脑重量减轻，可造成学习和记忆缺陷，
在认知方面出现障碍。

（2）大量神经元变性。细胞外 β 淀粉样蛋白沉积，形成老年斑。
脑组织的神经元突触密度减低，并在神经元外形成纤维缠结。

（3）大脑主要功能区不可逆损伤，功能丧失。如女性更年期后，由于雌激素的缺乏，大脑主要功能区变化明显，海马区代谢能力下降，与脑萎缩和阿尔茨海默病有关。

**（三）有关诊断**

1. 临床症状分析　包括神经及认知能力的检查。

2. 实验室检查　血常规、肝功能、肾功能、甲状腺功能和智能检测等。

3. 影像学检查　脑 CT 或 MRI。

4. 染色休检查　有家族史者应检查染色体。

**（四）脑萎缩、阿尔茨海默病发病特点**

（1）脑萎缩常见于中老年人，大部分人在体检中偶然发现，平时无明显身体不适。

（2）阿尔茨海默病主要发生在脑内器质性损害的基础上，常有脑萎缩等改变。

（3）如果老年人出现记忆力减退，多忘事，精神较差，运动迟缓，经常感觉乏力，可有潮热、出汗等症状，可能是初期阿尔茨海默病。

（4）有遗传家族史者要及时、有效地控制初期病情，否则较有可能出现阿尔茨海默病。

（5）获得性认知功能障碍是持续性的，而非几天几周，通常持续半年以上。

**（五）脑萎缩、阿尔茨海默病的临床表现**

阿尔茨海默病为慢性病。在阿尔茨海默病的早期，症状不典型，或只有做脑 CT 时显示脑萎缩。病情往往持续多年，主要表现是进行性记忆丧失，定向、理解和判断能力降低，失语、失认、失计算、智力下降以及性格和行为情绪异常等，以慢性进行性智能衰退为主要特点。

阿尔茨海默病一般表现有认知功能损害、心理行为异常以及工作学习和社会生活能力下降等症状。几乎所有的阿尔茨海默病患者都会出现心理行为异常，并可导致一系列不良后果，例如患者不认识家里的亲人，行为冲动，影响社会治安。一旦家中有阿尔茨海默病患者，不但患者痛苦，还会造成家属或照料者许多烦恼和痛苦，病情严重者还会并发感染或其他并发症。

　　在痴呆的早期，患者的认知功能损害较轻，只是记忆力减退、遗忘。当患者意识到自己的记忆力日渐下降，工作和学习能力一天不如一天时，会给患者带来心理打击，引起一系列的心理反应，出现失眠、紧张、恐惧、焦虑和抑郁等症状，少数患者可有情绪不稳、易怒和欣快等症状。痴呆较为严重时，患者情感日趋平淡或淡漠，有时有幻觉，常见的是视幻觉，如看见死去的亲人或久违的人和物。

**（六）脑萎缩、阿尔茨海默病的防治**

　　脑萎缩与阿尔茨海默病目前尚无根治的办法，应注意早期发现及时治疗。预防重在于年轻时就要注意，在饮食和用脑以及体能锻炼等方面加以调理，如果在体检中发现有脑萎缩，就必须引起足够的重视，从生活方式、用脑方式和社会活动方面入手，从年轻时做起，方可取得良好的效果。

　　*1. 培养科学合理的饮食习惯*

　　（1）注意饮食。摄入充足的必需氨基酸极为重要，它是大脑维持正常生理功能不可缺少的营养物质，如深海鱼油、月见草油和海鲜等必需氨基酸含量较多，膳食中可适当增加；还可多吃核桃、松子等含镁高的食品。

　　（2）避免过度饮食。日本关东大学的研究者把阿尔茨海默病患者与健康老年人的饮食习惯进行比较后发现，患阿尔茨海默病的老年人在壮年时期就食欲旺盛，晚饭吃得过饱。专家指出，进食过饱后，大脑中被称为"纤维芽细胞生长因子"的物质会明显增多，这些纤维芽细胞生长因子能使毛细血管内皮细胞和脂肪细胞增殖增强，促进动脉粥样硬化发生，从而加速阿尔茨海默病的发生。

　　（3）低糖饮食。过多的食糖易使脑功能出现过敏或衰弱等障碍。

　　（4）膳食中应注意补充维生素 E、维生素 C 和 β 胡萝卜素，如麦胚油、棉籽油、玉米油、花生油和芝麻油等，这些物质还具有抗氧化作用，能够延缓衰老。

　　（5）烹调菜肴时，不要放过多的味精，摄入过多的味精可引起头痛、恶心等症状。

　　（6）选择滋补肝肾、填髓健脑的中药和食物，如山药、黄芪、莲子、茯苓、核桃和鹿角胶等药食兼宜之品。

　　（7）避免长期大量饮酒、喝浓茶和咖啡等刺激性饮料；常饮矿泉水，矿泉水中含有较高浓度的硅元素，它可减少体内微量元素铝的负荷，对预防阿尔茨海默病有好处。

（8）不要使用铝制炊具或饮具，因为铝盐进入体内可诱发阿尔茨海默病。

2. 多参加体育活动

（1）多参加体育活动，手的运动更为重要，常做一些复杂、精巧的手工。

（2）常嚼口香糖。大脑中海马区的功能衰退，是老年人记忆力衰退的生理学原因。研究人员用磁共振技术观察到，人在咀嚼口香糖时海马区的活动增强。因此，研究人员认为咀嚼口香糖是一种不增加食量又能刺激海马细胞的预防阿尔茨海默病的好方法。

3. 多动脑

（1）看书下棋，上网聊天，扩大兴趣爱好；

（2）做智力游戏，或到老年大学去学习自己喜欢的科目；

（3）注意用脑不要过度，一般连续用脑1小时后应休息15分钟。

4. 生活规律，保持精神愉快

（1）一般应早睡早起，定时进食，定时排便。注意保持大便通畅，对于预防阿尔茨海默病也有积极意义。

（2）保持乐观的情绪，节思虑、去忧愁、防惊恐。

（3）家人要不离不弃，用亲情感动老人，老人也要使自己融入孩子们中间。

5. 脑萎缩、老年性痴呆的治疗

（1）非药物治疗：非药物治疗包括改善周围环境及改变生活习惯、改进教育和修养等。出现脑萎缩是进入阿尔茨海默病的早期，不需特殊治疗，但要保持良好情绪，注意膳食营养和用脑方式，遏制脑萎缩的进展。出现阿尔茨海默病，主要是护理，需要家庭、社会以及关爱老人的专门机构协同照护和训练，减缓疾病的发生和进展。

从以下几方面关心和照护阿尔茨海默病患者：

1）家庭亲人在生活起居方面多关心、照顾老人。生活上多给予营养丰富的食物，多陪老人说话、游玩、散心。最好让患者居住在一、二层，防止上下楼梯跌倒引起骨折或从窗口坠落事故；床铺应矮些，且最好靠墙壁，床的另一侧有护栏或有椅背靠紧；防止因记忆不好、定向不好，外出走失，最好随身携带卡片，写上姓名、住址和电话等；不要让老人接近火灶、电器开关插头等；尖利的刀剪、火柴和打火机应收好；所有药品都应尽量减少使用，以防因头晕、嗜睡而跌倒；有伴发精神异常者，应有人陪伴；农药或高浓度酒类等对于他们来讲是危险的物品，要严格保管切勿疏忽麻痹。过去曾发生把敌敌畏装在止咳药水瓶内，被阿尔茨海默病患者误食而中毒的例子。

2）阿尔茨海默病患者若有就医，医疗机构要改善就医环境，提高医生和护理人员的专业技术水平和业务素质，加强护理，多给予关心和照护。

3）目前社会上尚无专门照顾阿尔茨海默病患者的养老机构。期望全社会都来参与关怀失智老人，有条件的要设立专业照护服务中心，采取家庭化的布局，设立茶吧、老人影院、音乐娱乐室、美容室、小超市和运动场等，通过亲情照护、药物治疗以及"认知训练""感官训练"等医疗康复机构介入矫治，延缓阿尔茨海默病患者认知功能退化。

（2）药物治疗：阿尔茨海默病的治疗是一个待攻克的世界性难题，目前尚无特效治疗药物，主要是对症药物，如给予抗抑郁药、改善认知的药物，以及针对并发症治疗。

有研究表明，雌激素可改善老年性痴呆症状。到目前为止，胆碱酯酶抑制剂是临床治疗阿尔茨海默症的主要药物。

（3）中医中药：传统的中成药复方丹参片是治疗心脑血管病常用药物之一，药物学家发现它有一种新用途——防治阿尔茨海默病。临床研究也证实，复方丹参片能从多个途径延缓脑衰老、改善记忆功能和认知功能，因而可用于防治阿尔茨海默病，但其临床应用还要遵医嘱。

# 第 6 节　骨 关 节 病

## 一、颈椎病

### （一）概述

颈椎病是颈椎骨关节病，亦是中老年人的常见病，其发病的内因是椎间盘本身的退行性病变，外因为急性颈部外伤、慢性颈椎劳损。长期伏案工作者，如文员、缝绣工人和口腔科医技人员等，易引起颈椎韧带松弛，继而颈椎不稳，并形成骨刺。

颈椎病的基本病变为椎间盘退行性改变，X线片或CT检查有颈椎间盘突出、椎间隙狭窄、骨质增生和颈椎退行性变等征象。人体头部的重量负荷与持久或剧烈运动，使其椎体之间纤维互相摩擦，变粗并透明变性，弹性差，椎间盘退变膨出或纤维环破裂以及关节增生，韧带增厚而弹力减弱，使椎管的矢状径缩小，同时骨质增生，可导致脊髓受压。

### （二）临床表现

**1. 颈椎病的主要症状**

（1）神经根型：此型最多见，主要是颈椎钩突关节增生压迫神经根，导致神经根发炎、水肿，伴有肌肉痉挛，特别是中老年人常有肩、胸部、上肢、颈背酸痛，手指发麻等。有时头后仰或转动至某一位置时症状明显加重，颈部有部分活动受限。

（2）脊髓型：较少见，主要是颈椎管狭窄，压迫脊髓。患者表现为下肢无力、酸沉感，步态不稳，走路如踏在棉花上，易摔倒；双手发麻、迟钝，手抓东西无力，甚至拿筷子夹菜困难。

（3）椎动脉型：少见，主要是椎动脉受压。临床表现为时有眩晕、血压改变等，症状严重时可出现恶心、呕吐和剧烈眩晕，行走时会出现突然下肢乏力而腿软，视力障碍。

**2. 颈椎病特殊症状**　颈椎病是中老年人常见病，有些人发病不仅在颈椎，也会殃及其他脏器，出现一些特殊症状，应当引起注意。这些症状包括颈椎性心绞痛、颈椎性吞咽困难、颈椎性胃炎、颈椎性视力障碍和颈椎性血压异常，其他特殊症状尚有某些难治性头痛、三叉神经痛，无明显原因的语言、听力和伸舌障碍，查不出原因的眩晕等，可能都是颈椎病在作祟。因此诊病求医要从颈椎病角度多考虑，需要强调的是，必须与引起上述症状的其他原因作严格鉴别后才能下结论，以防误诊、误治。

### （三）颈椎病的防治

**1. 颈椎病的治疗**

（1）非手术疗法：颈椎病可采用非手术治疗，牵引疗效好，其次配合理疗、针灸和按摩等中医治疗。

（2）戴颈托或围领治疗：可行颈椎摄片定期检查，确诊后，症状明显者戴颈托或围领，需要强调的是症状缓解后应坚持做颈部活动。

（3）外科牵引：若出现头晕、双手麻木，确诊为颈椎病，可到脊柱外科行颌枕吊带牵引，以解除颈肌痉挛和缓解椎间盘内部压力。症状严重者必须做手术或进行其他特效治疗。

2. 预防颈椎病的发生和发展　随着年龄的增长，颈椎间盘退行性改变（老化），几乎是不可避免的。但是，如果能在生活和工作中，注意避免促进椎间盘退行改变的一些因素，将有助于防止颈椎病的发生和发展。

（1）医疗体育保健操的锻炼：无任何症状者，可以每日早、晚各数次进行低头、仰头、左右旋转颈部及屈颈运动，可减少骨质增生或颈椎病的发生。

（2）平时要注意站、坐、行及劳动姿态：适当补钙，多做颈部活动；经常锻炼颈部肌肉，增强其抗疲劳能力。颈椎病的基本病变为颈椎间盘退行性改变。特别是中老年人，注意平时行为姿势和劳动强度，减少颈椎病的发病风险。

（3）避免长期低头姿势：工作中应特别注意避免颈部固定在长期低头伏案办公的姿势，这种体位使颈部肌肉长期受到牵拉，易发生颈部肌劳损，所以需要改变这种姿势，如将文件斜置垫高阅读及书写。

（4）严防颈部外伤：如果在乘坐汽车时睡觉，且未系安全带，当紧急刹车时，极易发生意外伤害，严重者可致高位截瘫。

（5）理疗或轻揉按摩：有轻微症状如颈肩痛时，经医生检查后，当确认无颈椎管腔狭窄、椎间孔狭窄或颈椎不稳定时，方可行轻揉按摩。若有上述情况，按摩应视为禁忌，以避免发生意外。

## 二、腰椎间盘突出症

### （一）概述

腰椎间盘突出症是腰椎骨关节病中常见的一种病理性改变，是中老年腰腿痛常见的原因之一，尤其是中老年女性比男性多见，也是腰椎的退行性变及骨质增生的结果。X 线、CT 或 MRI 检查可显示腰椎间盘突出征象，X 线正位片有腰椎侧凸，侧位片可见腰椎生理前凸消失，病变的椎间隙可能变窄，相邻椎体边缘有赘骨增生。

腰椎间盘突出症开始于腰椎间盘受损，中年以后，椎间盘中央的髓核含水量及蛋白多糖随年龄的增长而逐渐减少，被胶原纤维化，椎间盘慢慢变薄并失去弹性，椎体不稳，牵拉与刺激椎体骨膜形成骨刺，同时后关节突发生关节面磨损、韧带松弛、骨增生与关节炎等改变，甚至出现退行性腰椎滑脱。以上改变导致腰椎管与神经根管狭窄，造成神经根与马尾受压，出现腰腿痛及间歇性跛行，即退行性腰椎管狭窄症，也可导致退行性腰椎侧弯，发生严重的腰腿痛。

### （二）临床表现

腰痛伴坐骨神经痛是腰椎间盘突出者的主要症状，腰痛常局限于腰骶部附近，坐骨神经痛常是单侧，当椎间盘突出较大时或位于椎管中央时，可为双侧疼痛，常表现为久坐后起立以及更换体位时腰痛加重，活动后疼痛可减轻或自行消失，当活动过多后又腰痛。若腰椎管狭窄压迫神经根，表现为坐骨神经痛与臀部痛，行走 200～500m 即出现下肢麻痛，休息或蹲下片刻症状可消失或缓解，再走又痛。疼痛沿大腿后侧向下放射至小腿外侧、足根部或足背外侧。活动少、久站、久坐或咳嗽、喷嚏和排便等腹压增高时加重，卧床休息后可减轻。疼痛多数为间歇性，少数为持续性。间歇性疼痛经休息，特别是卧床后可减轻，但容易在轻微损伤后复发，每年可发作 2～3 次，也可于数年后复发。复发后在经非手术治疗又可好转。有部分人发作时可无任何症状。

### （三）腰椎间盘突出症的防治

1. 腰椎间盘突出症治疗

（1）保守治疗：腰椎间盘突出症疼痛较剧烈，尤其是中老年人，可根据症状的不同主要采取保守治疗，包括理疗、针灸、推拿、按摩以及服用非甾体抗炎镇痛药（如布洛芬）等。

（2）封闭治疗：棘突旁压痛点可注射醋酸泼尼松龙或醋酸氢化可的松加 2% 普鲁卡因，每周一次，3 次为一疗程，有较好的疗效。

（3）手术治疗：保守治疗无效，症状较重时可到脊柱外科进行骨盆牵引以及髓核化学溶解疗法或行手术治疗。

2. 腰椎间盘突出症预防

（1）注意休息：有症状时，要完全卧床休息，睡硬板床，可减轻体重对椎间盘的压力，减少因负重而增加的损伤，使突出的椎间盘和附近软组织损伤引起的炎症反应消退。无症状时注意休息也可防止疾病复发。

（2）避免腰部受损：平时生活建议注意腰部姿势，加强腰腿部肌肉锻炼，勿弯腰提取重物，保暖勿受凉，避免负载重力，尤其是挑重担和长时间站立压迫脊柱。

（3）适当补钙。

## 三、肩周炎

### （一）概述

肩周炎也称粘连性关节囊炎，俗称露肩风或冻结肩，在日本俗称"五十肩"，多发生于 40 岁以上的中老年人，50 岁左右的人多见，这与老年性退变有关，也可见于以往运动出现肩关节损伤的年轻人。肩周炎是肩周肌肉、肌腱和关节囊等软组织的慢性炎症，其结果为关节内外的粘连，阻碍肩关节活动。CT 或 MRI 检查可显示肩部骨质疏松，局部关节囊周围可有粘连现象。临床特征为肩痛、活动受限和肩周肌肉萎缩。

肩周炎虽然多见于中老年人，但是，随着人们健康意识的提高，参与运动的人越来越多，而在人体所有关节中，肩关节最为灵活，很多运动如打球等需要肩部几块骨头及其连接的肌肉、韧带和肌腱共同工作才能完成，相比脚踝、膝盖，肩关节是更容易受伤的部位，因此，参加体育运动时若不注意保护肩关节，很容易受伤。一旦受伤就要及时就诊对症治疗，以免留下后患，造成日后因天气变化或运动后又出现肩痛、活动受限等症状，导致肩周炎发作而影响运动功能和日常生活。

### （二）临床表现

肩周炎起病缓慢，病程较长，常有几个月甚至 1～2 年的病史。最初肩关节轻病，活动失灵，以后逐渐加重。疼痛部位在肩部和上臂，可向颈、耳、前臂和手放射，出现颈部、耳、上臂和手的疼痛，性质为阵发性或持续性。症状严重者肩的活动受限，不能摸裤带和扎裤带、梳头，甚至洗脸、刷牙多有困难。可见患肩肌肉明显萎缩，肩部广泛压痛。肩周炎患者经常因晚上肩部疼痛而睡不好觉，才去医院做检查，经过检查后确诊为肩周炎。

长时间重复一个动作很容易引发肩周炎，比如长时间打羽毛球、乒乓球等。冻结肩也就是肩周炎，顾名思义是肩膀像被冻住了一样，动不了。冻结肩患者手臂内旋和外展将会严重受限，在生活中会碰到很多不便，比如抬手挂衣服、拉后背的拉链等，完成这些动作对冻结肩的患者来说都是比较困难的。由于冻结肩常伴有夜间痛，患者睡眠也受影响。

**（三）肩周炎的防治**

肩周炎如果早发现、早治疗，可以取得较好的治疗效果，关键还是在于平时要积极预防。

1. 肩周炎的治疗

（1）物理疗法：肩周炎患者可以通过康复训练，同时配合局部热疗、热敷、针灸、推拿按摩和磁疗等治疗来减轻疼痛。

（2）药物治疗：必要时可服用镇痛剂和抗炎类的药物；局部注射醋酸氢化可的松对有明显局部压痛者有效。

（3）功能锻炼：功能锻炼极为重要，尤其是主动活动，即使是急性期也不能停止。运动范围和运动量须按病情而定。锻炼方法以俯身前、后、内和外摆动法，俯身画圈法和爬墙法等为最好。简单的训练有扶墙摸高，双手接触墙面，慢慢地往上摸到所能达到的最高处，然后恢复原状，反复做这个动作，运动量以感到轻微疼痛为宜，并且每天适当增加运动量。另外，可以双手抱头，然后再放下，并且在走路时前后甩手。原则上，这种运动每小时可做 2～3 分钟，冻结肩患者可以隔段时间锻炼一下，有助于康复。

要注意休息和保护肩关节，避免过度剧烈运动，造成肩关节损伤。

（4）中医中药治疗：中医认为本症是痹症之一。由于年老体弱，气血虚损，风寒湿三邪乘虚而入，凝滞于肩胛筋骨之间，从而气血不畅，当以调理气血、祛风除湿、散寒通络之原则治疗之，可选用九味羌活汤化裁。

2. 肩周炎的预防

（1）体育活动：平时可以适当做些有氧运动，如游泳，或者大力摆臂并快走，对预防肩周炎可起到很好的作用。很多中老年女性喜欢跳广场舞，有助于预防各种关节炎，但要注意运动时间不宜过长，应尽量控制在 30 分钟以内，每星期至少锻炼 5 天。

（2）预防损伤：如果是 60 岁以上以疼痛为主的老年人，要正确区分肩周炎与肩袖损伤，才不会造成治疗失误而加重病情。在一般情况下，肩周炎患者的表现是手臂抬不了，感觉手臂很僵硬；而肩袖损伤是手臂没有力气抬起来，用另一手去抬则抬得了。预防因运动不当造成肩关节的损伤，注意运动的力度不要过猛，承受的压力不要过大，从事负荷运动时肩膀疼痛的，应及时停止或减轻负荷运动，一般会使病情缓解或好转。

## 四、风湿性关节炎

### （一）概述

风湿性关节炎是以关节周围肿胀、疼痛为主要特征的一种自身免疫性疾病。X 线片、CT 和 MRI 检查可见周围软组织阴影增大，骨皮质密度减少，正常骨小梁排列消失，关节间隙有积液征象或因积液增宽。风湿性关节炎经常反复发作，可出现骨性强直性改变征象。

风湿性关节炎发作时局部有发热、皮肤烧灼感，症状时轻时重，可反复发作并引起心、肺、肾、眼及周围神经的病变。

### （二）临床表现

1. 主要的诱因　风湿性关节炎经常在环境潮湿和气候变化的情况下发作，对阴冷潮湿的环境和天气突变尤为敏感，尤其是春季，风、寒和湿气较重，是风湿性关节炎容易复发或症状加重的时期。在春季，有些风湿病的病原体处于高度活跃状态，加上春季乍寒乍暖、骤雨骤晴的天气，在人体抗病能力相对较低的情况下，风湿寒邪乘虚侵入人体，留于肌肉关节，像异物一样刺激周围神经、血管和肌肉等组织，引起气血运行不畅，而致肌肉关节疼痛、酸麻和沉重等一系列临床表现。

2. 发病的特点　风湿性关节炎发病常常表现为风湿热，初次发作多在 5～15 岁之间，3 岁以下少见，常有咽喉疼痛、发热和心肌炎等病史，晚期多有心脏瓣膜疾患。关节发病较急，好发于膝、踝、肘、腕和髋等关节，红、肿、热和功能障碍等急性关节炎的症状多比较轻微，而以疼痛为主。关节病变呈游走性，可同时侵犯较多关节，症状在某个关节只作暂时的停留，一般为 1~2 周，然后可以恢复正常。

### （三）风湿性关节炎的防治

1. **风湿性关节炎的治疗** 风湿性关节炎不仅会带给患者疼痛，严重者还会造成关节畸形导致残疾，因此治疗的目标就是抗炎镇痛缓解症状，最终达到保护关节功能的目的，使患者能够正常生活。治疗要标本兼治，才有可能缓解和消除症状，并且控制症状反复发作。关节疼痛剧烈者，给予非甾体抗炎镇痛药治疗。治本药物主要针对自身免疫性疾病进行治疗，包括激素等免疫制剂的应用。治本的药物虽然起效慢，但坚持服用一段时间后，是有可能停药的。而且现在风湿性关节炎的用药分类都比较细致，加之其治疗方法都在不断改进，不必过于担心药物治疗带来的副作用。

2. **风湿性关节炎的预防** 根据风湿性关节炎的发病诱因，可以有效地对其进行预防。

（1）饮食调整：中国人的饮食结构以谷物为主，而蔬菜、肉类、奶制品、水果和坚果较少。可以丰富一下日常的饮食结构，比如多增加一些豆制品、牛奶、蛋类、蔬菜和水果，注意控制高脂肪食物的摄入，如红肉（猪肉、牛肉和羊肉等）、奶酪和油炸食品等。

（2）适度活动：除了关节过度摩擦的患者要多休息少活动，其他患者可以适当做些低强度的短时间运动，比如关节拉伸、短距离骑行等，运动时要经常变换体位，避免一个关节承重过久，平时工作不宜久坐或久站。

（3）环境舒适：环境保护和防雨防潮，居住环境应干燥、明亮、通风、防寒和防水。

（4）注意生活方式：注意保暖，尤其要注意四肢关节的日常保暖防护，睡觉时应盖被子保暖，不要对着空调吹风，如果被雨淋湿要及时擦干。

（5）情绪调节：情绪舒畅、精神乐观也很重要，应充分发挥精神上的主观能动性，正确认识和对待疾病。

## 五、骨质增生

### （一）概述

骨质增生是中老年人一种常见的骨关节病，是年龄增大后人体的一种正常退变。骨质增生自 30 岁以后发生，但常无自觉症状，仅在体检中经 X 线摄片检查时见到骨关节面软骨有骨赘增生，到 50 岁左右出现骨关节疼痛等症状。

骨质增生即骨关节面的局部增生、肥大，在骨韧带附着处及关节囊内形成一个个突起。X 线、CT 或 MRI 检查可显示骨关节面的局部增生、肥大，在韧带附着处及关节囊内形成一个突起。X 线摄片时见到骨关节面软骨有赘骨增生，摄片上呈现外形尖锐如"刺"样的改变，即骨质增生改变，是老年性退行性改变，也是人体衰老、组织疏松及功能减弱所发生的一种代偿反应。

### （二）骨质增生的临床表现

骨质增生多见于 30～40 岁的青壮年，通常无明显临床症状，到 50 岁左右就会发生骨关节疼痛等症状。随着年龄的增长，骨质增生越来越严重，骨钙却不断释出，骨量减少，骨组织稀疏和萎缩，但临床表现并非疼痛就更厉害，因为疼痛主要是由于增生的组织挤压神经束及血管所致，这往往使患者以为病情好转，不太在意进一步防治，结果造成骨质增生进一步加重。

骨质增生疼痛一般有以下临床特点：

（1）局部疼痛和僵硬感，从静止状态突然改变体位，如由坐位想要起立行走时，疼痛较重，稍活动一段时间后疼痛变轻，腰部僵硬感好转，活动多后又加重；

（2）早晨起床时或在整理床铺时感到局部僵硬及明显的疼痛感，稍活动后又好转；

（3）天气寒冷或气候变化时疼痛加剧，阴雨绵绵或湿度大的天气时疼痛加重，天气暖和、干爽时疼痛缓解；

（4）少数患者还会合并坐骨神经痛的症状，除了腰背部痛外还出现一侧或双侧臀部、大小腿后侧明显麻痛，走路不远腰部疼痛加重，休息或坐下疼痛症状即缓解。

### （三）骨质增生的防治

无症状者不必治疗。轻者休息、适当调理或进行体育锻炼后症状多自行消退。疼痛期间应适当休息，睡硬板床，局部热敷、针灸和按摩以及中西药对症治疗等可缓解，若增生和骨刺压迫脊髓神经则可进行手术治疗。

## 六、骨质疏松症

### （一）概述

骨质疏松症是一种多因素所致的慢性疾病，目前具体病因尚未完全明确，一般认为与内分泌、遗传、营养、运动、药物、疾病及酗酒和吸烟等因素有关。其发病机制在于多因素的共同作用下，影响高峰骨量以及骨量丢失，其中遗传和环境因素相关性最大。

骨质疏松症的 X 线检查可显示所检查的部位骨量减少；CT 或 MRI 检查时可见检查部位骨质变薄、骨小梁数量减少，骨脆性增加，致使骨折的危险度增加。该病女性多于男性，常见于绝经后的女性和老年人。随着我国老年人口的增多，骨质疏松症发病率呈上升趋势，在我国乃至全球都是一个值得关注的健康问题。

### （二）骨质疏松症的特点

（1）决定和影响骨骼健康的因素主要有遗传和环境因素。不同人种、性别和年龄之间的骨量差别都是由遗传因素决定的，是不受人为控制、不可抗拒的自然规律。环境因素包括营养、体力活动和个人嗜好等，是影响骨量的可控因素。

（2）骨质疏松症是生命后期（中、老年期）人的骨骼退行性改变的结果，也是生物衰老在骨骼方面的一种特殊表现，生命后期是骨量减少发生骨质疏松的高发期，发病率随年龄的增长而增加，女性较男性发病人数多且发生时间较早。绝经后、围绝经期女性和 50 岁以上男性应用 $T$ 值诊断骨质疏松。世界卫生组织提出的诊断分类：正常，$T \geq -1$；低骨量（骨量减少），$-2.5 < T < -1$；骨质疏松，$T \leq -2.5$；合并脆性骨折史为严重骨质疏松。

（3）骨量降低到一定程度就会发生轻度创伤性骨折，而且骨折不易愈合；在不小心摔倒后，特别容易造成股骨颈骨折，骨折愈合效果差，往往导致老年人常年卧床不起，生活不能自理、残疾甚至危及生命。我国骨质疏松老年人骨折发生率男性约占 15.58%，女性约占 23.43%。因此，骨质疏松症被称为"无声杀手"。

### （三）骨质疏松症的临床表现

骨质疏松症早期无明显症状，经常是发生严重的骨痛或等到骨折时，才知道自己早已患了骨质疏松症。

中老年骨质疏松症常见的症状是腰背疼痛，疼痛沿脊柱向两侧扩散，仰卧或坐位时疼痛减轻，久立、久坐或直立后伸时疼痛加剧，日间疼痛轻，夜间及清晨醒来时加重。

身长缩短、驼背是老年骨质疏松症重要的临床表现，多在腰背疼痛后出现。正常每人有 24 节椎体，每一椎体高度 2cm 左右，患骨质疏松症时椎体压缩，身长平均缩短 3～6cm，随着年龄增长，骨质疏松加重，驼背曲度加大，致使膝关节拘挛明显。

骨折是骨质疏松症最常见和最严重的并发症，骨折不仅疼痛剧烈和活动受限，而且又难愈合，可导致不能活动甚至肢体残废，生活不能自理，甚至缩短寿命。

骨质疏松症患者严重时可有呼吸功能下降、肺功能不全。胸椎、腰椎压缩性骨折，背椎后弯，胸廓畸形，都可使肺活量和最大换气量减少，患者往往出现胸闷、气短和呼吸困难等症状。

**（四）骨质疏松症的防治**

1. 骨质疏松症的治疗

（1）有人认为骨质疏松症就是缺钙，治疗只要补钙就行，这是错误的，补钙的同时还要进行适当的药物治疗。

（2）对老年性骨质疏松症患者，应积极抑制骨吸收，使用的药物有双磷酸盐类药物（阿伦磷酸钠）、降钙素、雌激素、钙剂和促骨形成药物（如维生素 D）等。

（3）女性绝经后，骨量丢失加速，要在医生指导下及时应用激素治疗，坚持预防性补钙和应用活性维生素 D 等。

2. 骨质疏松症的预防　在骨质疏松防治中，预防是重点，早期预防尤为关键。在从婴儿期开始的整个生命前期（包括儿童期、青春期和成人期），通过合理营养、适度锻炼和避免不良生活习惯等措施来获得最佳峰值骨量是预防生命后期（中、老年期）骨质疏松的最好方法。

（1）了解易患人群：①绝经后妇女；②40 岁以上缺乏运动者；③办公室族和日晒少的人；④长期过量饮用咖啡或浓茶者；⑤吸烟或长期过量饮酒者；⑥钙质摄入不足者；⑦长期服用糖皮质激素者；⑧有糖

尿病、类风湿关节炎、甲状腺功能亢进或慢性肾炎等疾病的患者。

上述易患骨质疏松者，随着年龄的增长，骨矿物质成分和骨基质等比例逐渐减少，骨脆性增加，增加骨折的危险。

（2）调整膳食：应从儿童、青少年做起，坚持科学、健康的生活方式，注意合理膳食，摄入充足的钙和维生素 D，多晒太阳（避免在烈日下曝晒），也要注意补充维生素 $B_{12}$ 和维生素 K，蛋白质的摄入应适量，将骨钙峰值提高到最大值是预防生命后期的骨质疏松症的最佳措施。

（3）改变不良嗜好：吸烟者要确实戒烟，不要过量饮酒，也不要过量喝咖啡或浓茶。

（4）预防跌倒：老年人还应加强防摔、防绊和防颠等防止老年人受伤骨折措施。主要措施：①去除家中引起跌倒的障碍物，如杂乱的电线等；②居室内的地板要防滑，椅子不要太低；③佩戴眼镜的老人要保证眼镜干净，维护良好，在上下楼梯或台阶时要特别小心；④穿舒服的鞋子，鞋跟较宽、鞋底防滑；⑤年老体弱者必要时要用手杖或助行器；⑥老年人出门最好要有人照护。

（5）适当增加运动：体育活动可对人的骨骼健康产生积极作用，不管是幼童或老年人，骨骼和肌肉均可因积极体育活动而更加强壮。儿童和青少年积极进行体育活动可以获得更高的骨密度和骨强度。骨骼、肌肉和关节的健壮、灵活都可通过运动获得，强化运动还可以改善柔韧性和平衡性，减少老年人摔倒和骨折。运动对预防和减少生命后期的骨脆性具有关键作用。

中老年人特别是绝经前后的女性，每日进行至少 30 分钟的锻炼，如散步、打太极拳、做保健操或游泳等，做保健操、扩胸运动可增加肺活量，运动还可增强平衡功能及肌肉张力，也可刺激骨骼的成骨过程，减少和避免跌倒。进行中高强度的锻炼每年可以提高 1%～4% 的骨密度，活动的强度越大，效果越好，快速、短时间和高强度的锻炼效果更好。偶尔步行是无用的，不会降低骨折的风险。中高强度的锻炼包括快步走、徒步旅行、爬楼梯、慢跑、举重、跳绳或跳跃。老年人锻炼要注意：①地点：家中是一个合适的地方，地面要平整或防滑；②着装：穿着舒适，衣服合体；③时间：依各自生物节律和日程安排，应当选择在一天中最合适的时间；④协助：最好由家人陪伴或在健身机构场所进行；⑤制订合适的锻炼计划，力度过大的活动项目对于确定有骨质疏松的人有一定的风险，应该加以注意；⑥配备必要的锻炼器械；⑦运动前要预热，根据运动情况不同，通常在运动前 5~10 分钟，用肩、髋和膝关节进行缓慢运动，即活动活动手脚，使全身的骨骼、关节和肌肉进入活动状态。

（6）治疗原有的疾病：如糖尿病、类风湿关节炎、甲状腺功能亢进或慢性肾炎等疾病，要坚持序贯性治疗。

（7）避免滥用药物：避免应用有可能引发骨量丢失的药物，长期服用糖皮质激素者要尽可能减少用量，加用防骨质疏松的药物。

（8）定期体检：40 岁以上中老年人，须定期体检，做骨密度检测。

以上防治要点，对于绝经后的女性更要引起重视。

特别建议：40 岁以上中老年人，要保证足够的睡眠。特别是绝经后的女性每天保持足够的日晒，每天运动至少 30 分钟；饮食营养丰富、清淡和低盐，最好每天喝 1 瓶牛奶，牛奶含钙较高，同时富含多种维生素和矿物质。

## 七、痛风性关节炎

### （一）概述

痛风性关节炎急性发作是由于尿酸升高在体内产生严重的局部炎性反应。持续的血尿酸水平增高，尿酸盐结晶在关节的软骨、滑膜和肌腱、腱鞘等处沉积，形成尿酸盐结晶和痛风石，从而出现单个关节或多个关节不同程度的红、肿、痛、热以及功能障碍的症状。在早期，尿酸盐结晶在每次发作后可被吸收，关节恢复正常。数年后，在滑膜、关节软骨和软骨下骨，甚至滑囊、腱鞘和外耳软骨内均可有尿酸盐沉积，形成痛风石。这种慢性炎症反应，促进了关节的退行性变。

痛风性关节炎早期，X 线、CT 或 MRI 检查骨与关节无明显变化。由于尿酸盐的沉积可透过 X 线，所以在 X 线片上显示为骨缘的圆形或半圆形缺损。此后，关节间隙狭窄，关节面不规则，关节缘出现骨赘，形成骨关节炎、关节强直或脱位等征象。

**（二）临床表现**

痛风性关节炎多发生在 30 岁以上的男性，急性发作时大多没有预兆。剧痛常在夜间突然发生，患者多在夜间痛醒，且疼痛部位集中，程度剧烈。受累的关节表现为发红、发热和肿胀，局部皮肤发亮，触痛明显，关节僵硬。常受累出现疼痛的关节为足拇指的跖趾关节，其次为踝、膝、腕关节及手部小关节等。疼痛于数小时内达到顶点，体温可达 38～39℃之间，急性发作后症状慢慢地消退。

痛风性关节炎大多数会复发，最初偶尔发作，常侵犯一个关节，每次发作持续几天，然后症状完全消失，直至下次发作。但是随着发作次数的增多，症状会持续更久。发作越频繁，受累的关节就越多。随着多个关节同时受累，痛风会发展为慢性。反复发作可造成关节永久性损害，包括长期疼痛和僵硬、活动受限和关节变形。

**（三）痛风性关节炎的防治**

1. **痛风性关节炎的治疗**　在急性发作期可给予秋水仙碱，一般症状在 6～12 小时内减轻；24～48 小时内可控制症状，以后可用维持量，直至症状消失。别嘌醇主要是抑制黄嘌呤氧化酶，使次黄嘌呤和黄嘌呤不能转化为尿酸，形成容易溶解的氧嘌呤而排出，减少尿酸的浓度。也可以给予丙磺舒。无效时可同时应用肾上腺皮质激素。以上用药须遵医嘱。

2. **痛风性关节炎的预防**　首先要控制高尿酸血症，注意饮食调理十分重要，即通过限制高嘌呤的食物摄入，减少尿酸来源，降低其在血液及组织液中的含量。

（1）饮食调理

1）采取低嘌呤饮食，减少外源尿酸的摄入，在饮食中要控制一切含嘌呤高的食物。

2）蛋白质摄入要适量，防止体内生成尿酸过多，不要进食太多动物蛋白质食品，应以牛奶、鸡蛋、谷类和蔬菜作为主要蛋白质来源。但近期也有研究发现，痛风与蛋白质摄入量无明显相关性，并且蛋白质可减少尿酸，降低痛风风险。不过这一研究结果尚有待于从实践中获得验证。

3）摄入脂肪宜少些，因为脂肪可减少尿酸的正常排泄。一般应该将脂肪量摄入控制在每天 50g 以下，并且要以植物油为主要的食用油。

4）增加和保持碳水化合物的摄入，因为碳水化合物有增加尿酸排泄的倾向，并可为机体提供足够的能量。因此一日三餐主食均应以碳水化合物为主，但要注意少吃糖果、甜点和零食，防止肥胖。

5）维生素要充足，特别是要补足维生素 B 和维生素 C，每天饮食要有 400～500g 新鲜蔬菜，并在饭前或饭后半小时左右吃些水果。

6）较多饮水可促进尿酸排泄。包括果汁、淡茶、白开水或矿泉水等各种饮料在内，每天喝水量应在 2000mL 以上，以稀释尿酸浓度，并加速尿酸排泄。

以上饮食调理措施须长期坚持，方可达到降低血液尿酸浓度的目的，并能巩固疗效，预防复发。

（2）其他降低高尿酸血症的措施

1）养成良好运动习惯，至少每周保持 3～7 次运动，每次至少半个小时。

2）吸烟者要戒烟。特别要禁白酒和啤酒，因为酒精容易使体内乳酸堆积，对尿酸排出有抑制作用，易诱发痛风。饮酒与高尿酸血症相关性研究表明，血尿酸值与酒精摄入总量成正比，每日酒精摄入增加 10g，痛风危险增加 1.17 倍。啤酒与痛风相关性最强，每日饮啤酒两杯以上，痛风相对危险（relative risk，RR）达 2.51。即使无醇啤酒也可使血尿酸升高，可能是因为啤酒由麦芽制成，鸟嘌呤核苷酸更易被吸收的关系。

3）少用强烈刺激的调味品和香料。除上述预防痛风的饮食和其他降低血尿酸的措施外，控制肥胖、减轻体重可以预防痛风，已逐渐被人们所认识。由于痛风与胰岛素抵抗相关，因此，正确的饮食安排是，一日三餐适量的糖类（碳水化合物）、增加优质蛋白质和不饱和脂肪酸来控制体重，增加胰岛素的敏感性，从而利于血尿酸的排泄。研究还发现，牛奶尤其是低脂牛奶可降低血尿酸，可能与牛奶中酪蛋白和乳清蛋白增加尿酸排泄有关。因此低脂牛奶对痛风有防护作用。

3. 痛风患者食谱举例

急性发作期：

早餐：牛奶 200mL，小面包 1 个（标准粉 50g）；

午餐：米饭（粳米 100g），西红柿炒鸡蛋（西红柿 200g、鸡蛋 50g），拌黄瓜 200g；

加餐：苹果 1 个（200g）；

晚餐：油菜 100g，熟鸡蛋 30g，面条 100g（用菜汤，不用鸡汤），奶酪 100g，大白菜 200g。

慢性期：

早餐：牛奶 200mL，面包 2 个（标准粉 100g）；

中餐：芹菜炒鸡丝（芹菜 200g、熟鸡脯肉去汤 50g），米饭（粳米 100g），花卷 1 个（标准粉 50g）；

晚餐：韭菜炒鸡蛋（韭菜 100g、鸡蛋 100g），西红柿黄瓜汤（西红柿 100g、黄瓜 100g），米饭（粳米 100g）。

**附：含嘌呤食物分类**

痛风（高尿酸血症）需低嘌呤饮食，从营养学的角度，可将含嘌呤食物分为 3 类：

1. 高嘌呤食物　包括肾、肝、脑和心等内脏，肉馅，肉禽类浓汤，禽类中的鹅、鹧鸪，大比目鱼，小虾，牡蛎和淡菜等。

2. 中量嘌呤食物　包括除上述以外的肉类、禽类、贝壳类、菠菜、扁豆和芦笋等。

3. 低嘌呤食物　包括米面类及其制品，乳类及其制品，鸡蛋、鸭蛋及其制品，除前述以外的蔬菜、水果及坚果类（如花生、杏仁、核桃和橄榄）等。

# 第 7 节　甲状腺疾病

## 一、甲状腺肿大、甲状腺功能亢进症

### （一）概述

甲状腺功能亢进症（简称甲亢）是甲状腺分泌的甲状腺素过多而引起的一种自身免疫性疾病。大多数甲亢患者出现甲状腺肿大，因此，甲状腺肿大与甲状腺功能亢进症在本节一起阐述。本病多见于女性，尤其是更年期女性甲亢的发病率升高。更年期女性随着卵巢功能渐渐衰退，雌激素的分泌慢慢减少，对下丘脑与垂体的负反馈作用减弱，导致垂体分泌的促性腺激素（FSH、LH）增高，而 FSH 具有促进三碘甲状腺原氨酸（T3）和甲状腺素（T4）合成的作用，致使体内 T3、T4 水平升高而出现甲亢的一系列症状。

**（二）临床表现**

甲状腺肿大一般呈渐进性，是甲亢的一种表现，同时伴有眼球突出。T3、T4 分泌过多，临床上出现食欲亢进，进食量比平常要多（多食）、多饮水（多饮）、心悸、怕热、多汗、消瘦、乏力及情绪紧张、脾气暴躁、失眠、易激动和手颤抖等神经兴奋性增高的症状。

成年人甲状腺功能亢进者其甲状腺多呈弥漫性肿大，甲状腺肿大的程度有轻有重，极少数甲亢患者无甲状腺肿大，不少甲亢患者有不同程度的眼球突出。老年甲状腺功能亢进的临床表现、症状和体征比较轻微或不典型，有典型症状者仅占 25%，因而常得不到及时诊断和治疗，老年人甲亢甲状腺弥漫性肿大者较少，多为结节性肿大。

老年人甲亢的特点：

（1）老年人甲亢患者中有 1/3 以上无甲状腺肿大，仅有 1/4 在甲状腺上下极可听到血管杂音；

（2）成年人甲亢多有眼球突出等眼征，老年人甲亢很少有眼球突出，一般具有眼征者不到 1/2；

（3）老年人甲亢约有 1/3 的患者表现为淡漠型甲亢，临床症状有衰弱无力、抑郁、淡漠、迟钝和嗜睡；

（4）老年人甲亢多伴有缺血性心脏病，常可出现呼吸困难、心绞痛、期前收缩和心房颤动，老年人甲亢心率大多数不快，快速心率可能是原有心脏病所致；

（5）老年人甲亢食欲亢进者较少，而相反厌食者较成年人甲亢为多，常有腹痛、恶心和呕吐等症状；

（6）老年人甲亢在神经、肌肉和骨骼方面的症状也较成年人甲亢有所不同，常因肌肉软弱而导致摔倒。

### （三）甲状腺肿大、甲亢的防治

1. 甲状腺肿大、甲亢的治疗

（1）非药物性治疗

1）生活作息有规律：患者虽食欲亢进，但处于高代谢状态，消耗过快，身体较为虚弱。一般不宜经常熬夜，不要饮食无度，不宜进行长跑、游泳和爬山等剧烈运动；病情较重者宜静养，甚至卧床休息。此外，由于甲亢有突眼，使眼外肌麻痹，容易视力疲劳、眼球膨胀，在看书、看报和看电视时不应时间过长，避免对眼睛的不良刺激和视力疲劳，引起病情加重。

2）避免精神刺激：不良的精神刺激会加重病情，如因家庭琐事常与家人争吵，情绪激动，发怒不休，不能自控。因此，凡事冷静处理，从大处着眼小处着手，不为小事斤斤计较，这样良好的心理平衡状态有利于身心健康和病情的缓解。家人和单位的同事应对患者予以理解，创造一个较好的环境，以避免精神刺激。

3）注意饮食控制：禁食含碘的食物和刺激性食物，患者吃了含碘的食物，易促进甲状腺组织硬化，令已经肿大的硬块僵硬难消，使病情迟难以缓解；不宜多吃海鱼、海带和紫菜等含碘量高的食品；同时，伴有甲亢性心脏病的患者，应禁忌生葱、生姜、生蒜、辣椒和酒等刺激性食物。

禁忌浓茶、咖啡，戒烟。

可多吃下列食物：绿花椰菜、甘蓝菜芽、甘蓝、白花椰菜、芥末叶、桃、梨、黄色大芜菁、大豆、菠菜和芜菁，这些食物有助于抑制甲状腺制造激素。为了纠正体内消耗负平衡，在一日三餐外，两餐之间增加点心，以改善功能代谢紊乱。

4）预防和控制感染：甲亢患者白细胞总数偏低，粒细胞也低，容易导致感染。若发现感染，要及时控制，不然会使已控制的甲亢复发或病情加重，甚至出现甲亢危象。因此，要注意预防各种感染，一旦有感染征兆，应及早控制。

5）保证营养：由于甲亢处于高代谢状态，应增加能量供给，每日应给予足够的碳水化合物，以纠正过度的消耗。保证蛋白质的供给，每日蛋白质为每千克体重 1.5g，但应限制动物性蛋白质。注意维生素的摄入，供给丰富的多种维生素，因高代谢消耗较多的能量和大量的酶，多种水溶性维生素缺乏，尤其是 B 族维生素；应供给维生素 D 以保证肠道钙、磷的吸收，同时补充维生素 A 和维生素 C。为了预防甲亢患者发生骨质疏松、病理性骨折，应适量增加钙、磷的供给。

（2）药物治疗：抗甲状腺药物可选择甲基及丙基硫氧嘧啶、甲巯咪唑及卡比马唑等；还可给予普萘洛尔等 β- 受体阻滞剂治疗心悸、烦躁等神经兴奋性增高的症状。如有肝、肾功能减退者，使用抗甲状腺药物剂量应酌情减少，及时监测甲状腺功能、调整药物剂量，并观察血象及肝功能变化。

（3）放射性碘治疗：成人甲亢可予以放射性碘治疗，老年甲亢的治疗以放射性碘治疗为最好，投药简单且无手术的危险性。放射性碘治疗后，可考虑加服抗甲状腺药物，大多数患者可得到控制。采用何种治疗措施，应根据患者年龄、性别、病情、甲状腺病理及其患者的意见等综合考虑，采用适当的治疗方案。

（4）手术治疗：成人甲亢甲状腺肿大者可手术治疗，老年人甲亢较大的多结节腺体者仍以手术为宜。手术前给予支持疗法和 β- 受体阻滞剂可得到满意的效果，β- 受体阻滞剂以普萘洛尔最适用。

2. 甲状腺肿大、甲亢的预防

（1）保持良好心情：在临床上发现不少甲亢患者发病前有一些诱发因素，例如精神刺激。有统计发现，62% 的甲亢患者有精神刺激，如与家人、同事及上级发生矛盾，或工作劳累紧张，其中以长期或强烈的精神刺激较多。有人发现在战争年代及自然灾害地区甲亢的患病率也显著增加，这可能与恐惧、紧张等精神因素有关。WHO 提出这样一个口号："健康的一大半是心理健康"。现代医学研究证实紧张、愤怒和敌意等不良情绪可破坏人体免疫系统造成伤害，引发内分泌功能紊乱，使人易患甲亢、高血压、冠心病和脑卒中等疾病。所以，保持良好心情，做到心理平衡，是预防甲状腺肿大、甲亢的重要措施。

（2）预防感染和创伤：感染和创伤也是甲亢发病的诱发因素，有的甲亢患者在发病前有急性感染，有的甲亢患者经治疗病情得到控制后，由于一次急性感染（如急性扁桃体炎或上呼吸道感染）引起甲亢复发。因此，应尽量预防感染或创伤，即可降低甲亢发生和复发的风险。

（3）控制诱发因素：碘可以诱发甲亢，在缺碘地区，服碘过多也可诱发甲亢。有人认为这是因为这些患者可能甲状腺本身已有缺陷，平时不出现甲亢，当有诱发因素时则可诱发甲亢发病；也有人认为这些诱因是甲状腺病变的始动因子。因此，要尽量控制诱发因素，减少甲亢发病的机会。

## 二、甲状腺腺瘤

### （一）概述

甲状腺腺瘤是最常见的甲状腺良性肿瘤，病理上可分为滤泡状和乳头状囊性腺瘤两种，前者较常见，后者较少见。腺瘤周围有完整的包膜。

### （二）临床表现

甲状腺腺瘤多见于 40 岁以下的女性。腺瘤多为单发，呈圆形或椭圆形，局限在一侧腺体内。肿块质地较硬，表面光滑，无压痛，能随吞咽上下移动。腺瘤生长缓慢，大部分患者无任何症状。来体检者往往是发现脖子增粗而来做检查的。乳头状囊性腺瘤有时可因囊壁血管破裂而发生囊内出血，此时，肿瘤体积可在短时间内迅速增大，局部出现胀痛。

有时候甲状腺腺瘤与结节性甲状腺肿的单发结节在临床上彼此混淆，较难区别。甲状腺腺瘤与结节性甲状腺肿块的性质不同，恶变的概率不同，治疗的方式也不一样，不要以为无症状就无所谓，应遵医嘱进行防治。以下两点可供鉴别参考：①甲状腺腺瘤经过数年或更长时间仍保持单发，结节性甲状腺肿的单发结节经过一段时间后多演变为多个结节；②甲状腺腺瘤多见于非单纯性甲状腺肿流行的地区。病理上，两者区别较明显，腺瘤有完整包膜，周围组织正常，分界明显；结节性甲状腺肿的单发结节则无明显包膜。

### （三）甲状腺腺瘤的防治

1. 甲状腺腺瘤的治疗

（1）手术治疗：因为甲状腺腺瘤有引起甲亢（发生率约 20%）和恶变（发生率约 10%）的可能，原则上应早期切除。一般应做患侧甲状腺大部切除（包括腺瘤在内），如腺瘤小，可做单纯腺瘤切除。切除标本立即冻结切片做病理检查，以判定是否恶变。

（2）放射治疗和化疗：有恶变者加放射治疗和化疗。

2. 甲状腺腺瘤的预防 第一，要保持轻松愉悦的心情；第二，要尽量避免使用雌激素；第三，避免在儿童期照射 X 射线；第四，有甲状腺增生性疾病者要及时去医院接受治疗；第五，不要食用辛辣刺激食品；第六，要注意饮食调理。

## 三、甲状腺癌

### （一）概述

最常见的甲状腺恶性肿瘤是甲状腺癌。甲状腺癌中的乳头状腺癌约占甲状腺癌总数的 60%，多见于年轻人，常为女性。滤泡状甲状腺癌约占 20%，多见于中年人。未分化甲状腺癌约占 15%，多见于老年人。髓样癌少见，细胞排列呈巢状或束状，无乳头或滤泡结构，恶性程度中等，较早出现淋巴结转移，且可血行转移到肺。

### （二）临床表现

发病初期多无明显症状，有一部分人只是在体检时发现颈部有硬块，质硬而高低凹凸不平；随着肿块逐渐增大，开始出现声音嘶哑、吞咽不适感时；当肿块增大到蚕豆大时，可于吞咽时上下移动，随着其在短期内不断增大，随吞咽移动度降低，症状迅速发展，恶性程度较高，则多为未分化癌。

晚期癌瘤常压迫喉返神经、气管和食管，产生声音嘶哑、呼吸困难或吞咽困难；如压迫颈交感神经节，可产生霍纳（Horner）综合征（表现为同侧瞳孔缩小，上眼睑下垂、眼球内陷，同侧头面部无汗等）；颈丛神经浅支受损时，可有耳、枕和肩部等疼痛。局部转移常在颈部，出现硬而固定的淋巴结，远处转移多见于扁骨（如颅骨、椎骨和骨盆）和肺。

有些甲状腺癌的患者，甲状腺肿块并不明显，而以颈、肺和骨骼的转移癌为突出症状。因此，当颈部、肺和骨骼有原发灶不明的转移癌存在时，应仔细检查甲状腺。

髓样癌常有家族史，由于肿瘤产生 5-羟色胺和降钙素，临床上出现腹泻、心悸、脸面潮红和血钙降低等症状。

### （三）甲状腺癌的防治

1. 甲状腺癌的治疗

（1）手术治疗：乳头状癌恶性程度低，手术治疗效果较好，可将患侧腺体连同峡部全部切除，对侧腺体大部切除，不需加行颈淋巴结清除术。滤泡状腺瘤的早期，手术切除的原则与乳头状腺癌的相同，但如果颈部淋巴结有转移，大多也有远处转移，因此治疗应包括远处转移癌的处理。未分化癌的恶性程度高，发展迅速，通常在2～3个月后即出现压迫症状或远处转移，手术切除甲状腺不仅达不到治疗目的，反而促使肿瘤扩散，故一般不采用手术治疗。髓样癌应采用手术切除或同时清除颈部淋巴结，手术仍有较好的效果。

（2）放射治疗和化疗：如未分化癌早期，往往有远处转移，手术切除疗效不佳，用放射性碘的疗效也不满意，通常采用外放射治疗，化疗效果不很理想。

2. 甲状腺癌的预防　预防甲状腺癌需要注意以下几方面：①发现颈部包块及时就医；②定期的体检；③减少愤怒、焦虑、紧张等情绪的发生，压力不要过大。

## 四、甲状腺结节

### （一）概述

有些人在体检时做彩超检查发现甲状腺结节，往往担心自己得了癌症。的确，一般肿瘤都形成肿块，但肿块不一定是恶性肿瘤。甲状腺结节的诊断和进一步判断良性或恶性，主要依靠病史、体检以及超声波、同位素扫描和细胞学检查来确定。所以，在没有做进一步检查时，不必过于担心。

### （二）临床表现

甲状腺结节的临床表现与甲状腺结节的性质（良性或恶性）有关，同时，判断结节属于良性或恶性，是关系到临床选择适当的治疗方案以及手术方式和手术范围的一个重要问题。甲状腺结节可以是单发的或多发的，单发的可以由结节性甲状腺肿、甲状腺腺瘤或甲状腺癌等引起。多发的甲状腺结节多为良性。下面从甲状腺结节的形成和性质来分析临床表现，帮助大家进一步了解良恶性甲状腺结节的有关问题。

1. 病史方面　注意自己是什么时候开始出现脖子增粗的，即发现结节的最初时间，一般来说，年龄越小发现的结节，越要较多考虑恶性的可能。在儿童时期出现的甲状腺结节 50% 为恶性；发生于男性，特别是年轻男性的单个结节也应警惕恶性的可能。如果过去甲状腺正常，突然发现结节，且短期内发展较快，则恶性的可能性大；但有些已经存在的乳头状囊性腺瘤，由于囊内出血，短期内瘤体也可能迅速增大。

2. 体检结果判定　多个结节一般多为良性，单个孤立的结节应考虑甲状腺腺瘤或甲状腺腺癌。有报道指出甲状腺癌发生于单个孤立结节的占 4%～5%。腺瘤表面平滑，质地较软，吞咽时移动度大。腺癌表面不平整，质地较硬，但也有的部分较硬、部分较软呈囊性感，吞咽时移动度较小，而且同侧颈部已有肿大淋巴结。

甲状腺癌均为冷结节，其边缘一般较模糊。但冷结节不一定都为癌肿的表现，结节性甲状腺肿，由于血液循环不良，结节内常发生退行性变，形成囊肿，这种囊肿也表现为冷结节，但其边缘多清晰可见。甲状腺腺瘤可表现为温结节、冷结节或凉结节，其边缘清晰，但也可能略模糊。凉结节是冷结节上覆盖着正常的甲状腺组织的假象。热结节常提示高功能腺瘤，一般不癌变。

**（三）甲状腺结节的防治**

1. 甲状腺结节的治疗　对于甲状腺结节的治疗原则，根据良性或恶性选择不同的治疗方法。

（1）甲状腺多发结节一般多为良性病变，如果甲状腺功能正常或减退，可试行一段时间的甲状腺干制剂治疗，结节可能减退。但鉴于甲状腺多发结节有继发功能亢进和恶变的可能，所以仍以手术治疗为妥。

（2）对于甲状腺单发结节，如果同位素扫描为热结节，一般无癌变可能，常采用同位素治疗或手术切除，如为冷结节，则多需要手术治疗。对发展快、质地硬的单发结节，特别是伴有颈部淋巴结肿大的，或对于小儿和男性患者的单发结节，由于恶性可能性大，应尽早手术。

（3）手术时，如果表现为单个囊性结节，可做单纯囊肿摘除；如果是实质性结节，仅仅结节摘除是不够的，应将结节连同其包膜和周围 1cm 宽的正常甲状腺组织整块地切除，或进行患侧腺体的大部切除。

2. 甲状腺结节的预防

（1）控制碘的摄入。这种疾病与碘的摄入是有直接关系的，建议成年男性每天的摄入量不超过 165μg，女性每天不超过 115μg，怀孕期的妇女适当增加 10μg 左右，过多的碘的摄入，会导致甲状腺细胞的增生而出现结节。

（2）建议高蛋白饮食，忌食辛辣。如鸡蛋、牛奶、豆类，不仅可以补充身体所需的营养，还能够提高身体的免疫力。而一些辛辣刺激的食物，如辣椒、花椒等要忌食。

（3）平时要多运动。运动可以提高免疫力，增强体质，对疾病的预防是有好处的。

（4）保持良好的心态。不良的情绪会造成内分泌的紊乱，这也是引起甲状腺结节的一个重要因素。

（5）避免放射性物质的照射，尤其是婴幼儿与儿童。甲状腺对放射性的照射是非常敏感的。接触放射性物质是导致甲状腺癌症的一个重要因素。

（6）如果发现有甲状腺结节的话，要积极地诊断和干预。有甲状腺癌家族史的患者，更应该重视，必须定期复诊。

# 第4章

# 心 电 图

## 第1节 窦性心律失常

### 一、窦性心动过速

**（一）概述**

成年人窦性心律的频率超过 100 次 / 分者为窦性心动过速。窦性心动过速可见于正常人或使用某些药物所致。

**（二）发病因素与临床表现**

1. 一过性窦性心动过速　一过性窦性心动过速可见于下列情况。

（1）正常人体力活动、情绪激动、抽烟、饮酒以及喝浓茶或咖啡；

（2）使用某些药物（如麻黄素、阿托品和异丙基肾上腺素等）时。

2. 持续性窦性心动过速　持续性窦性心动过速可见于发热、感染、血容量不足、休克、缺氧、甲状腺功能亢进、心肌炎、心力衰竭及心脏神经官能症等情况。

3. 窦性心动过速主要特点

（1）开始与终止呈逐渐变化。

（2）频率易受自主神经活动的影响，如运动、站立、激动和进食可使其增快，而平卧休息可减慢。

（3）心率一般不超过 150 次 / 分；在疾病条件下，窦性心动过速其心率持续超过 120～130 次 / 分时，常提示病情严重。

### （三）窦性心动过速的治疗

主要针对病因治疗，必要时辅以对症治疗，可选用地西泮或氯氮䓬、普萘洛尔以及利血平或新斯的明，中药可用归脾丸，也可用针刺疗法，常用穴位为内关、间使和心俞。

## 二、窦性心动过缓

### （一）概述

成年人窦性心律的频率低于 60 次 / 分者称为窦性心动过缓，包括生理性和病理性，有些药物也可引起窦性心动过缓。

### （二）发病因素与临床表现

1. 生理性　常见于年轻运动员，多为生理性的，当其强体力活动时心率可随机体需要相对增快。

2. 某些药物引起　使用某些药物（如洋地黄、普萘洛尔、利血平和吗啡等）时。

3. 病理性原因　病理性原因又可分为两类：

（1）心外原因，如颅内压升高、阻塞性黄疸、甲状腺功能低下、体温过低、营养不良、尿毒症及某些发热疾病的恢复期、肠梗阻、泌尿系统结石或胆囊结石发生绞痛和频繁呕吐。这些疾病通过神经体液机制刺激迷走神经或直接作用于窦房结引起窦性心动过缓。

（2）另一类原因是心肌性的，由于冠状动脉供血不足、心肌梗死、心肌硬化、心肌炎或心肌病等造成窦房结损害，因而使其自律性降低。

窦性心动过缓时如室率不甚慢，多无自觉症状。

### （三）窦性心动过缓的治疗

多数患者无须特殊治疗，可针对原发病进行治疗。但在急性心肌梗死及药物麻醉中出现的显著窦性心动过缓则需立即抢救，这可能是心脏停搏的先兆。如果是使用药物引起的窦性心动过缓，需遵照医生意见，考虑停药或减少药物使用剂量，出现严重的窦性心动过缓，则要停用原来使用的药物。

## 三、窦性心律不齐

### （一）概述

窦性心律不齐常见于儿童和青年，成人较少见，50 岁以上的老年人又较多见。窦性心律不齐多与窦性心动过缓同时存在。

### （二）临床表现

窦性心律不齐通常无明显症状。

### （三）窦性心律不齐的治疗

任何原因造成心率增快（如运动、注射阿托品等），均会使其消失。窦性心律不齐无临床重要性，不需治疗。

# 第 2 节　期 前 收 缩

### （一）概述

期前收缩为心律失常中最常见的类型，其发生是由于窦房结以外异位起搏点提前（过早）发出激动所致。按异位激动起源，通常分为房性期前收缩、结性期前收缩、室性期前收缩三种，其中以室性期前收缩最为常见，房性期前收缩次之，结性期前收缩最少见。

### （二）临床表现

期前收缩是否引起症状，取决于其出现的频次、患者的敏感性及其注意力，一般不与期前收缩数目完全成比例。常见的症状：心脏突然出现有力的收缩，自觉心跳不规则或感心悸，有时伴有梗塞感或阵咳，有时自觉心跳似乎停顿一下，此种感觉常使患者情绪紧张，担心心脏会突然停止跳动。室性期前收缩患者可出现心前区不适感。

心脏听诊：在心区听到在正常心搏动出现一提早的心搏动，其后有一较长间歇，期前收缩第一心音较强，第二心音较弱或消失。

### （三）期前收缩的治疗

治疗取决于期前收缩的原因、性质、症状及其对心功能影响的程度，首先应控制引起期前收缩的原因和诱因，如系偶发且无症状则不需要治疗。

来体检者若出现期前收缩，不要过于担心，过多地注意反而会引起心脏神经官能症，应告知他们目前的期前收缩对于身体并无大碍，是无害性，无需治疗，可适当进行体育活动。但是，症状严重者，应给予药物控制。多源性、成对出现的、伴有低钾血症的以及出现在前一个心动周期的 T 波上的室性期前收缩，均易引起严重的致命性室性心动过速或心室颤动，应及时治疗，有效地控制。

# 第 3 节　扑动与颤动

## （一）概述

心房扑动和心室颤动是比较严重的心律失常，须及时抢救，否则危及生命。来做健康体检者未见心房扑动和心室颤动者，多见心房颤动。

## （二）发病因素与临床表现

1. 心房扑动和心房颤动　引起心房扑动和心房颤动的病因基本相同，绝大多数见于器质性心脏病，最常见者为风湿性二尖瓣狭窄，其次是冠心病，甲状腺功能亢进性心脏病、高血压性心脏病、慢性缩窄性心包炎和洋地黄中毒；心导管检查、心脏手术中可见一过性心房颤动；在少数患者中找不到明确的心脏病时，称为特发性心房颤动。

2. 心室扑动与心室颤动　心室扑动与颤动发病原理与心房扑动及颤动相似。心房扑动、心室扑动和心室颤动一般在健康体检中少见，尤其是心室颤动，临床上多见于危急情况，心室已丧失有效的、协同一致的收缩，代之以蠕动样颤动，功能上等于停搏，已无血液排出，一旦发生，危及生命，需立即抢救。

心房颤动时，心室率快而不整，心脏收缩出现过早，心搏出的血量显著减少，甚至无血自心脏排出，且这些无效收缩同样消耗心肌能量。同时，由于心房停止有效收缩而代之以无效颤动，更进一步减低心排出量。体检时主要发现心音绝对不规则，有缺脉或称脉搏短绌（即脉搏次数少于心音次数）。

## （三）心房颤动的治疗

病因如可控制，应针对原发疾病进行治疗，如甲亢者应积极治疗甲亢，药物引起的应停用该药物。

1. **阵发性心房颤动的治疗** 短暂发作，心室率不甚快且不伴有明显症状者，可卧床休息，给予镇静剂，无须特殊治疗。室率快且症状明显者，则应给予快速洋地黄制剂，以后改为口服地高辛，待发作控制后逐渐停药。发作不频繁且每次发作时间短者，发作期间可不必治疗。如发作频繁且每次历时较长，症状又明显，则可应用洋地黄或奎尼丁维持一段时间。

2. **慢性心房颤动的治疗**

（1）洋地黄制剂：应用洋地黄制剂，控制心室率作用快而显著，在伴有心功能不全者尤为适用。心室率不快的心房颤动禁忌使用洋地黄制剂。心室率较快的患者在使用洋地黄后心室率不仅不减慢反而明显增快，则应注意是否是预激综合征，此时如继续使用洋地黄可造成心室颤动，故应换用或加用奎尼丁。

（2）奎尼丁：使用目的在于将心房颤动转复为窦性节律，以改善心功能和防止动脉栓塞。

（3）体外同步直流电复律。

# 第4节 房室传导阻滞

## （一）概述

房室传导阻滞是指心脏激动从心房向心室传导过程中受到阻滞，根据阻滞程度的不同，可分为3度：一度房室传导阻滞为房室间传导时间延长，但心房激动全部都能传到心室；二度房室传导阻滞为部分激动不能传到心室；三度房室传导阻滞时则全部激动均不能传至心室，故亦称完全性房室传导阻滞。

## （二）发病因素与临床表现

1. **发病因素** 一过性房室传导阻滞多见于急性风湿热、急性心肌梗死、急性感染及手术麻醉。慢性房室传导阻滞多见于老年人或心肌中发生广泛性退化改变的疾病，如冠心病、慢性风湿性心脏病和先天性心脏病等。部分发生三度房室传导阻滞患者临床上病因不明。

2. 临床表现

（1）一度房室传导阻滞：一度房室传导阻滞也可在"正常人"中出现，特别是运动员或重体力劳动者中发生一度房室传导阻滞者不少见，但很少在二度以上。除原有疾病症状外，多无自觉症状。

（2）二度房室传导阻滞：患者自觉症状与其心室率快慢有关，如阻滞所致脱漏仅偶尔出现，可无自觉症状或仅感到心搏有脱漏，如因脱漏频繁出现而感到心室率甚慢时，其症状类似三度房室传导阻滞。

（3）三度房室传导阻滞：患者心室率较快时，休息状态下可无症状，仅于活动时感到心悸、气促。心室率较慢患者则多能自觉心搏缓慢、心跳强而有力，并感气促、胸闷、头晕和乏力。脉搏强、脉压大，但脉搏强弱不等，测血压时，血压也高低不等。患者心脏多较大，可有心力衰竭表现。

**（三）房室传导阻滞的治疗**

首先应针对病因进行治疗，急性感染应给予抗生素，急性心肌炎或急性心肌梗死所致者可用肾上腺皮质激素，迷走神经亢进可用阿托品或异丙肾上腺素。

对于一、二度房室传导阻滞，除莫氏Ⅱ型外，如心室率在 50 次／分以上，又无症状者，一般无须对症治疗，但应避免重体力活动及使用镇静剂。

三度房室传导阻滞，特别是莫氏Ⅲ型及完全性房室传导阻滞，禁用奎尼丁、普鲁卡因胺、普萘洛尔及大剂量钾盐。对明显心室率慢者或心室率低于 40 次／分者，应使用阿托品、麻黄素、溴丙胺太林、异丙肾上腺素和肾上腺皮质激素等，必要时可用氢化可的松或地塞米松加于葡萄糖中静脉滴注，待传导阻滞程度减轻或消失后，逐渐减量，最后停药。莫氏Ⅱ型及完全性房室传导阻滞，心室率极慢者或阿-斯综合征反复发作者，应安置暂时的或永久性人工心脏起搏器。

# 第5节 心室内传导阻滞

**（一）概述**

心室内传导阻滞指房室束分叉以下部分的传导阻滞，一般分为左、右束支传导阻滞及左束支前、后分支传导阻滞。其诊断主要依靠心电图，因临床上除可有心音分裂外，无其他异常表现。

**（二）发病因素与临床表现**

（1）右束支传导阻滞：较多见，主要见于风湿性心脏病、冠心病、肺心病及先天性心脏病等；正常人虽也可见，但多为不完全右束支传导阻滞。

（2）左束支传导阻滞：较少见，绝大多数见于器质性心脏病，且多伴有心室心肌弥漫性损害，如冠心病、高血压性心脏病、主动脉瓣膜疾病、心肌炎和心肌病等。

**（三）心室内传导阻滞的治疗**

因本病对心脏排血功能无明显影响，故一般不需治疗，但应积极治疗其原发疾病。如继续发展可造成双侧束支同时发生阻滞，引起完全性房室传导阻滞，此时由于心室起搏点位置低，其频率较慢，易致阿 - 斯综合征发作，危及生命。

# 第6节 预激综合征

**（一）概述**

预激综合征是一种只有心电图才能确诊的房室间传导异常。

**（二）预激综合征的临床表现**

预激综合征一般多无器质性心脏病而为先天性异常的一种表现，但也可伴随先天性或后天性心脏病，如风湿性心肌炎、急性心肌梗死和甲状腺功能亢进性心脏病等，约70%的患者常有室上性阵发性心动过速发作。

**（三）预激综合征的治疗**

发作时治疗方法与其他室上性阵发性心动过速相同，不发作心动过速时无需治疗。

本症一般预后良好，但也偶有因合并心律失常而死亡者，特别是当合并心房颤动时，如未识出本症，误用洋地黄会使患者转为心室颤动而死亡，此时应使用奎尼丁或普鲁卡因胺。

# 第7节　心律失常的防治

**（一）概述**

正常心律起源于窦房结，频率60～100次/分（成人），比较规则。窦房结冲动经正常房室传导系统顺序激动心房和心室，传导时间恒定（成人0.12～0.20秒）；冲动经束支及其分支以及浦肯野纤维到达心室肌的传导时间也是恒定的（<0.10秒）。

心律失常是指心脏自律性异常或激动传导障碍所引起的心动过速、过缓或心律不齐等，包括房性期前收缩、室性期前收缩、房室传导阻滞、室内传导阻滞、扑动和颤动等。如前面所阐述的，有些心律失常是生理性的，如一过性窦性心动过速、窦性心动过缓和窦性心律不齐等，但病理性心律失常有一部分是比较严重的，如心室颤动、完全性房室传导阻滞等，一旦发生具有一定的危险性，应予以足够的重视。为了预防心律失常等心脏病的发生和发展，以下介绍一些有关心律失常防治的常识。

**（二）心律失常的预防**

1. 运动调理　现代城市人，生活在大都市里，日照少，步行活动少，尤其是老年人足不出户，长期居于室内，身体抗病能力差，易出现困乏、精神萎靡等状态，因而要经常到郊外、户外进行锻炼，享受大自然的"恩赐"，晒日光浴，以促进维生素D的吸收、转化和利用，增强造血功能并可减少骨质疏松的发生，经常户外活动，呼吸新鲜空气，还能促进血液循环，增强心肺功能和体质，提高自身免疫力，同时也利于改善睡眠，消除身心疲劳，预防心律失常等疾病发生。

2. 饮食调理

（1）限制高脂肪、高胆固醇食物：在选择食物时，应注意选择一些脂肪和胆固醇含量较低的食物，限制高脂肪、高胆固醇食物（如动物内脏、动物油、肥肉、蛋黄、螃蟹和鱼子等）。

（2）可多食新鲜蔬菜、水果：新鲜的蔬菜、水果（如鲜蘑菇、红枣、柑橘、杏子、香蕉、紫菜和葡萄等），含钾较高，并富含维生素 C，可使胆固醇氧化为胆酸排出体外，从而降低血液黏稠度，促进血液循环和改善心脏功能，防止心律失常发生。

（3）多吃鱼，少吃红肉：饮食中增加含蛋白质高而脂肪较少的禽类及鱼类，对健康很有好处。

（4）喝奶最好选择脱脂或低脂奶：选择脱脂或低脂奶饮用，对心血管有好处，可以减少饱和脂肪酸和胆固醇的摄入。

（5）节制饮酒：大量研究表明，饮酒过量可以使血压升高并使冠心病病死率上升。适量饮酒，特别是葡萄酒和果酒可保护心血管，减少心律失常的发生，但不建议为预防心血管疾病而饮酒。

（6）改变不良生活习惯：建立健康的饮食习惯，如低盐饮食（每天摄入食盐少于 6g），避免摄入咖啡、浓茶和辛辣调味品等刺激性食物，有吸烟者应戒烟。

（7）饮食忌过饱：饮食不过饱可有效地控制或减轻体重，避免发生心律失常，从而有效地防治高血压、冠心病等心脏病的发生和发展。

3. 作息时间调整　现代人生活节奏越来越快，由于工作繁重，经常加班加点，或参加各种社交应酬，饮食不规律，过度透支体力，导致疲劳、失眠和心律失常等症状发生。需要调整一下作息时间，养成良好的作息习惯，尽量按生物钟规律作息，注意劳逸结合，减少心律失常的发生和发展。

4. 心理调适　应保持心情舒畅，乐观对待生活。情绪不佳、郁闷时，进行一些有益的活动，转变不良情绪，使紧张的情绪变得缓和。

5. 健康体检

（1）每年定期做一次心脏检查，特别是家庭中有人患高血压病或先天性心脏病的女性，45 岁以上吸烟女性更需要该项检查。常规做一下血压和心电图检查，以初步判断是否有心律失常、心脏是否健康。体检时，若原有心脏病，应把近期身体状况和服用药物情况告诉医生，因为有些抗心律失常的药物可影响检查结果，医生会根据具体情况决定是否需要进一步做心脏彩超检查。

（2）老年体弱、有心血管病家族史者，体检发现存在心肌供血不足或有较为严重的心律失常，应做进一步检查，例如做心导管检查或放置心脏起搏器，应听从医务人员讲解检查的必要性以及应用仪器、设备和药物的意义及重要作用，配合进行特殊检查及治疗。

### （三）心律失常的治疗

病理性心律失常治疗的重点在丁原发病的治疗，十预和调整心律失常的药物须遵医嘱，一旦发生心室颤动、完全性房室传导阻滞等严重症状的患者须及时抢救。

# 附：体检项目组合

有关体检项目组合（体检套餐）见附表1～附表12，其中有关X线检查项目，因有X线辐射的影响，一般孕妇、儿童或有放射线禁忌者不做；如果没有特殊情况，一般不做两个部位X线检查或重复检查。

附表1　招工、调动及入学体检项目组合表

| 检查项目 | 临床意义 | 影响因素及注意事项 |
|---|---|---|
| 内科、外科、眼科和耳鼻喉科总检 | 了解全身一般健康情况 | 检查前一天晚上要保证足够睡眠 |
| 心电图 | 筛查心脏疾病 | 检查时避免紧张、情绪激动 |
| 乙肝五项 | 检测是否感染乙型肝炎病毒及是否有乙型肝炎病毒的免疫力 | 不必空腹抽血 |
| 生化全套 | 检测肝功能、肾功能、心功能、血脂、血糖、血尿酸和电解质等 | 清晨空腹抽血，检查前3天避免高脂、高胆固醇和高糖饮食，检查前几天不要做重体力劳动和剧烈活动，晚上要保证足够睡眠 |
| 血常规 | 检测红细胞、白细胞和血小板等，了解感染性疾病、血液系统疾病，如炎症、贫血等 | 不必空腹抽血 |
| 尿常规 | 筛查泌尿系统疾病，如炎症、尿糖异常等 | 一般取中段尿，标本不能搁置太久（不超过2小时），如女性应避开月经期 |
| B超（肝、胆、胰、脾和双肾） | 筛查各脏器有无结石、囊肿和良、恶性肿瘤等占位性病变 | 必须空腹检查 |

## 附表 2　公务员体检项目组合表

| 检查项目 | 临床意义 | 影响因素及注意事项 |
| --- | --- | --- |
| 内科、外科、眼科和耳鼻喉科总检 | 了解全身一般健康情况 | 检查前一天晚上要保证足够睡眠 |
| 胸片 | 了解肺部、纵隔、膈肌和心脏等病变 | 检查部位不带金属物件或其他硬质物品，检查时身体静止不动 |
| 心电图 | 筛查心脏疾病 | 检查时避免紧张、情绪激动 |
| 生化全套 | 检测肝功能、肾功能、心功能、血脂、血糖、血尿酸和电解质等 | 清晨空腹抽血，检查前 3 天避免高脂、高胆固醇和高糖饮食，检查前几天不要做重体力劳动和剧烈活动，晚上要保证足够睡眠 |
| 艾滋病病毒（HIV） | 检测窗口期除外的艾滋病病毒感染 | 检测时所有初始反应为灰区或者阳性结果需做双管重复检测或确认试验 |
| 梅毒（TPPA） | 检测是否感染梅毒螺旋体 | 检测时所有初始反应为灰区或者阳性结果需做双管重复检测或确认试验 |
| 血常规 | 检测红细胞、白细胞和血小板等，了解感染性疾病、血液系统疾病，如炎症、贫血等 | 不必空腹抽血 |
| 尿常规 | 筛查泌尿系统疾病，如炎症、尿糖异常等 | 一般取中段尿，标本不能搁置太久（不超过 2 小时），若女性应避开月经期检查 |
| B超（肝、胆、胰、脾、双肾、输尿管、膀胱、男性前列腺和女性子宫、附件） | 筛查各脏器有无结石、囊肿和良、恶性肿瘤等占位性病变 | 检查肝、胆、胰、脾和双肾必须空腹检查，检查输尿管、膀胱、男性前列腺和女性子宫、附件须憋尿，膀胱充盈后才可检查 |

## 附表 3　儿童体检项目组合表

| 检查项目 | 临床意义 | 影响因素及注意事项 |
| --- | --- | --- |
| 内科、外科、眼科和耳鼻喉科总检 | 了解全身一般健康情况 | 检查前一天晚上要保证足够的睡眠 |
| 心电图 | 筛查心脏疾病 | 检查时避免紧张、情绪激动 |
| 乙肝五项 | 检测是否感染乙型肝炎病毒及是否有乙型肝炎病毒的免疫力 | 不必空腹抽血 |

续表

| 检查项目 | 临床意义 | 影响因素及注意事项 |
| --- | --- | --- |
| 生化全套 | 检测肝功能、肾功能、心功能、血脂、血糖、血尿酸和电解质等 | 清晨空腹抽血，检查前3天避免高脂、高胆固醇和高糖饮食，检查前几天不要做重体力劳动和剧烈活动，晚上要保证足够睡眠 |
| 血常规 | 检测红细胞、白细胞和血小板等，了解感染性疾病、血液系统疾病，如炎症、贫血等 | 不必空腹抽血 |
| 尿常规 | 筛查泌尿系统疾病，如炎症、尿糖异常等 | 一般取中段尿，标本不能搁置太久（不超过2小时） |
| B超（肝、胆、胰、脾和双肾） | 筛查各脏器有无结石、囊肿和良、恶性肿瘤等占位性病变 | 必须空腹检查 |

### 附表4 学生体检项目组合表

| 检查项目 | 临床意义 | 影响因素及注意事项 |
| --- | --- | --- |
| 内科、外科、眼科和耳鼻喉科总检 | 了解全身一般健康情况 | 检查前一天晚上要保证足够的睡眠 |
| 心电图 | 筛查心脏疾病 | 检查时避免紧张、情绪激动 |
| 胸片 | 了解肺部、纵隔、膈肌和心脏等病变 | 检查部位不带金属物件或其他硬质物品，检查时身体静止不动；孕妇、儿童和有放射线禁忌者不做 |
| 乙肝五项 | 检测是否感染乙型肝炎病毒及是否有乙型肝炎病毒的免疫力 | 不必空腹抽血 |
| 生化全套 | 检测肝功能、肾功能、心功能、血脂、血糖、血尿酸和电解质等 | 清晨空腹抽血，检查前3天避免高脂、高胆固醇和高糖饮食，检查前几天不要做重体力劳动和剧烈活动，晚上要保证足够睡眠 |
| 血常规 | 检测红细胞、白细胞和血小板等，了解感染性疾病、血液系统疾病，如炎症、贫血等 | 不必空腹抽血 |
| 尿常规 | 筛查泌尿系统疾病，如炎症、尿糖异常等 | 一般取中段尿，标本不能搁置太久（不超过2小时），如女性应避开月经期 |

续表

| 检查项目 | 临床意义 | 影响因素及注意事项 |
|---|---|---|
| B超（肝、胆、胰、脾、双肾、输尿管、膀胱和前列腺） | 筛查各脏器有无结石、囊肿和良、恶性肿瘤等占位性病变 | 检查肝、胆、胰、脾和双肾必须空腹检查，检查输尿管、膀胱和前列腺须憋尿，膀胱充盈后才可检查 |
| $^{14}$C-呼气试验 | 检测胃内是否有幽门螺杆菌感染 | 必须空腹检查，孕妇、哺乳期妇女避免做此项检查 |

## 附表5 孕前（孕早期）体检项目组合表

| 检查项目 | 临床意义 | 影响因素及注意事项 |
|---|---|---|
| 内科、外科、眼科和耳鼻喉科总检 | 了解全身一般健康情况 | 检查前一天晚上要保证足够的睡眠 |
| 心电图 | 筛查心脏疾病 | 检查时避免紧张、情绪激动 |
| 乙肝五项 | 检查是否感染乙型肝炎病毒及是否有乙型肝炎病毒的免疫力 | 不必空腹抽血 |
| 生化全套 | 检测肝功能、肾功能、心功能、血脂、血糖、血尿酸和电解质等 | 清晨空腹抽血，检查前3天避免高脂、高胆固醇和高糖饮食，检查前几天不要做重体力劳动和剧烈活动，晚上要保证足够睡眠 |
| 血常规 | 检测红细胞、白细胞和血小板等，了解感染性疾病、血液系统疾病，如炎症、贫血等 | 不必空腹抽血 |
| 尿常规 | 筛查泌尿系统疾病，如炎症、尿糖异常等 | 取中段尿，标本不能搁置太久（不超过2小时），女性经期不检 |
| B超（肝、胆、胰、脾、双肾、输尿管、膀胱及子宫、附件） | 筛查各脏器有无结石、囊肿和良、恶性肿瘤等占位性病变 | 检查肝、胆、胰、脾和双肾必须空腹检查，检查输尿管、膀胱及子宫和双附件须憋尿，膀胱充盈后才可检查 |
| TORCH全套（弓形虫、风疹病毒、巨细胞病毒和单纯疱疹病毒） | 对优生优育具有重要意义 | 按《国家母婴保健法》规定，孕前必须做此项检查 |
| 传染病三项 | 检测梅毒、乙肝和艾滋病病毒 | 联合检测，所有初始反应为灰区或者阳性结果需做双管重复检测或确认试验 |

续表

| 检查项目 | 临床意义 | 影响因素及注意事项 |
|---|---|---|
| 丙肝 | 检测是否感染丙肝病毒 | 若阳性结果，应做双管重复检测或确认试验 |
| 支原体培养+药敏 沙眼衣原体 DNA 测定 淋球菌 DNA 测定 | 生殖系统感染筛查 | 联合检测，所有初始反应为灰区或者阳性结果需做双管重复检测或确认试验 |
| 妇检+白带常规 | 检测女性生殖系统有无异常、有无宫颈及阴道感染 | 限于已婚女性，经期避免做此项检查 |
| 液基涂片细胞学检查 | 检测 TCT，宫颈癌检查（高灵敏度） | 限于已婚女性，40 岁以上女性有必要做此项检查 |
| 甲状腺半套 | 检测诊断甲状腺功能较灵敏的指标 | 血标本室温放置应小于 1 小时 |
| 人乳头状瘤病毒（HPV） | 检测 HPV 感染，监测宫颈癌的主要诱发病因 | 限于已婚女性，40 岁以上女性有必要做此项检查 |
| 唐氏综合征筛查 | 检测胎儿患有唐氏综合征的危险程度 | 怀孕 14～21 周之内检测 |

### 附表 6　妇科体检项目组合表

| 检查项目 | 临床意义 | 影响因素及注意事项 |
|---|---|---|
| 彩超 | 检测子宫、双附件疾病 | 检查子宫、双附件须憋尿，膀胱充盈后才可检查 |
| 妇检+白带常规 | 检测女性生殖系统有无异常、有无宫颈及阴道感染 | 限于已婚女性，经期避免做此项检查 |
| 液基涂片细胞学检查 | 检测 TCT，宫颈癌检查（高灵敏度） | 限于已婚女性，40 岁以上女性有必要做此项检查 |
| 人乳头状瘤病毒（HPV） | 检测 HPV，监测宫颈癌的主要诱发病因 | 限于已婚女性，40 岁以上女性有必要做此项检查 |

### 附表 7　A 套餐：男性体检项目组合表

| 检查项目 | 临床意义 | 影响因素及注意事项 |
|---|---|---|
| 内科、外科、眼科和耳鼻喉科总检 | 了解全身一般健康情况 | 检查前一天晚上要保证足够的睡眠 |
| 初级眼科套餐 | 检测是否有眼部病变 | 视受检查者具体情况做散瞳准备 |

续表

| 检查项目 | 临床意义 | 影响因素及注意事项 |
|---|---|---|
| 胸片 | 了解肺部、纵隔、膈肌和心脏等病变 | 检查部位不带金属物件或其他硬质物品，检查时身体静止不动；孩童、有射线禁忌者不做 |
| 心电图 | 筛查心脏疾病 | 检查时避免紧张、情绪激动 |
| 乙肝五项 | 检测是否感染乙型肝炎病毒及是否有乙型肝炎病毒的免疫力 | 不必空腹抽血 |
| 生化全套 | 检测肝功能、肾功能、心功能、血脂、血糖、血尿酸和电解质等 | 清晨空腹抽血，检查前 3 天避免高脂、高胆固醇和高糖饮食，检查前几天不要做重体力劳动和剧烈活动，晚上要保证足够睡眠 |
| 血常规 | 检测红细胞、白细胞和血小板等，了解感染性疾病、血液系统疾病，如炎症、贫血等 | 不必空腹抽血 |
| 尿常规 | 筛查泌尿系统疾病，如炎症、尿糖异常等 | 一般取中段尿，标本不能搁置太久（不超过 2 小时） |
| B超（肝、胆、脾、胰、双肾、输尿管、膀胱和前列腺） | 筛查各脏器有无结石、囊肿和良、恶性肿瘤等占位性病变 | 检查肝、胆、脾、胰和双肾必须空腹检查，检查输尿管、膀胱和前列腺须憋尿，膀胱充盈后才可检查 |
| AFP | 肝肿瘤因子，中度升高常见于酒精性肝硬化、肝炎等；ΛFP 与原发性肝癌密切相关，越晚期，升高越明显；用于原发性肝癌诊断及疗效监测 | 肝炎可使 AFP 水平短暂升高 |
| CEA | 筛查结直肠癌、胃癌、乳腺癌和支气管癌及监测疗程和疗效 | 5% 吸烟者 CEA 水平升高，肝炎可使 CEA 短暂升高 |
| Ca199 | 筛查消化道（胰腺、胆管等）肿瘤 | 结直肠肿瘤标志的第二选择 |
| Ca724 | 筛查消化道（胃）肿瘤 | 与 CEA 联合检测胃癌、卵巢癌的第二选择标志物 |
| NSE | 筛查小细胞肺癌、神经母细胞瘤和胺前体摄取与脱羧细胞癌，如胰岛癌、嗜铬细胞瘤和类癌肿瘤等 | 血标本不宜放置过久，不然将出现假高值，1 小时内离心；检测非小细胞肺癌时与 CEA 联合应用 |

续表

| 检查项目 | 临床意义 | 影响因素及注意事项 |
|---|---|---|
| Cyfra21-1 | 检测非小细胞肺癌的肿瘤标记物 | 被唾液污染后可导致假性高值 |
| PSA | 检测前列腺疾患，筛查前列腺癌的敏感指标 | 具有组织特异性，但不是肿瘤所特异的；应在直肠指诊前取血 |
| TK1（细胞质胸苷激酶测定） | 最灵敏的肿瘤细胞增殖标志物之一 | TK1是一个能够用于筛查癌前病变的有用指标，连续观察肿瘤细胞生长指数，一年内定期复查，超过基础值的3倍以上为肿瘤高风险 |
| Ca125 | 筛查胰腺癌、胃癌、肠癌和肺癌 | 来源于体腔上皮细胞衍生物的分化抗原特异性低 |
| $^{14}C$-呼气试验 | 检测胃内是否有幽门螺杆菌感染 | 必须空腹检查 |
| 动脉检测 | 检测动脉早期硬化病变指标 | 40岁以上可做常规检查 |
| 颈椎正、侧位片 | 检查有无颈椎病变，如颈椎骨质增生等 | 限于有颈部疼痛者检查 |
| 腰椎正、侧位片 | 检查有无腰椎病变 | 限于有腰部疼痛者检查 |
| 眼底照相＋打印 | 检测是否有眼部病变，如白内障、视网膜病变及高血压、内分泌系统相关眼病 | 视受检查者具体情况做散瞳准备 |

### 附表8  A套餐：女性体检项目组合表

| 检查项目 | 临床意义 | 影响因素及注意事项 |
|---|---|---|
| 内科、外科、眼科和耳鼻喉科总检 | 了解全身一般健康情况 | 检查前一天晚上要保证足够的睡眠 |
| 初级眼科套餐 | 检测是否有眼部病变 | 视受检查者具体情况做散瞳准备 |
| 胸片 | 了解肺部、纵隔、膈肌和心脏等病变 | 检查部位不带金属物件或其他硬质物品，检查时身体静止不动，孕妇、儿童和有射线禁忌者不做 |
| 心电图 | 筛查心脏疾病 | 检查时避免紧张、情绪激动 |
| 乙肝五项 | 检测是否感染乙型肝炎病毒及是否有乙型肝炎病毒的免疫力 | 不必空腹抽血 |

续表

| 检查项目 | 临床意义 | 影响因素及注意事项 |
| --- | --- | --- |
| 生化全套 | 检测肝功能、肾功能、心功能、血脂、血糖、血尿酸和电解质等 | 清晨空腹抽血，检查前3天避免高脂、高胆固醇和高糖饮食，检查前几天不要做重体力劳动和剧烈活动，晚上要保证足够睡眠 |
| 血常规 | 检测红细胞、白细胞和血小板等，了解感染性疾病、血液系统疾病，如炎症、贫血等 | 不必空腹抽血 |
| 尿常规 | 筛查泌尿系统疾病，如炎症、尿糖异常等 | 取中段尿，女性经期不检，标本不能搁置太久（不超过2小时） |
| B超（肝、胆、胰、脾、双肾、输尿管、膀胱及子宫和双附件） | 筛查各脏器有无结石、囊肿和良、恶性肿瘤等占位性病变 | 检查肝、胆、胰、脾和双肾必须空腹检查，检查输尿管、膀胱及子宫和双附件须憋尿，膀胱充盈后才可检查 |
| 乳腺彩超 | 筛查乳腺、腋窝淋巴结等疾病 | 筛查乳腺肿瘤，必要时可配合乳腺钼靶检查 |
| AFP | 肝肿瘤因子，中度升高常见于酒精性肝硬化、肝炎；AFP与原发性肝癌密切相关，越晚期，升高越明显；监测妊娠，用于原发性肝癌诊断及疗效监测 | 妊娠时AFP可升高，肝炎可使AFP水平短暂升高 |
| CEA | 筛查结直肠癌、胃癌、乳腺癌和支气管癌及监测疗程和疗效 | 5%吸烟者CEA水平升高，肝炎可使CEA短暂升高 |
| Ca199 | 筛查消化道（胰腺、胆管等）肿瘤 | 结直肠肿瘤标志的第二选择 |
| Ca724 | 筛查消化道（胃）肿瘤及卵巢黏液癌 | 与CEA联合检测胃癌、卵巢癌的第二选择标志物 |
| NSE | 筛查小细胞肺癌、神经母细胞瘤和胺前体摄取与脱羧细胞，如胰岛癌、嗜铬细胞瘤和类癌肿瘤等 | 血标本不宜放置过久，不然将出现假高值，1小时内离心；检测非小细胞肺癌时与CEA联合应用 |
| Cyfra21-1 | 检测非小细胞肺癌的肿瘤标记物 | 被唾液污染后可导致假性高值 |

续表

| 检查项目 | 临床意义 | 影响因素及注意事项 |
|---|---|---|
| TK1（细胞质胸苷激酶测定） | 最灵敏的肿瘤细胞增殖标志物之一 | TK1 是一个能够用于筛查癌前病变的有用指标，连续观察肿瘤细胞生长指数，一年内定期复查，超过基础值的 3 倍以上为肿瘤高风险 |
| Ca125 | 筛查卵巢癌及监测疗程和疗效，筛查胰腺癌、胃癌、肠癌和肺癌 | 来源于体腔上皮细胞衍生物的分化抗原特异性低 |
| Ca153 | 筛查乳腺癌和监测疗效的最佳选择之一 | 与 CEA 联合检测 |
| $^{14}$C- 呼气试验 | 检测胃内是否有幽门螺杆菌感染 | 必须空腹检查，孕妇、哺乳期女性避免做此项检查 |
| 妇检＋白带常规 | 检测女性生殖系统有无异常、有无宫颈及阴道感染 | 限于已婚女性，经期避免做此项检查 |
| 液基涂片细胞学检查 | 检测 TCT，宫颈癌检查（高灵敏度） | 限于已婚女性，40 岁以上女性有必要做此项检查 |
| 人乳头状瘤病毒（HPV） | 检测 HPV 感染，监测宫颈癌的主要诱发病因 | 限于已婚女性，40 岁以上女性有必要做此项检查 |
| 动脉检测 | 检测动脉早期硬化病变指标，评估动脉壁弹性、可扩张性及僵硬性 | 40 岁以上可做常规检查 |
| 颈椎正、侧位片 | 检查有无颈椎病变，如颈椎骨质增生等 | 限于有颈部疼痛者检查 |
| 腰椎正、侧位片 | 检查有无腰椎病变 | 限于有腰部疼痛者检查 |
| 眼底照相＋打印 | 检测是否有眼部病变（白内障、视网膜病变及高血压、内分泌系统相关眼病） | 视受检查者具体情况做散瞳准备 |

#### 附表9　B 套餐：男性体检项目组合表

| 检查项目 | 临床意义 | 影响因素及注意事项 |
|---|---|---|
| 内科、外科、眼科和耳鼻喉科总检 | 了解全身一般健康情况 | 检查前一天晚上要保证足够的睡眠 |
| 胸片 | 了解肺部、纵隔、膈肌和心脏等病变 | 检查部位不带金属物件或其他硬质物品，检查时身体静止不动 |
| 心电图 | 筛查心脏疾病 | 检查时避免紧张、情绪激动 |

续表

| 检查项目 | 临床意义 | 影响因素及注意事项 |
|---|---|---|
| 乙肝五项 | 检测是否感染乙型肝炎病毒及是否有乙型肝炎病毒的免疫力 | 不必空腹抽血 |
| 生化全套 | 检测肝功能、肾功能、心功能、血脂、血糖、血尿酸和电解质等 | 清晨空腹抽血，检查前3天避免高脂、高胆固醇和高糖饮食，检查前几天不要做重体力劳动和剧烈活动 |
| 血常规 | 检测红细胞、白细胞和血小板等，了解感染性疾病、血液系统疾病，如炎症、贫血等 | 不必空腹抽血 |
| 尿常规 | 筛查泌尿系统疾病，如炎症、尿糖异常等 | 取中段尿，标本不能搁置太久（不超过2小时） |
| 血沉、类风湿因子及抗O | 对诊断风湿、类风湿疾病有一定意义 | 老年人类风湿因子也有轻度增高 |
| 甲状腺全套 | 诊断甲状腺功能较灵敏的指标 | 血标本室温放置应小于1小时 |
| 彩超（肝、胆、胰、脾、双肾、输尿管、膀胱和前列腺） | 筛查各脏器有无结石、囊肿和良、恶性肿瘤等占位性病变 | 检查肝、胆、胰、脾和双肾必须空腹检查，检查输尿管、膀胱和前列腺须憋尿，膀胱充盈后才可检查 |
| AFP | 肝肿瘤因子，中度升高常见于酒精性肝硬化、肝炎等；AFP与原发性肝癌密切相关，越晚期，升高越明显；用于原发性肝癌诊断及疗效监测 | 肝炎可使AFP水平短暂升高 |
| CEA | 筛查结直肠癌、胃癌、乳腺癌和支气管癌并监测疗程和疗效 | 5%吸烟者CEA水平升高，肝炎可使CEA短暂升高 |
| Ca199 | 筛查消化道（胰腺、胆管等）肿瘤 | 结直肠肿瘤标志的第二选择 |
| Ca724 | 筛查消化道（胃）肿瘤 | 与CEA联合检测胃癌、卵巢癌的第二选择标志物 |
| NSE | 筛查小细胞肺癌、神经母细胞瘤和胺前体摄取与脱羧细胞癌如胰岛癌、嗜铬细胞瘤和类癌肿瘤等 | 血标本不宜放置过久，不然将出现假高值，1小时内离心；检测非小细胞肺癌时与CEA联合应用 |

续表

| 检查项目 | 临床意义 | 影响因素及注意事项 |
|---|---|---|
| Cyfra21-1 | 检测非小细胞肺癌的肿瘤标记物 | 被唾液污染后可导致假性高值 |
| PSA | 检测前列腺疾患，筛查前列腺癌的敏感指标 | 具有组织特异性，但不是肿瘤所特异的；应在直肠指诊前取血 |
| Ca125 | 筛查胰腺癌、胃癌、肠癌和肺癌 | 来源于体腔上皮细胞衍生物的分化抗原特异性低 |
| TK1（细胞质胸苷激酶测定） | 最灵敏的肿瘤细胞增殖标志物之一 | TK1是一个能够用于筛查癌前病变的有用指标，连续观察肿瘤细胞生长指数，一年内定期复查，超过基础值的3倍以上为肿瘤高风险 |
| 传染病三项 | 检测艾滋病、梅毒和乙肝 | 联合检测，所有初始反应为灰区或者阳性结果需做双管重复检测或确认试验 |
| 肝炎病毒全套 | 检测甲肝、丙肝、丁肝和戊肝 | 若阳性结果，应做双管重复检测或确认试验 |
| 动脉检测 | 检测动脉早期硬化病变指标，评估动脉壁弹性、可扩张性及僵硬性 | 40岁以上可做常规检查 |
| 骨密度检测 | 检测骨质疏松，预测骨折危险性 | 中老年人、嗜酒者及内分泌疾病患者每年最少查一次 |
| $^{14}$C-呼气试验 | 检测胃内是否有幽门螺杆菌感染 | 必须空腹检查 |
| 颈椎正、侧位片 | 检查有无颈椎病变，如颈椎骨质增生等 | 限于有颈部疼痛者检查 |
| 腰椎正、侧位片 | 检查有无腰椎病变 | 限于有腰部疼痛者检查 |
| 普通眼科套餐 | 检测是否有眼部病变（白内障、视网膜病变及高血压、内分泌系统相关眼病） | 视受检查者具体情况做散瞳准备 |

附表10　B套餐：女性体检项目组合表

| 检查项目 | 临床意义 | 影响因素及注意事项 |
|---|---|---|
| 内科、外科、眼科和耳鼻喉科总检 | 了解全身一般健康情况 | 检查前一天晚上要保证足够的睡眠 |
| 胸片 | 了解肺部、纵隔、膈肌和心脏等病变 | 检查部位不带金属物件或其他硬质物品，检查时身体静止不动；孕妇、孩童和有射线禁忌者不做 |

| 检查项目 | 临床意义 | 影响因素及注意事项 |
| --- | --- | --- |
| 心电图 | 筛查心脏疾病 | 检查时避免紧张、情绪激动 |
| 乙肝五项 | 检测是否感染乙型肝炎病毒及是否有乙型肝炎病毒的免疫力 | 不必空腹抽血 |
| 生化全套 | 检测肝功能、肾功能、心功能、血脂、血糖、血尿酸和电解质等 | 清晨空腹抽血，检查前3天避免高脂、高胆固醇和高糖饮食，检查前几天不要做重体力劳动和剧烈活 |
| 血常规 | 检测红细胞、白细胞和血小板等，了解感染性疾病、血液系统疾病，如炎症、贫血等 | 不必空腹抽血 |
| 尿常规 | 筛查泌尿系统疾病，如炎症、尿糖异常等 | 取中段尿，女性经期不检，标本不能搁置太久（不超过2小时） |
| 血沉、类风湿因子及抗O | 对诊断风湿、类风湿疾病有一定意义 | 老年人类风湿因子也有轻度增高 |
| 甲状腺全套 | 诊断甲状腺功能较灵敏的指标 | 血标本室温放置应小于1小时 |
| 彩超（肝、胆、脾、胰、双肾、输尿管、膀胱及子宫和双附件） | 筛查各脏器有无结石、囊肿和良、恶性肿瘤等占位性病变 | 检查肝、胆、脾、胰和双肾必须空腹检查，检查输尿管、膀胱及子宫和双附件须憋尿，膀胱充盈后才可检查 |
| 乳腺钼靶 | 乳腺癌临床常规检查和预防普查最好方法之一 | 是筛查乳腺肿瘤的主要方法之一，月经后即来做检查，检查前一般无须准备或视具体情况而定 |
| AFP | 肝肿瘤因子，中度升高常见于酒精性肝硬化、肝炎等；AFP与原发性肝癌密切相关，越晚期，升高越明显；用于原发性肝癌诊断及疗效监测 | 肝炎可使AFP水平短暂升高 |
| CEA | 筛查结直肠癌、胃癌、乳腺癌和支气管癌及监测疗程和疗效 | 5%吸烟者CEA水平升高，肝炎可使CEA短暂升高 |
| Ca199 | 筛查消化道（胰腺、胆管等）肿瘤 | 结直肠肿瘤标志的第二选择 |
| Ca724 | 筛查消化道（胃）肿瘤及卵巢黏液癌 | 与CEA联合检测胃癌、卵巢癌的第二选择标志物 |

续表

| 检查项目 | 临床意义 | 影响因素及注意事项 |
|---|---|---|
| NSE | 筛查小细胞肺癌、神经母细胞瘤和胺前体摄取与脱羧细胞癌，如胰岛癌、嗜铬细胞瘤和类癌肿瘤等 | 血标本不宜放置过久，不然将出现假高值，1小时内离心，检测非小细胞肺癌时与CEA联合应用 |
| Cyfra21-1 | 检测非小细胞肺癌的肿瘤标记物 | 被唾液污染后可导致假性高值 |
| TK1（细胞质胸苷激酶测定） | 最灵敏的肿瘤细胞增殖标志物之一 | TK1是一个能够用于筛查癌前病变的有用指标，连续观察肿瘤细胞生长指数，一年内定期复查，超过基础值的3倍以上为肿瘤高风险 |
| Ca125 | 筛查卵巢癌并监测疗效及疗程，筛查胰腺癌、胃癌、肠癌和肺癌 | 来源于体腔上皮细胞衍生物的分化抗原特异性低 |
| Ca153 | 筛查和监测乳腺癌的最佳选择之一 | 与CEA联合检测 |
| 传染病三项 | 检测艾滋病、梅毒和乙肝 | 联合检测，所有初始反应为灰区或者阳性结果需做双管重复检测或确认试验 |
| 肝炎病毒全套 | 检测甲肝、丙肝、丁肝和戊肝 | 若阳性结果，应做双管重复检测或确认试验 |
| 动脉检测 | 检测动脉早期硬化病变指标，评估动脉壁弹性、可扩张性及僵硬性 | 40岁以上可做常规检查 |
| 骨密度 | 检测骨质疏松，预测骨折危险性 | 中老年人、绝经后女性、嗜酒者及内分泌疾病患者每年最少查一次 |
| $^{14}C$-呼气试验 | 检测胃内是否有幽门螺杆菌感染 | 必须空腹检查，孕妇、哺乳期妇女避免做此项检查 |
| 颈椎正、侧位片 | 检查有无颈椎病变，如颈椎骨质增生等 | 限于有颈部疼痛者检查 |
| 腰椎正、侧位片 | 检查有无腰椎病变 | 限于有腰部疼痛者检查 |
| 普通眼科套餐 | 检测是否有眼部病变（白内障、视网膜病变及高血压、内分泌系统相关眼病） | 视受检查者具体情况做散瞳准备 |

续表

| 检查项目 | 临床意义 | 影响因素及注意事项 |
| --- | --- | --- |
| 妇检+白带常规 | 检测女性生殖系统有无异常、有无宫颈及阴道感染 | 限于已婚女性，经期女性避免做此项检查 |
| 液基涂片细胞学检查 | 检测TCT，宫颈癌检查（高灵敏度） | 限于已婚女性，40岁以上女性有必要做此项检查 |
| 人乳头状瘤病毒（HPV） | 检测HPV感染，监测宫颈癌的主要诱发病因 | 限于已婚女性，40岁以上女性有必要做此项检查 |

## 附表 11　C 套餐：男性高级体检项目组合表

| 检查项目 | 临床意义 | 影响因素及注意事项 |
| --- | --- | --- |
| 内科、外科、眼科和耳鼻喉科总检 | 了解全身一般健康情况 | 检查前一天晚上要保证足够的睡眠 |
| 胸部双源CT平扫 | 了解肺部、纵隔、膈肌和心脏等病变 | 检查部位不带金属物件或其他硬质物品，检查时身体静止不动 |
| 心电图 | 筛查心脏疾病 | 检查时避免紧张、情绪激动 |
| 乙肝五项 | 检测是否感染乙型肝炎病毒及是否有乙型肝炎病毒的免疫力 | 不必空腹抽血 |
| 生化全套 | 检测肝功能、肾功能、心功能、血脂、血糖、血尿酸和电解质等 | 清晨空腹抽血，检查前3天避免高脂、高胆固醇和高糖饮食，检查前几天不要做重体力劳动和剧烈活动，晚上要保证足够睡眠 |
| 血常规 | 检测红细胞、白细胞和血小板等，了解感染性疾病、血液系统疾病，如炎症、贫血等 | 不必空腹抽血 |
| 尿常规 | 筛查泌尿系统疾病，如炎症、尿糖异常等 | 取中段尿，标本不能搁置太久（不超过2小时） |
| 血沉、类风湿因子及抗O | 对诊断风湿、类风湿疾病有一定意义 | 老年人类风湿因子也有轻度增高 |
| 甲状腺全套 | 诊断甲状腺功能较灵敏的指标 | 血标本室温放置应小于1小时 |
| 彩超（肝、胆、胰、脾、双肾、输尿管、膀胱和前列腺） | 筛查各脏器有无结石、囊肿和良、恶性肿瘤等占位性病变 | 检查肝、胆、胰、脾和双肾必须空腹检查，检查输尿管、膀胱和前列腺须憋尿，膀胱充盈后才可检查 |

续表

| 检查项目 | 临床意义 | 影响因素及注意事项 |
|---|---|---|
| AFP | 肝肿瘤因子，中度升高常见于酒精性肝硬化、肝炎等；AFP 与原发性肝癌密切相关，越晚期，升高越明显；用于原发性肝癌诊断及疗效监测 | 肝炎可使 AFP 水平短暂升高 |
| CEA | 筛查结直肠癌、胃癌、乳腺癌和支气管癌及监测疗程和疗效 | 5% 吸烟者 CEA 水平升高，肝炎可使 CEA 短暂升高 |
| Ca199 | 筛查消化道（胰腺、胆管等）肿瘤 | 结直肠肿瘤标志的第二选择 |
| Ca724 | 筛查消化道（胃）肿瘤 | 与 CEA 联合检测胃癌、卵巢癌的第二选择标志物 |
| NSE | 筛查小细胞肺癌、神经母细胞瘤、胺前体摄取与脱羟细胞癌，如胰岛癌、嗜铬细胞瘤和类癌肿瘤等 | 血标本不宜放置过久，不然将出现假高值，1 小时内离心；检测非小细胞肺癌时与 CEA 联合应用 |
| Cyfra21-1 | 检测非小细胞肺癌的肿瘤标记物 | 被唾液污染后可导致假性高值 |
| Ca125 | 筛查胰腺癌、胃癌、肠癌和肺癌 | 来源于体腔上皮细胞衍生物的分化抗原特异性低 |
| PSA | 前列腺癌明显增高 | 具有组织特异性，但不是肿瘤所特异的；应在直肠指诊前取血 |
| TK1（细胞质胸苷激酶测定） | 最灵敏的肿瘤细胞增殖标志物之一 | TK1 是一个能够用于筛查癌前病变的有用指标，连续观察肿瘤细胞生长指数，一年内定期复查，超过基础值的 3 倍以上为肿瘤高风险 |
| 心脏彩超 | 检测先天或后天性心脏疾病，如心脏瓣膜关闭不全、心室肥厚等 | 中老年人、有心脏病家族史或有心悸、胸前区闷痛者要做此项检查 |
| 动脉检测 | 检测动脉早期硬化病变指标，评估动脉壁弹性、可扩张性及僵硬度 | 40 岁以上可做常规检查 |
| 骨密度测定 | 检测骨质疏松，预测骨折危险性 | 中老年人、嗜酒者及内分泌疾病患者每年最少查一次 |
| $^{14}$C- 呼气试验 | 检测胃内是否有幽门螺杆菌感染 | 必须空腹检查 |
| PT 全套 | 检测血液凝血功能 | 有皮肤青紫、瘀斑或有出血倾向者或服用华法令者等要做常规检查 |
| 血型 | 检测 A、B、O 和 AB 血型 | 不需要空腹采血 |

·续表

| 检查项目 | 临床意义 | 影响因素及注意事项 |
|---|---|---|
| 传染病三项 | 检测艾滋病、梅毒和乙肝 | 联合检测，所有初始反应为灰区或者阳性结果需做双管重复检测或确认试验 |
| 肝炎病毒全套 | 检测甲肝、丙肝、丁肝和戊肝 | 若阳性结果，应做双管重复检测或确认试验 |
| 男性激素全套 | 测定激素水平来了解男性内分泌功能，诊断与内分泌失调相关的疾病 | 一般空腹、安静和平卧状态下采血；单次检测结果并不一定真实反映性腺功能，大多数需要进行必要的动态功能试验 |
| 胃镜 | 检查胃、食管和十二指肠疾患 | 必须空腹检查，检查前不要做钡餐胃肠造影或饮水 |
| 肠镜 | 检查结、直肠疾患 | 检查前一天及检查当天应做清洁肠道准备 |
| 颈椎正、侧位片 | 检查有无颈椎病变，如颈椎骨质增生等 | 限于有颈部疼痛者检查 |
| 腰椎正、侧位片 | 检查有无腰椎病变 | 限于有腰部疼痛者检查 |
| 高级眼科套餐 | 检测是否有眼部病变（白内障、视网膜病变及高血压、内分泌系统相关眼病） | 视受检查者具体情况做散瞳准备 |

### 附表 12　C 套餐：女性高级体检项目组合表

| 检查项目 | 临床意义 | 影响因素及注意事项 |
|---|---|---|
| 内科、外科、眼科和耳鼻喉科总检 | 了解全身一般健康情况 | 检查前一天晚上要保证足够的睡眠 |
| 胸部双源 CT 平扫 | 了解肺部、纵隔、膈肌和心脏等病变 | 检查部位不带金属物件或其他硬质物品，检查时身体静止不动 |
| 心电图 | 筛查心脏疾病 | 检查时避免紧张、情绪激动 |
| 乙肝五项 | 检查是否感染乙型肝炎病毒及是否有乙型肝炎病毒的免疫力 | 不必空腹抽血 |
| 生化全套 | 检测肝功能、肾功能、心功能、血脂、血糖、血尿酸和电解质等 | 清晨空腹抽血，检查前 3 天避免高脂、高胆固醇和高糖饮食，检查前几天不要做重体力劳动和剧烈活动，晚上要保证足够睡眠 |

续表

| 检查项目 | 临床意义 | 影响因素及注意事项 |
| --- | --- | --- |
| 血常规 | 检测红细胞、白细胞和血小板等，了解感染性疾病、血液系统疾病，如炎症、贫血等 | 不必空腹抽血 |
| 尿常规 | 筛查泌尿系统疾病，如炎症、尿糖异常等 | 取中段尿，女性经期不检，标本不能搁置太久（不超过 2 小时） |
| 血沉、类风湿因子及抗 O | 对诊断风湿、类风湿疾病有一定意义 | 老年人类风湿因子也有轻度增高 |
| 甲状腺全套 | 诊断甲状腺功能较灵敏的指标 | 血标本室温放置应小于 1 小时 |
| 彩超（肝、胆、胰、脾、双肾、输尿管、膀胱及子宫和双附件） | 筛查各脏器有无结石、囊肿和良、恶性肿瘤等占位性病变 | 检查肝、胆、胰、脾和双肾必须空腹检查，检查输尿管、膀胱及子宫和双附件须憋尿，膀胱充盈后才可检查 |
| 乳腺钼靶 | 筛查乳腺疾病等 | 是筛查乳腺肿瘤的主要方法之一，月经后即来做检查，检查前一般无须特别准备，检查时视具体情况而定 |
| AFP | 肝肿瘤因子，中度升高常见于酒精性肝硬化、肝炎等；AFP 与原发性肝癌密切相关，越晚期，升高越明显；用于原发性肝癌诊断并监测疗程及疗效 | 肝炎可使 AFP 水平短暂升高 |
| CEA | 筛查结直肠癌、胃癌、乳腺癌和支气管癌并监测疗程和疗效 | 5% 吸烟者 CEA 水平升高，肝炎可使 CEA 短暂升高 |
| Ca199 | 筛查消化道（胰腺、胆管等）肿瘤 | 结直肠肿瘤标志的第二选择 |
| Ca724 | 筛查消化道（胃）肿瘤及卵巢黏液癌 | 与 CEA 联合检测胃癌、卵巢癌的第二选择标志物 |
| NSE | 筛查小细胞肺癌、神经母细胞瘤和胺前体摄取与脱羧细胞瘤，如胰岛癌、嗜铬细胞瘤和类癌肿瘤等 | 血标本不宜放置过久，不然将出现假高值，1 小时内离心；检测非小细胞肺癌时与 CEA 联合应用 |
| Cyfra21-1 | 检测非小细胞肺癌的肿瘤标记物 | 被唾液污染后可导致假性高值 |

续表

| 检查项目 | 临床意义 | 影响因素及注意事项 |
| --- | --- | --- |
| TK1（细胞质胸苷激酶测定） | 最灵敏的肿瘤细胞增殖标志物之一 | TK1 是一个能够用于筛查癌前病变的有用指标，连续观察肿瘤细胞生长指数，一年内定期复查，超过基础值的 3 倍以上为肿瘤高风险 |
| Ca125 | 筛查卵巢癌及监测疗程，筛查胰腺癌、胃癌、肠癌和肺癌 | 来源于体腔上皮细胞衍生物的分化抗原特异性低 |
| Ca153 | 筛查和监测乳腺癌的最佳选择之一 | 与 CEA 联合检测 |
| 心脏彩超 | 检测先天或后天性心脏疾病，如心脏瓣膜关闭不全、心室肥厚等 | 中老年人、有心脏病家族史或有心悸、胸前区闷痛者要做此项检查 |
| 动脉检测 | 检测动脉早期硬化病变指标，评估动脉壁弹性、可扩张性及僵硬度 | 40 岁以上可做常规检查 |
| 骨密度测定 | 检测骨质疏松，预测骨折危险性 | 中老年人、嗜酒者及内分泌疾病患者每年最少查一次 |
| $^{14}$C- 呼气试验 | 检测胃内是否有幽门螺杆菌感染 | 必须空腹检查，孕妇、哺乳期妇女避免做此项检查 |
| PT 全套 | 检测血液凝血功能是否正常 | 有皮肤青紫、瘀斑或有出血倾向者或服用华法令等，此项必须作为常规检查 |
| 血型 | 检测 A、B、O 和 AB 血型 | 不需要空腹采血 |
| 传染病三项 | 检测艾滋病、梅毒和乙肝 | 联合检测，所有初始反应为灰区或者阳性结果需做双管重复检测或确认试验 |
| 肝炎病毒全套 | 检测甲肝、丙肝、丁肝和戊肝 | 若阳性结果，应做双管重复检测或确认试验 |
| 女性激素全套 | 测定性激素水平来了解女性内分泌功能，诊断与内分泌失调相关的疾病 | 一般空腹、安静和平卧状态下采血，单次检测结果并不一定真实反映性腺功能，大多数需要进行必要的动态功能试验 |
| 胃镜 | 检查胃、食管和十二指肠疾患 | 必须空腹检查，检查前不要做钡餐胃肠造影或饮水 |

| 检查项目 | 临床意义 | 影响因素及注意事项 |
| --- | --- | --- |
| 肠镜 | 检查结、直肠疾患 | 检查前一天及检查当天应做清洁肠道准备 |
| 高级眼科套餐 | 检测是否有眼部病变（白内障、视网膜病变及高血压、内分泌系统相关眼病） | 视受检查者具体情况做散瞳准备 |
| 妇检＋白带常规 | 检测女性生殖系统有无异常、有无宫颈及阴道感染 | 限于已婚女性，经期女性避免做此项检查 |
| 液基涂片细胞学检查 | 检测 TCT，宫颈癌检查（高灵敏度） | 限于已婚女性，40 岁以上女性有必要做此项检查 |
| 人乳头状瘤病毒（HPV） | 检测 HPV 感染，监测宫颈癌的主要诱发病因 | 限于已婚女性，40 岁以上女性有必要做此项检查 |

摘自《亚健康人群体检重点与常见病防治重点》，略有改动。

# 后 记

## 必读的一本书

　　人人都知道患病的人是不健康的，但是没有患病的人不等于是健康的。健康包括人的生理、心理、道德以及与社会（人际关系）和谐的良好状态，而不仅仅是没有疾病。解决健康的问题，绝不能只靠打针吃药，而要靠预防为主。治疗就像在下游打捞垃圾，预防是在上游控制污染源头。治病是"亡羊补牢"，预防则是"未雨绸缪"。

　　每个人一生最重要的是健康，要健健康康地过完一生，无疾而终，像花开花谢一样自然而然，这样完美的生命过程才是绚丽的人生。一个人即便成就非凡，失去了健康，意义又何在？健康取决于自己，我们不能把健康全寄托在医生的手里。一旦生病住进了医院，不但身体痛苦，还要花费许多钱财。有的人病入膏肓，即使医生想尽办法，用尽所有的"好药"，还是挽留不了生命；有的人生了一场大病，即使身体恢复了，体能却大不如前，这才发现没有重视预防保健。预防重于治疗，只治不防，越治越忙；只治不防，花钱心慌；只治不防，把钱花光，痛苦悲伤；这就是预防保健的意义所在。

　　从现在开始，身强力壮时就多关心自己的健康。殊不知，在健康上消费是一种必需的人生投资。很多人困惑或纠结，是没真正搞清楚用于健康的花销到底是消费还是投资，是不可或缺，还是可有可无；还没真正明白大多数疾病是可以通过预防避免的。人类进入 21 世纪，医学进一步发展，新的医学模式从单纯的生物医学模式演变为"生物—心理—社会医学"模式，这一新的医学模式拓宽了治疗和预防的领域，着重于预防疾病和损伤，维护和提高公众健康水平。因此，提高"预防保健"意识，真正认识到生命和健康比什么都重要。健康是一种责任，对自己的健康负责，对家庭和社会负责。世上所有之物都是身外之物，唯有身体是自己的，人生如赛场，健康是唯一的保障，健康才是安身立命之本。

新时代赋予我们新的使命，给予我们将是更美好的生活，"预防保健"是时代的产物，也是每个人的健康权力，保障身体健康，享受高品质的生活，必须重视预防保健，这本书对于每个人来说意义非常重大。

追求健康你我同行，我们祈望《家庭体检手册》能够让人们了解更多信息，掌握适时、适宜、有效的保健方法，对人们的身体健康有所裨益，从而获得最佳的预防保健效果。

祝愿人人拥有健康，活得潇洒，创立自己和家庭的幸福生活，祥和快乐每一天。

# 参 考 文 献

福建科学技术协会，福建省财政厅，2011．营养科学［M］．福州：福建省科学
　　技术出版社．

福建科学技术协会，福建省财政厅，2011．疾病预防［M］．福州：福建省科学
　　技术出版社．

福建省健康管理学术会，2008．论文资料汇编［G］．

福建省中西医结合健康管理分会．2012．资料汇编［G］．

黄文益，2008．倡导健康生活方式，防控高血压［J］．医药与保健，3：12．

黄文益，2013．亚健康人群体检重点与常见病防治重点［M］．北京：清华大学
　　出版社．

全国医院健康促进与风险管理学术会，2010．资料汇编［G］．

实用临床治疗学编委会，2010．实用临床治疗学［M］．北京：科学技术出版社．

王士雯，钱方毅，周玉杰，等，2012．老年心脏病学［M］．3版．北京：人民
　　卫生出版社．

血脂异常防治对策专题组，1997．血脂异常防治［J］．中华心血管杂志，
　　25（3）：109-110．

叶任高，2002．内科学［M］．5版．北京：人民卫生出版社．

郑树森，2011．外科学［M］．2版．北京：高等教育出版社．

中国健康教育协会高血压健康教育（上海）中心，2006．高血压及其相关疾病
　　规范化治疗论文集［C］．

中华医学会肝病学分会脂肪肝和酒精性肝病学组，2010．酒精性肝病诊疗指南
　　［J］．中华肝脏病杂志，18（3）：167-170．

周序开，韩冰，1995. 临床检验参考值与疾病［M］. 北京：中国社会出版社.

AI-BRAHIM N, ROSS C, CANTER B, et al, 2005. The value of postmortem examination in cases of unknoum origin-20year retrospective data form a tertrary care canter[J]. Am Diagvastic Pathol, 9: 77-80.

ANTHONY M, CYNTHIA L, 2008. Endoscopic and surgical management of primary sclerosing it is[J]. Medscape J Med, 10: 242-260.

HEATHEOTE E J, 2007. Diagnosis and management of cholestatic liver disease[J]. Clin Gastroenterol Hepatol, 5: 716-783.

LAM P, SONOKA C J, BOYER J L, et al, 2010. The bile salt export pump: clinical and experimental aspects of genetic andscqeired choletatic liver disease[J]. Semin Liver Dis, 30(2): 125-133.

MUSSO G, GAMBINO R, GASSADER M, et al, 2010. Amela-analysis of randomized trials for nonalcoholic of nonalcoholic fatty disease[J]. Hepatology, 52: 79-104.

PLANK LD, GANE E J, PENG S, et al, 2008. Nocturnal nutritional supplementation improves total body protein status of patients with liver cirrhosis: a randomized 12-month trial[J]. Hepatology, 48(2): 557-566.

SATAPATHY S K, SANYAL A J, 2010. Novel treatment medalities for nonalcoholic steatohepalitis [J]. Trnds endoctinol metab, 21(11): 668-675.

# 部分缩略语全称

白细胞（white blood cell，WBC）

红细胞（red blood cell，RBC）

血红蛋白（hemoglobin，HGB）

血小板（platelet，PLT）

平均血小板体积（mean platelet volume，MPV）

血小板压积（plateletcrit，PCT）

血小板分布宽度（platelet distribution width，PDW）

血清网织红细胞计数（reticulocyte count，RC）

弥散性血管内凝血（disseminated intravascular coagulation，DIC）

脱氧核糖核酸 (deoxyribonucleic acid，DNA)

磁共振成像（magnetic resonance imaging，MRI）

电子计算机断层扫描 (computed tomography，CT)

液基薄层细胞检测（thin-cytologic test，TCT）

人乳头瘤病毒（human papilloma virus，HPV）

人类免疫缺陷病毒（human immunodeficiency virus，HIV）

总蛋白（total protein，TP）

白蛋白（albumin，ALB）

球蛋白（glbumin，GLB）

总胆红素（total bilirubin，TBIl）

直接胆红素（direct bilirubin，DBIL）

间接胆红素（indirect bilirubin，IBIL）

谷丙转氨酶（alanine aminotransferase，ALT）

谷草转氨酶（aspartate aminotransferase，AST）

γ- 谷氨酰转肽酶（gamma-glutamyl transpeptidase，GGT）

碱性磷酸酶（alkaline phosphatase，ALP）

总胆汁酸（total bile acid，TBA）

总胆固醇（total cholesterol，TC）

甘油三酯（triglyceride，TG）

高密度脂蛋白（high density lipoprotein，HDL）

低密度脂蛋白（low density lipoprotein，LDL）

载脂蛋白 A（apolipoprotein A，ApoA）

载脂蛋白 B（apolipoprotein B，ApoB）

血清尿素氮（blood urea nitrogen，BUN）

肌酐（creatinine，Cr）

尿酸（uric acid，UA）

葡萄糖（glucose，GLU）

乳酸脱氢酶（lactate dehydrogenase，LDH）

肌酸激酶（creatine kinase，CK）

α- 羟丁酸脱氢酶（α-hydroxybutyrate dehydrogenase，α-HBDH）

阴离子间隙（anion gap，AG）

糖化血红蛋白（glycosylated hemoglobin，GHb）

尿胆红素（urine bilirubin，U-bil）

尿胆原（urobilinogen，URO）

尿酮体（urine ketone，U-ket）

尿蛋白质（urine protein，U-Pro）

尿亚硝酸（urine nitrite，U-NTT）

相对密度（specific gravity，SG）

潜血（occult blood，OB）

甲型肝炎病毒（hepatitis A virus，HAV）

乙型肝炎病毒（hepatitis B virus，HBV）

乙肝免疫球蛋白（hepatitis B immunoglobulin，HBIG）

丙型肝炎病毒（hepatitis C virus，HCV）

丁型肝炎病毒（hepatitis D virus，HDV）

戊型肝炎病毒（hepatitis E virus，HEV）

癌胚抗原（carcinoembryonic antigen，CEA）

前列腺特异抗原（prostate specific antigen，PSA）

鳞状细胞癌抗原（squamous cell carcinoma antigen，SCCA）

甲胎蛋白（alpha fetoprotein，AFP）

糖类抗原 199（carbohydrate antigen 199，CA199）

神经元特异烯醇化酶（neuron-specific enolase，NSE）

子宫小细胞癌 (uterine small cell carcinoma，USCC)

胸苷激酶 1（thymidine kinase 1，TK1）

抗链球菌溶血素 O（antistreptolysin O，ASO）

类风湿因子（rheumatoid factor，RF）

红细胞沉降率 (erythrocyte sedimentation rate，ESR)

抗核抗体（antinuclear antibody，ANA）

抗心肌抗体（antimyocardial antibody，AMA）

抗平滑肌抗体（anti-smooth muscle antibody，ASMA）

抗精子抗体（antisperm antibody，ASA）

C 反应蛋白（C-reactive protein，CRP）

肌钙蛋白 T（troponin T，TNT）

梅毒特异性抗体（trepomema palidum hmagglutination assay，TPHA）

内镜逆行胰胆管造影（endoscopic retrograde cholangiopancreatography，ERCP）

抗线粒体抗体（antimitochondrial antibodies，AMA）

熊去氧胆酸（ursodeoxycholic acid，UDCA）

甲氨蝶呤（methotrexate，MTX）

吗替麦考酚酯（mycophenolate mofetil，MMF）

急性心肌梗死（acute miocardial infarction，AMI）

梅毒螺旋体特异性抗体（treponema pallidum particie agglutination，TPPA）